께.

心身의 健康을
祈願합니다.

드림

생활건강
사용설명서

초판 1쇄 인쇄   2013년 3월 30일
개정판 4쇄   2014년 12월 5일

지은이   류영창
펴낸이   이범상
책임편집 이우근
펴낸곳   (주)비전비엔피 · 해빛
디자인   남상원

주소   121-894 서울특별시 마포구 잔다리로7길 12 (서교동)
전화   02)338-2411
팩스   02)338-2413
홈페이지 www.visionbp.co.kr
이메일   visioncorea@naver.com
원고투고 editor@visionbp.co.kr

등록번호 제313-2008-168호

ISBN 979-11-85757-02-5 13510

병원을 멀리하는 셀프(self) 건강법

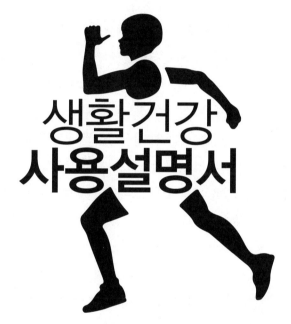

생활건강
사용설명서

비전B&P

물박사 류영창, 왜 돌팔이 의사(?)가 되었나?

필자가 건강에 대해서 체계적으로 공부하기 시작한 것은 정부 부처 간 인사교류 시책에 의해 국토해양부에서 환경부 상하수도국장으로 교환 근무하면서부터이다. 각 지방 자치단체별로 건강에 좋은 수돗물을 평가함으로써, 수질기준 정도로 만족하는 것이 아니라, 한 단계 차원을 높여 건강에 좋은 물을 공급하는 것을 목표로 삼으려했다. 자치단체장들의 관심을 촉발하고 지자체별로 경쟁을 시켜 좋은 물을 생산하는 노력을 자발적으로 유도하는 시책을 만들기 위해 물과 건강과의 관계에 대해서 자료 수집을 하면서부터 그 계획이 구체화되기 시작했다. 평가기준을 만드는 것은 세계적으로 유례가 없어 정책화하지 못했지만, 우리 국민은 물론 세계 각국의 주민들이 음용수 섭취의 중요성을 잘 인지하지 못하는 것은 물론 물을 적게 마셔 고혈압, 당뇨, 비만 등 각종 생활 습관병에 시달린다는 것을 알았다.

그때부터 물 전도사가 되어, 때로는 사람들에게 겁을 주면서까지 물 섭취의 중요성을 알리기 위해 강연을 시작했다. 아울러 물이 인체에 미치는 영향을 알기 위해서 각종 질병 발생의 메커니즘을 공부하게 되었다. 또한 사람들이 물을 마시는 대신 각종 시판 음료수나 탄산 음료, 맥주 등으로 대체하면서 인체의 물 부족 문제는 점점 더 심각해지고 있는데 반하여 이를 적극적으로 알리는 사람이 너무 없다는 현실을 가슴 아파하며 더욱 열심히 탐구해 나갔다.

또한, 잘못된 음용 습관으로 인한 여성들의 인체 내의 물 부족 문제가, 특히 임산부에게는 더욱 중요한 문제로 대두되었다. 임산부의 물 부족은 태아에까지 심각한 영향을 미치게 된다는 사실을 알게 되면서, 앞으로 태어날 신생아들의 건강은 물론 우리나라의 장래의 문제도 걱정하지 않을 수 없었다.

필자의 건강에 대한 관심은 어찌 보면 팔자라는 생각이 든다. 초등학교 시절부터 필자는 "심장이 약하니 축구와 같은 심한 운동을 하지 말라"는 의사선생님의 조언을 들으며 자랐다. 하지만 그런 만류에도 불구하고 그때부터 오기로 몰래 축구를 했다. 그러나 현실은 차가웠다. 오래 뛰지도 못하고 금방 헐떡거리기 일쑤였다. 당연히 쉽게 지치는 것은 물론 열심히 노력해도 고교 때 겨우 반 대표 선수를 할 정도의 실력이었다. 평생 넣은 골이 1골에 지나지 않으니 그 노력이 안타깝다고 하기에도 민망할 지경이다. 그러니 자연스럽게 건강에 대한 한탄을 하며 학창시절을 보낸 것이다.

가족사도 영향을 주었다. 약 50년을 신경성 위장병, 심장병, 고혈압으로 숫하게 입원 치료를 받으시던 모친은 뇌졸중으로 별세하셨다. 또한 부친께서는 공직생활 32년 동안 건강하게 지내시다가 갑자기 뇌졸중이 와서 16년간 반신불수로 병석에 계셨다. 간병인의 도움 없이는 하루도 살 수 없을 정도였던 그런 부친을 보면서 필자는 고혈압, 뇌졸중을 유전병으로 생각하며 늘 불안한 감정을 주체하지 못했다.

너무나 복잡한 일이 많았던 수자원개발과장 시절(1995년)에 겪었던 고통은 아직도 생생하다. 필자는 원인도 모르는 어지럼증으로 1년간 고생하였다. 나중에 물에 대한 공부를 하면서, 그것이 인체에서 물이 고갈되면서 그런 증상이 생긴다는 것을 알게 되었다. 그것은 마치 수냉식水冷式 자동차의 냉각수 고갈로 인한 과열과 같은 현상이 내 몸에 나타난 것이라는 것과, 그러한 증상에 오래 지속되면 뇌졸중의 원인이 된다는 것을 알게 되면서 가슴을 쓸어 내렸다. 당시 '40대 남자의 죽음'이 많이 회자되던 때였다. 필자는 그것이 남의 일이 아니었다는 것을 몸으로 느낄 수 있었다. 그때부터 필자는 경험으로부터 얻은 작은 건강 지식이나마 많은 사람들에게 알려주어야 한다고 생각하게 되었다.

중요 국책사업 계획을 단기간(1개월)에 입안하면서 너무나 많은 스트레스를 받아서 고혈압이 생겼다. 병원에 가니 무조건 혈압약을 먹으라고 했다. "고혈압약은 평생 비타민처럼 먹는 것이다."는 말도 빠뜨리지 않았다. 필자가 "스스로 노력하여 고치겠다."고 하니 어이없어 하는 의사의 표정이 아직도 눈에 선하다. 그 뒤로 약 3년 동안 여러 가지 방법을 동원하고 노력을 하여 고혈압을 치유했다. 절실한 만큼 집요했고, 집요한 만큼 진척도 있었다. 그중 가장 효과가 컸던 것이 108배였다. 아침에 20분 정도 투자하면 정신도 상쾌해지고 저절로 마음 다스리기가 되어 정신 건강에도 좋은 것을 느낄 수 있었다.

뜸자리를 찾아 표시해놓고 매일 저녁 쑥뜸을 뜬 것도 도움이 되었다. 지인의 소개로 양압기CPAP, Continuous Positive Airway Pressure를 사용하여 코골이와 수면무호흡증이 생기지 않도록 함으로써 잘 내려가지 않던 이완기 혈압을 정상화 시키는 데 도움이 되었다. 근래에는 명상수련을 함으로 부교감 신경을 활성화시켜 정신적인 안정을 얻는데 도움이 되고 있으며, 동시에 뇌가 젊어지는 것을 느낄 수 있다.

식습관의 중요성은 더 말할 나위가 없다. 그러나 음식에 노예가 되듯 유난을 떨지는 않는다. 식사시간을 일정하게 지키고, 육류보다는 생선, 동물성보다는 식물성을 섭취하려고 노력하고 있다. 그리고편식하지 않고 골고루 먹는다. 가급적 효소가 살아있는 과일과 야채를 즐겨 먹고, 식이섬유 섭취에도 신경을 쓴다. 가급적 가공식품을 피하고, 시판음료나 커피 대신에 물을 마신다. 이것이 습관이 되니 물이 가장 맛있게 느껴진다.

생활습관병은 오래된 나쁜 습관 때문에 생긴 병이므로 올바른 생활습관을 만들어 실생활에 적용하여 노력하면 대부분 고칠 수 있다. 필자는 그렇게 확신을 한다. 약으로 고칠 수 있다고 말씀하시는 의사 선생님이나 그의 말을 맹목적으로 추종하고, 추종할 수 밖에 없는 불쌍한 환자가 너무 많다. 혈압약, 당뇨병약, 콜레스테롤 저하제, 소염제 등 양약의 부작용, 그 부작용을 치료하기 위한 또 다른 약을 사용하는 사례를 보면서, 이런 악순환의 고리를 빨리 끊어야 한다고 필자는 생각한다.

"나를 사랑하는 사람만이 남을 사랑할 수 있다."는 말과 같이, 모든 사람은 좋은 생활습관으로 자기 몸을 사랑해 주어야 한다.

자연치유 내지 생활건강이 얼마나 중요한가를 책을 집필하면서 더욱 절감한다.

더불어 고민하는 기회가 되었으면 더한 바람이 없겠다는 소박한 희망이 필자만의 것이 아니길 바랄 뿐이다.

의학적 전문지식이 부족하여 과학적인 근거가 미흡한 부분이 있을 경우, 필자에게 조언해 주시면 수정, 보완할 계획이다.

「코스카저널」에 「생활건강」을 기고할 수 있도록 기회를 주고, 도와주고 격려를 해주신 전문건설협회 임직원 분들께 감사드린다. 마지막으로 한쪽으로 치우치지 않도록 반대편 입장에서 조언을 해주면서, 끊임없는 공부 때문에 많은 시간을 함께 하지 못하여 아쉬움이 많았을 아내 송종희와 딸 지양, 아들 왕곤에게 감사드린다.

항상 아들의 건강과 성장을 위해 챙기시다 하늘로 가신 부모님께 졸작을 바친다.

2013년 3월

청계사 밑 명관헌^{明觀軒}에서

저자 류영창

2 건강 관리법

06 황혼의 성(性)

07 운동 및 호흡

08 건강 상식

총론

만성병
발생
메커니즘

척추 전문의인 Richard Weinstein, D.C.는 스트레스와 코티솔의 관계를
규명하는 연구를 통하여 그간 다른 의사들이 잘 보지 못했던 종합적인
질병 발생 매커니즘을 밝혀냈다.

스트레스-음식-통증-질병 과의 관계

척추 전문의인 Richard Weinstein, D.C는 스트레스와 코티솔의 관계를 규명하는 연구를 통하여 그간 다른 의사들이 잘 보지 못했던 종합적인 질병 발생 매커니즘을 밝혀냈다.

우리가 잘 알고 있듯이 스트레스를 받을 때 분비되는 호르몬은 염증을 없애기 위해 사용되는 호르몬과 같은 부신에서 분비되는 코티솔이다. 그런데 아이러니한 것은 우리가 통증을 없애기 위해 평상시에 복용하는 항염증 약물들이 장내에서 재생·복구하는데 꼭 필요한 효소들의 작용을 억제해서 장의 염증을 일으키고 나중에는 만성적인 염증이 되도록 한다는 것이다.

항생제의 남용도 장을 손상시키며, 미국식 스타일의 음식에서 보는 바와 같이 영양이 불균형하거나 가공 공정을 많이 거친 식품이나 패스트 푸드fast food, 카페인, 알코올 등이 우리 몸에 전신적인 염증을 일으키며 마찬가지로 장에도 염증을 일으킨다. 그러나 일반적으로 보통의 양의洋醫들은 병의 원인을 찾지 않고, 증세에 따라 약을 처방하는 대증요법이 일반화되어 있다. 그들은 그렇게 교육 받았으며, 음식이나 생활습관 및 정신적 요법에 의한 치료가 미흡하기 때문에 만성병에 대한 근본적인 치유가 불가능하거나 치료기간이 장기화되는 경향이 있다.

우리는 흔히 스트레스가 만병의 원인이라고 하지만, 주로 정신적인 스트레스만을 강조하는 경향이 있다. 그러나 인체라는 거대하면서도 정교한 기계의 측면에서 보면, 인체에 영향을 미치는 모든 요소가 스트레스의 요인이라고 보는 Richard Weinstein, D.C의 말이 훨씬 잘 맞는 것 같다.

병이 생기는 몇 가지 경로를 살펴봄으로써 우리 몸의 질병에 대한 정확한 파악이 가능할 것이다.

약물 치료 후유증

| 비非 스테로이드 성 진통제로 인한 문제 |

일을 무리하게 하다 발생하든지, 넘어져서 다쳤든지, 통증이 발생하면 보통 비非 스테로이드 성 진통제 NSAIDs를 복용하게 된다. 항염증약은 증상을 치료하는 것이지, 통증의 원인을 치료하는 것이 아니다. 따라서 장기간 복용할 경우에 문제가 생긴다.

음식을 소화하기 위해서 필요한 효소와 맹공격을 하는 산酸으로부터 일상적으로 소화기관을 회복하기 위해서 필요한 프로스타 글란딘을 몸 속에서 생산하는데, 이것을 비 스테로이드 항염증약이 억제하고 있는 것이다. 그렇게 되면 소화기관 내의 보호 점막층이 손상됨에 따라 소화기 벽은 염증이 일어나고 그래서 내 몸에서 시작된 염증이 보다 더 많아지게 된다.

| 장누수 증후군 |

위장관에 몇 달 동안 염증이 계속된 후에는 그곳을 덮고 있는 조직이 점차 침식되고, 다음 단계에는 장내의 벽 속에 현미경으로 봐야 알 수 있는 작은 비정상적인 구멍이 많아진다. 몸 속에서 불완전하게 소화된 음식물 조각, 미생물, 독소가 새어서 혈액 등 우리 몸의 시스템으로 들어가게 되는 장누수 증후군이 된다. 이것은 적어도 두 가지의 부정적인 결과를 가진다.

첫 번째로 우리 몸의 면역 시스템은 불완전하게 소화된 음식물 부스러기를 위험한 적敵으로 받아들이고 공격을 한다. 동시에 바이러스와 박테리아는 장으로부터 새어 나오고 면역계는 그들을 잘 처리하려고 한다. 이런 현상이 면역 시스템에 지속적으로 긴장감을 일으키면 면역반응은 무의미한 반응을 하게 되어, 그 결과로 장이 계속 새고 음식을 먹는 한 면역계는 독소를 없앨 수가 없게 된다. 이러한 복잡한 상황을 해결하기 위해서 부신은 코티솔을 높은 레벨로 생산하며, 코티솔은 면역을 억제하는 작용을 하게 된다. 만약 이것이 오랫동안 계속된다면 면역 시스템은 망가져 버리게 된다.

이러한 과정을 거치면서, 지치고 약해진 면역 세포들이 실수를 하기 시작한다. 자기 자신의 조직을 공격하기 시작하여, 류머티스 관절염이나 섬유근통, 갑상선질환, 그리고 다발성경화증 등의 질병을 일으킨다.

두 번째로 해독작용을 하는 간의 능력에 영향을 준다. 장 내에 미세한 구멍이 있는 경우에는 독성물질이 혈액을 타고 간까지 수송될 수 없고, 결국 그것은 간에 의해서 운반되어 독성물질이 끊임없이 회전목마처럼 순환하게 된다. 그 과정에서 간과 담낭에 계속적인 스트레스를 주게 된다. 이럴 때에 만성이 되는 두통이나 목통증 또는 다른 어떤 관절통을 경험하게 된다.

인체 내에서 코티솔은 아침에 높고 밤에는 낮은 일일 주기 리듬을 갖는데, 스트레스로 인하여 코티솔이 밤에 올라가면 불면증이 되어, 몸의 자연적인 회복 기전을 억제하게 된다. 밤에 잠을 못자고 코티솔이 인슐린을 억제하는 효과로 인해서 단 것이나 짠 것, 또는 두 가지를 모두 탐닉하게 되고, 부신의 소디움/포타시움(Na/K) 펌프가 약해지며, 이것은 우리 몸의 미네랄 양의 조절에 문제가 생긴다.

비 스테로이드 항염증제에 관한 스탠포드 대학의 연구(1999년) 결과는 놀라운 것이다.

- 미국에서 해마다 10만 명의 사람들이 비 스테로이드 항염증약이 원인이 되는 장 내 염증 때문에 병원에 입원하게 된다. 한 케이스에 평균 15,000~20,000 달러의 치료비가 지불된다.
- 미국에서 비 스테로이드 항염증약이 원인이 되어서 출혈을 하고, 장내의 염증으로 해마다 16,500 명이 사망한다(미국에서 HIV로 인한 사망자수 16,685 명과 대비).
- 사망 통계표로 작성하면 미국에서 15번째의 사망 원인에 해당한다.

항생제 치료의 후유증

항생제를 복용하면 소장과 대장에 사는 이로운 박테리아가 파괴된다. 장에는 건강한 대사와 면역반응을 위해서 우리 몸에 이로운 박테리아가 5백 가지 이상 있으며, 장운동이 일어나면 이때 많은 박테리아가 우리 몸에서 대사를 이행하며 대사산물로 나온 찌꺼기들을 운반한다.

만일 너무 많은 비 스테로이드 성 항염증 약물을 사용해서 장에 염증이 일어난 경우에는 다시 항생제를 사용하게 되고, 몸의 해독 시스템에서 정화할 능력에 더욱 손상을 주게 된다.

| 칸디다 이스트 감염 | 칸디다 알비칸스는 정상 환경에서 존재하는 이스트이며, 이것은 다른 미생물과 함께 상대적인 균형을 이루는 것을 억제한다. 불행하게도 항생제는 정상 박테리아를 죽임으로써 칸디다 수를 증가시킨다. 칸디다는 화학물질을 분비함으로서 장벽의 세포를 수축시킨다. 그리고 이런 세포들은 정상 박테리아를 말려버

려서 장벽은 점차 쇠퇴하게 되어 더 염증이 일어나고, 더욱 독소가 새어서 혈액 속으로 들어가게 된다.

이스트는 우리 인체가 필요로 하는 탄수화물을 먹고 살기 때문에, 칸디다에 감염되면 혈당 레벨이 불균형하게 된다. 또한 코티솔의 레벨이 올라가면 당을 저장하는 능력의 세포가 인슐린에 대한 예민성을 억제하게 된다.

칸디다는 인체가 사용할 글루코스(포도당)를 생산하는 음식을 먹으면서 살게 되므로, 인체는 그에 대응하여 근육과 뇌에 공급되는 글루코스를 줄이는데, 그 결과로 우리 인체는 설탕에 대한 탐닉이 증가하게 되고, 칼로리가 높은 쓰레기 음식junk food를 먹게 되면서 체중 또한 증가하게 된다.

나쁜 음식(junk food)

미국인들이 음식에 소비하는 돈의 90% 이상을 가공된 식품을 사는데 쓴다고 한다. 즉 너무 가공되어서 영양가라고는 찾아 볼 수 없는 감자 칩, 치즈 볼, 패스트 푸드, 슈퍼 냉동고에서 찾아보는 각종 편의 식품 등, 그 성분을 이해하려면 화학 관련 학위가 있어야 가능한 그런 쓰레기(?) 같은 식품들이 문제를 일으킨다.

가공식품에 들어있는 유리기free radical와 흥분 유발독소, 인공조미료, 감미료 등이 독성물질로 작용된다.

식품업자들은 안전하다고 주장하지만 모든 다이어트 방법들에서 정제된 밀가루, 정제된 설탕, 가수분해된 오일, 식품첨가물과 보존제를 섭취하지 못하게 하는 것을 보면 쉽게 이해가 갈 것이다.

자동차에 비유하자면, 우리 몸을 위해서는 자동차의 연료에 해당하는 좋은 음식을 먹어야 한다. 몸에 균형잡힌 영양소를 공급해 주어야 건강하고 활기차게 지낼 수 있는데, 실제로는 설탕으로 뒤덮인 제품이나 카페인 등을 과다 섭취하고 있다.

문제를 일으키는 물질들은 락틱산^{ractic acid}, 히스타민^{histamine}, 프로스타 글란딘^{prostaglandin-E2}, 브라디키닌^{bradykinine}, 아라키도닉산^{arachidonic acid}이다. 어떤 특정 비타민이나 미네랄이 결핍된 식사는 화학적 염증원의 과잉을 초래 할 수 있다. 유사하게는 지방, 카페인, 독소가 많은 식사는 친 염증 화학물질을 증가시키는 원인이 될 수 있다. 친 염증 상태의 특징은 조직 산성도의 증가, 유리기의 증가, 그리고 부족한 미네랄, 특히 칼륨 부족이다.

오메가-6 오일

오메가-6 지방이 높은 음식은 호르몬의 균형에 관여하는 우리 몸의 각 세포에 있는 수용기에 영향을 미치게 된다. 세로토닌과 도파민, 폴리 펩타이드, 호르몬, 그리고 아미노산은 세포의 기능을 위하여 특별한 수용기에 붙어서 작용한다. 수용기는 부드러운 단백질로 만들어져 있고, 지방으로 되어있는 막 속에 묻혀 있고 대단히 부드럽다. 그리고 신경전달물질을 수용기 위에 가두어 둔다.

지방 벽이 딱딱해지고 덜 액체화되면, 수용기 쪽의 모양이 변하고 신경전달물질은 수용기에 잘 붙어있을 수 없게 된다. 다른 말로 생리적으로는 결함이 있게 된다. 이런 상황이 되면 사나워지고 우울증(세로토닌 억제로 인한), 파킨슨 병(도파민 억제로 인한), 그리고 호르몬의 불균형이 일어날 수 있다.

오메가-6 오일인 아라키도닉산이 우리 조직을 자극하는 고염증성 물질인 프로스타 글란딘prostaglandine-E2으로 전환된다. 아라키도닉산 arachidonic acid을 포함하는 식품은 쇠고기, 돼지고기, 양고기, 유제품, 새우, 바다가재, 게 등인데, 가장 최악인 것은 수소화된 오일과 트랜스 지방이다. 이런 음식을 과도하게 섭취 시 염증이 생기고, 그것이 통증을 일으킨다. 최근의 연구는 프로스타 글란딘의 상승이 요추 추간판 탈출증의 주요인이고, 오메가-6 오일이 낮고 오메가-3 오일이 높은 식사가 아라카도닉산이 프로스타 글란딘으로 바뀌는 것을 막아서 디스크를 보호할 수 있다는 것을 발견했다.

식품과 염증발생과의 관계

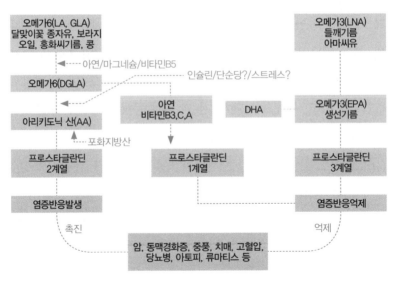

출전:『닥터 디톡스』,이영근 · 최준영 지음, 소금나무 刊, p160

활성 산소

　활성산소는 정상적인 소화의 부산물이기도 하지만, 많을 경우에는 단백질 분자, DNA, 각 세포를 둘러싸고 방어하는 지방 장벽에 손상을 입힌다. 활성산소의 가장 큰 위험은 온갖 화학 첨가물로 영양에는 도움이 안 되는 가공식품을 먹는 것이다.

　이 화학물질들은 제조자들의 이익을 위해서 제품을 오래 보관할 수 있게 한다든지, 색, 맛, 질감을 좋게 하기 위해 사용된다. 우리 몸에서는 그런 물질들을 내보내기 위해서 간이 열심히 일해야 할 것이다. 위험은 이런 활성산소가 세포의 정상 분자 배열을 방해할 수 있고 세포의 기능 이상을 얻을 수 있다. 활성산소는 근육과 인대 같은 관절과 부드러운 조직에 염증을 일으킨다.

　「암을 감소하기 위한 항산화물질의 역할에 대한 지지」라는 연구 논문에서 저자인 지 블록^{G. Block}은 "계속적이고 풍부한 항산화제와 활성산소 청소 없이는 생존은 불가능할 것이다." 라는 말과 같이 암 예방을 위하여 활성산소 제거는 중요하다.

산성화

　부적절한 식습관의 결과로 몸의 정상적인 산－알칼리 균형을 유지하는 완충 시스템이 작동을 안 해서 조직의 산성도가 증가하는 문제이다. 적정의 pH를 가진 사람은 그렇지 않은 사람보다 부상에서 더 빨리 회복된다. 적절한 세포내의 pH는 6.0~7.4이고, 산성화는 적정 범위를 넘어서 올라간 상태이다.

　산성이 되게 하는 식품은 고기, 유제품, 생신과 곡물이다. 알칼리가 되게 하는 음식은 일반적으로 과일, 야채가 많다. 소화되면 산을 만드는 음식을 많이 섭취하면 젖산과 통증 유발물질인 브라디키닌 Bradykinine의 레벨이 상승하여 통증을 유발할 수 있다.

무기질 결핍

신체 기능을 유지하기 위해 많은 미네랄이 필요하고, 이런 미네랄의 결핍이 통증을 일으키는 역할을 한다. 마그네슘, 칼륨, 아연 등이 주로 이 과정에 관여한다. 칼슘이 부족하면 근육의 경련이 일어나며, 마그네슘은 근육기능에 필수적이고 정상적인 심장기능에 아주 중요하다.

| 마그네슘 | 낮은 마그네슘 레벨은 섬유 근육통, 만성피로증후군, 심장질환, 그리고 근육의 쥐가 나는 증상과 연관이 있다. 마그네슘 결핍이 일어나는 원인 중 하나는 스트레스이다. 이것은 부신의 알도스테론aldosterone 분비가 신장을 통한 마그네슘 배설을 증가시키기 때문이다. 마그네슘은 영양소가 세포막을 통과하는데 전자의 부담을 조절하고 단백질과 탄수화물의 대사가 요구하는 효소를 활성화함으로써 얼마나 많은 영양소가 세포조직을 통과하느냐에 영향을 준다. 이것은 우리 몸의 산-알칼리 균형을 조절하는 데에 가장 중요한 요인이 된다. 칼슘이 부족하면 근육의 경련이 일어난다.

조리과정에서 마그네슘이 파괴되기 때문에 마그네슘 결핍은 우리가 상상하는 것 이상으로 흔한 것이다. 또한 스트레스를 받으면 혈당과 마그네슘 함량이 떨어진다. 그러면 단 것을 찾기 시작하고, 그래서 고高 탄수화물 식사를 하게 되고, 또한 스트레스를 둔화시키려고 술을 더 마실 것이다. 이러한 부실한 식사와 술의 이뇨작용이 마그네슘 레벨을 더 떨어뜨릴 것이고, 심장마비를 일으킬 수 있다.

가장 좋은 마그네슘 재료는 날 것으로 섭취되는 푸른 채소(시금치, 초록 샐러드), 콩, 견과류(특히 아몬드), 부화과, 그리고 도정하지 않은 곡식의 눈, 우유 등이다.

| 칼륨(Potassium) | 칼륨 결핍은 관절의 염증을 일으키는 프로스타글란딘prostaglandine-E2의 상승을 일으킬 수 있다. 부신의 알도스테론은 체내 무기질의 균형을 담당하고 있기 때문에 마그네슘과 같은 매커니즘으로 결핍될 수 있고, 스트레스로 인해 소변으로 빠져 나갈 수 있다. 칼륨 결핍의 다른 원인은 과도한 소금 섭취, 정제 설탕이 많은 식사, 과일과 야채가 부족한 식사 등이다. 알코올과 카페인도 칼륨이 소변으로 배출되는 것을 촉진시킨다. 칼륨 결핍은 고혈압과 뇌졸중, 당뇨, 근육통, 근육약화와 관련이 있다. 칼륨은 육류, 야채, 과일, 해바라기 씨, 콩 등 음식에 많다.

| 아연(Zinc) | 아연은 염증이 일어나는 과정에서 침착되는 히스타민이 세포로부터 방출되는 것을 억제하는 작용을 한다. 원래 히스타민은 면역반응이 일어나게 도와주기 때문에 우리 몸을 바이러스나 박테리아로부터 지켜주지만, 히스타민이 조직손상이 있을 때 나오게 되면 바람직하지 않은 염증을 유발한다.

아연 결핍은 가공식품이나 아연이 부족한 땅에서 자란 식품을 먹은 결과로 일어난다. 좋은 단백질, 밀기울, 밀 맥아, 견과류, 시금치, 버섯, 호박씨 등 자연 식품에 많이 들어 있다. 하루 최소 필요량은 15mg 인데, 너무 많이 섭취하면 철분과 구리를 잃을 수 있다.

감정적 요소

스트레스와 목 및 허리 통증은 상관관계가 높은 것으로 나타났다.

정신적인 스트레스를 받거나 화가 날 때 모든 영장류는 승모근(목에서부터 어깨까지 걸쳐있는 큰 근육)을 긴장시킨다는 것을 보여준 연구가 있다. 신체적으로 두렵게 하는 상황과 싸우기 위해서 부신의 조절작용으로 코티솔이 필요한 근육기능을 강화시키기 위해 목의 등뼈 부근의 신경총을 자극하여 나타나는 현상으로 보인다. 고집쟁이들이 목과 어깨에 통증이 있거나, 스트레스를 잘 받는 것도 비슷한 현상이다.

Richard Weinstein의 임상경험에 의하면, 만성 허리 통증이 있는 중년 남성의 사례는 감정이 통증에 미치는 영향을 잘 보여주고 있다.

어느 날 부부가 무슨 영화를 볼 것인지에 대해 논쟁이 벌어졌고, 아내가 고른 영화를 보고 싶지 않았지만 결국 보게 되었다. 영화관에 앉아서 계속 투덜거리고 있었고, 그 스트레스가 등에 경련을 일으키도록 하여 영화가 끝날 때에는 거의 의자에서 일어날 수 없도록 만들었던 것이다. 그런데 더 깊이 들어가 보니, 38년 전에 일어난 결혼식에서 본인은 간소한 결혼식을 원했지만, 부인이 많은 사람을 불러 모아 대규모의 호화로운 결혼식을 할 것을 요구했다. 그는 패배를 인정했고 부인이 하고 싶은 대로 하게 두었다. 그것이 그의 몸에 영향을 미쳐 만성 통증이 발생한 것을 찾아내어 치료해 준 사례가 있었다.[1]

02

불편한
진실

미국 FDA에서 운영위원으로 일했던 허버트 레이는 "사람들이 흔히 FDA가 시민들을 보호해 준다고 하지만 전혀 사실이 아닙니다. 실제로 FDA가 하는 일과 시민들이 알고 있는 것은 천지 차이입니다."라고 실상을 말하기도 했다.

「차 값이 얼만데?」

「차 값이 얼만데 ?」라는 윤활유 TV 광고가 있었다. 비싼 차에 질 낮은 윤활유를 쓰지 말고 좋은 윤활유를 쓰라는 의미라는 것을 누구나 잘 알 것이다. 그러나 우리 인체에 대해서 적용해 보면 생각이 달라진다. 5억, 10억, 100억원…. 계속 몸값을 올려 불러도 흔쾌히 자기 몸값이라고 인정하지 않을 것이다. 물론 이런 상상 자체가 말이 되지 않지만 말이다. 우리가 매일 먹는 음식과 물, 인체에 대하는 태도 등을 보면 너무 심하다는 생각이 든다.

가공식품, 편의 음식, 라면, 커피, 탄산음료….

또한 잘못된 식생활 때문에 발생된 생활습관병을 고친다고 약을 수 년간 복용하다가 부작용으로 다른 병이 생긴 줄도 모르고, 또 병원에 가서 처방된 여러 종류의 치료약을 먹으면서도 복합 처방에 따른 부작용 위험도 인식하지 못하고 약 한 뭉텅이를 자랑스럽게 털어 넣는 불쌍한 환자들의 모습….

이것이 우리나라 만성병 환자들의 보편적인 모습이다.

전산 정보분석 시 사용하는 용어에 GIGO ^{Gargage in-Garbage out} 가 있다. 이 용어의 의미와 같이 먹는 것이 좋지 않은데, 어떻게 건강하기를 바랄 수 있겠는가 ?

조선 시대 선비들은 공부한 자기 나름대로의 양생법을 실천하였다. 그렇게 함으로써 특별한 별 운동도 하지 않았어도, 건강한 생활을 영위할 수 있었다.

1. 의료계의 불편한 진실

의료계의 불편한 진실

질병을 치료하거나 예방하기 위한 의약품이 오히려 우리의 생명을 앗아가는 가장 심각한 원인이다. 존스홉킨스 의대 교수 바바라 스타필드는 2009년의 논문에서 " 미국에서 전체 사망의 세 번째 원인은 약의 부작용과 의사의 과실로, 매년 225,000명이 사망해 심장 질환과 암에 이어 3번째의 사망 원인이라고 생각했는데, 지금은 사망자를 은폐하는 것까지를 고려하면 제1의 원인이다."라고 한다.

미국 다트머스 의대 교수인 엘리엇 피셔가 2003년에 발표한 연구 논문에 의하면 "의료비 지출이 많을수록 건강은 더 나빠진다. 그 이유는 의사들이 불필요한 검사와 치료를 하면서 의료비를 더 많이 청구했고, 역시 불필요한 치료 및 수술로 부작용을 크게 일으키기 때문이다."고 한다.

미국 의사인 로버트 멘델존은 "의학의 위험한 진료 행위로부터 환자가 스스로 몸을 지켜야 한다. 현대 의학은 사고에 의한 부상, 급성 맹장염과 같은 긴급한 치료를 요하는 경우 이외에 만성 질병에 대해서는 5% 밖에 치료를 할 수 없다." 고 한다.[1]

세계보건기구[WHO]나 미국 식품의약국[FDA], 미국보건원[NIH] 등의 운영비는 평균 50%를 규제 대상인 제약회사와 화학회사들이 분담한다. '수익자 부담의 원칙' 아래 수익을 받는 기업이 운영자금을 부담하는 것이 합리적이라는 이유에서다. 그런 이유로 새로운 약을 신청할 때 비용을 30만 달러(2004년기준) 지불해야 한다. 이 비용으로 FDA 를 운영하는 것이다. 연구원이나 심사위원들의 절반 이상도 제약회사의 임원들로 채워져 있다. 레이건 행정부 이후 규제 완화라는 유령에 정신이 팔려, 견제 기능을 확보하지 못한 결과이다.

그렇기 때문에 약을 승인하는 과정에서 FDA는 약에 대한 안전성을 실제로 심사하지 않고 제약회사가 서면으로 제출하는 보고서만을 검토하고 결정한다. 이렇게 합법을 가장한 유착으로 인해 거의 효과가 없으면서 부작용이 심해 퇴출된 약들도 이름을 바꿔 쉽게 승인을 받기도 한다. 미국에서 약물 부작용 사건이 흔히 일어나는 주요 원인 중의 하나다. 미국 FDA에서 운영위원으로 일했던 허버트 레이는 " 사람들이 흔히 FDA가 시민들을 보호해 준다고 하지만 전혀 사실이 아닙니다. 실제로 FDA가 하는 일과 시민들이 알고 있는 것은 천지 차이입니다." 라고 실상을 말하기도 했다.

제약 산업은 금융, 제조업, IT 등 어느 분야와 비교해도 수익성이 높은 산업이다. 2002년 「포춘」지가 선정한 세계 500대 기업 중 상위 10개사는 모두 제약회사다. 제약회사들이 벌어들이는 연간 2,000억 달러라는 거대한 이윤 중 31% 는 광고와 로비에 지출하고, 연구와 개발에는 14%만 지출한다는 사실은 충격적이다.[1]

1975년부터 1999년까지 FDA에서 승인받은 신약은 548가지이다. 이중 심각한 약물 부작용 때문에 '블랙박스 경고'를 받거나 사망보고로 인해 시장에서 퇴출된 약은 약 56가지(10%)이다.

세계보건기구[WHO]에 따르면 미국은 관례적으로 사용하는 약의 1인당 소비량이 가장 높은 나라로 전세계에서 생산되는 약의 약 40%를 소비한다고 한다. 하지만 미국인의 평균수명은 세계 42에 그치고 있다.[2]

부산에서 활동하고 있는 신경외과 의사 김진목 씨는 "과대 평가되고 있는 현대 의학의 현실을 똑바로 보아야 한다. 우리가 지금까지 보아 온 것은 단지 '첨단 의학'에 대한 환상일 뿐이다."고 지적한다. 이어 그는 병을 치료하는 의학이 아니라 비뚤어진 자본주의에 젖어 새로운 병을 끊임없이 만들어내고 잘못된 약을 과도하게 처방하는 현대의학의 부작용을 경고한다.[1]

2007년, 미국 국립 질병통제센터[CDC]와 국립보건원[NIH]에 의하면 이 같은 현대 의학의 오류로 인해 미국인의 38% 가 질병 치료를 위해 침술, 천연 약초, 명상 등 부작용이 거의 없는 전통 의학에 의지한다고 한다. 대체의학의 인기는 현대 사회의 일반적인 추세다. 오스트레일리아에서는 인구의 57%가 전통 의학을 이용하고, 독일은 46%, 프랑스는 49%이다.[1] 미국에서는 의과 대학의 61%에서 전통 의학을 가르치고 있다는 사실을 우리나라와 비교해 보면, 수요자로부터 많이 동떨어진 우리나라 의료계의 현실을 유추해 볼 수 있다.

의사들이 '먹거리와 질병관계' 무시하는 이유

경계 영역에 있는 환자를 음식 섭취로 치유시킬 생각을 하지 않고, 약 처방 위주의 대응 요법이 보편적인 우리의 의료 현실이 안타깝다. 박근혜 대통령의 공약 '4대 중증 질환 무상의료 제공'에 대해서,

OECD 관계자의 다음과 같은 의견이 시사하는 바가 크다.

"고령화 사회에서는 성인병과 당뇨 등 선진국형 질환이 늘어날 것"이라며 "30대부터 가정의학·주치의 제도 등을 통해 예방을 통한 의료비용 절감이 필요하다."고 말했다. 또한, KDI 등에 따르면, 4대 중증질환 100% 무상 진료를 실시하면 투입 재원(5조 4,500억원/년) 대비 효율성이 떨어진다는 논의도 있었다.[3]

일본의 효소영양학자인 의학박사 쓰루미 다카후미의 주장이 비슷한 의료 시스템을 가진 우리나라의 현실에도 들어 맞는 것 같아 소개 한다.

'미국 의사에 비해서 일본의 현대의학 의사들의 생각이 이렇게도 구태의연한 태도에 관해서 살펴보건데, 대체로 다음과 같은 이유에 근거하고 있는 듯 하다.

1) 보스의 발언에서 받은 악영향

보스(거의가 의학계의 교수직을 지닌 상사)의 말을 맹신하고 있는 의사가 대부분인데, 큰 영향력을 지닌 보스의 영양학 인식은 극히 초보적이어서 그의 발언 구절구절에서는 영양학 과소평가의 표현이 넘쳐납니다. 젊은 후배 의사들은 이 말에 크게 감화되기 때문에 새로운 분야에 눈을 못 돌리고 있다.

2) 지식 부족에서 오는 영향

의과 대학 6년간 강의에는 영양학·생물학이 거의 없거나, 있다 해도 충분치 않기 때문에 기초가 취약하다.

3) 원인·결과를 무시하는 교육에서 받는 영향

의과대학의 교육이 해부학적으로 인체의 부분 부분만을 가르치고 있는 탓에 질병의 원인 규명을 추구하지 않는 자세가 몸에 배어 있는 탓이 크다.

4) 골수조혈설^{骨髓造血設}에서 받은 악영향

골수조혈설은 장과 혈액을 분리해서 생각토록 하고 있다. 오늘의 의대 교육에서 혈액은 뼈에서 만들어지는 것이라고 가르치고 있다. 그러므로 먹거리와 혈액의 관계가 모호해져 있다.

5) 종래의 영양학이 주는 악영향

오늘날에 일반화되어 있는 영양학은 칼로리 계산에 치중하는 나머지, 섭취에만 중점을 두고 있기 때문이다.

6) 의사와 영양사 분담으로 인한 악영향

의사는 일반적으로 '먹거리는 영양사 분야이므로, 나의 역할은 이것만' 이라는 기준을 지니고 있기 때문에 발전이 없다.

7) 오늘날의 건강보험제도에 의한 악영향

환자의 식사교정을 하면서 시행하는 치료법은 병원경영이라는 관점에서 본다면 돈벌이가 안 되기 때문에 한심한 일이지만, 돈벌이가 안 될 환자에게 불친절하고 거친 말을 내뱉는 의사가 많음은 통탄할 일이다.

8) 협소한 스케일에서 오는 악영향

오늘의 대부분의 의사는 자기의 전문 분야 지식만을 지니고 있으므로, '의^醫는 인^仁'이라는 넓은 시야를 지니고 있지 못하다. 이러한 이유로 말미암아 진취적 기상이 결핍되어 있는 의사가 많은 탓이다.4

2. 각종 약의 부작용

위험한 항생제

항생물질은 각종 질병에 광범위하게 사용되고 있다. 바이러스 성 질환에는 항생제가 듣지 않음에도 불구하고 1983년 미국의 경우 감기로 의사를 찾은 3,200만 명 중 절반 이상이 항생제를 처방받았다.

항생제 치료를 여러 차례 반복하면 면역체계에 심각한 문제를 초래할 수 있다. 항생제는 좋은 박테리아와 나쁜 박테리아를 가리지 않고 없애버린다. 우리 위장관 내의 좋은 박테리아가 없어지면 칸디다균 또는 다른 어떤 곰팡이균들이 과잉 번식할 기회를 준다. 그 균들이 만들어내는 독소가 T 임파구를 억제시킬 수 있는데, T 임파구는 우리 몸의 면역체계에서 감시 및 전투를 수행하는 가장 중요한 세포다. 이렇게 되면 우리 몸이 약해지는 결과를 초래한다. 위장관 질환 또는 호르몬질환, 심한 알레르기, 건선 또는 다발성경화증까지 나타날 수 있다. 이런 환자는 식이요법이나 의학적 처치가 가능한데, 실력 없는 의사를 만나면 면역체계가 영구적으로 손상될 수 있다.

또 항생물질은 암의 재발이나 유발에 도움을 줄 수 있다. 암 수술 후 화농방지를 위해 항생물질을 사용하는데, 이것을 다량으로 투여한 환자는 암 재발률이 높다고 한다. 그것은 면역력이 약해져 암세포의 증식력이 면역력을 이겨서 암이 악화되는 것이다.

항생물질을 사용할수록 세균은 보다 많이, 보다 새로운 약에 대한 내성^{耐性}을 갖게 되고 더욱 강해져서, 그것을 퇴치하려면 새로운 항생물질이 필요하게 된다. 항생물질과 내성균의 힘겨루기가 되풀이 된다.[5]

항생제는 태아에 더 위험
|

항생제의 과다사용은 아동들의 발달 문제와도 관련이 있다고 한다. 미국의 발달지체등록$^{Development\ Delay\ Registry}$에 올라 있는 800가구를 9개월 동안 조사한 연구에 의하면 아동이 1세에서 12세 사이에 20회 이상의 항생제 치료를 받았을 경우에 발달문제가 있을 가능성이 50% 이상 높았는데, 자폐증에서 언어장애까지 다양한 유형이었다. 반대로 3회 이하의 항생제 치료를 받았을 경우에는 발달문제가 생길 가능성이 절반에 불과했다. 문제를 가진 아동의 거의 3/4은 만 1세까지 정상적으로 발달했다. 발달문제가 있는 아동들은 귀의 감염, 특히 중이염을 앓은 경우가 더 많았는데, 이 병에는 많은 소아과 의사들이 항생제를 처방하고 있으므로 항생제와 발달문제의 관련성이 더 커진다. 개발도상국에서의 항생제 과다사용은 많은 아동들에게 청각 소실을 초래했다. 어떤 지역에서는 항생제가 처방 없이 판매되기도 한다. 당뇨병과 같은 중대질환으로도 이어질 수 있다. 호주의 리사 랜디모어 림 박사가 23세 이전에 당뇨병으로 진단받은 환자를 조사한 연구에서 그녀는 태내에서나 또는 영아기에 항생제에 많이 노출된 아동일수록 당뇨병이 이른 나이에 발생한 것을 발견했다.

항생제를 반복 투여하면 항생제 치료에 저항성(내성)을 갖는 초강력 균주를 만들어 내므로, 항생제가 실제로 필요한 상황일 때 그 항

생제가 듣지 않게 된다. 그러한 저항성이 전이되어 폭넓은 인구 집단에 까지 영향을 주게 된다.[6]

혈압약의 부작용

수십 년 동안 성실하게 약을 먹고 있지만 여전히 고혈압에서 벗어나지 못하는 사람들이 많다. 혈압약(강압제)을 복용하기 시작하면 평생 매일 먹어야 한다는 이상한 상식이 지배하고 있기 때문에 낮지 않아도 계속 약을 먹는다. 뭔가 이상하지 않은가?

고혈압 약물은 메커니즘에 따라 몇 가지로 구분할 수 있다. 1) 혈액의 양을 감소시켜 혈압을 내리는 약, 일반적으로 이뇨제라고 분류되는 약. 2) 심장의 활동력을 감소시켜 혈압을 내리는 약. 3) 혈관을 확장시켜 혈압을 내리는 약 등으로 분류할 수 있다.

이뇨제 성분의 혈압약

고혈압 치료제로 오래 전부터 사용하여 왔다. 이뇨제는 소변의 양을 늘려 혈액량을 줄이는 방법이다. 그러나 인위적으로 소변의 양을 늘리면 혈액 농도가 높아져 생명 활동에 필요한 비타민, 칼륨, 칼슘, 마그네슘, 인 등 미네랄이 과다하게 소실돼 순환장애를 일으키고, 녹내장을 유발하기도 하며, 콜레스테롤과 요산 수치, 혈당 수치 등을 올리고 혈액의 점도를 높여 신장결석과 혈전이 생기기 쉬운 환경을 만들게 된다.

이 때문에 심장병, 골다공증, 당뇨병을 유발할 수도 있다. 대부분

칼륨 보충제, 당뇨병 치료제, 통풍 치료제 등의 복합처방을 하지만 그때는 오히려 약의 상승작용으로 부작용이 더 커질 수 있다. 또한 갑자기 늘어난 소변의 양 때문에 신장에 과부하가 걸려 신부전증이 일어날 수 있다. 게다가 이뇨제로 인하여 발생된 교감신경 긴장상태는 과립구를 늘리고, 이 과립구가 배출한 활성산소가 췌장과 신장을 파괴하기도 한다.[7]

혈압약 ▶ 심부전증, 성 기능 장애

베타 차단제

자율신경계를 차단하여 자율기관인 심장의 기능을 감소시켜 혈관의 압력을 줄이는 원리이다. 즉 심장 기능과 혈압을 정상적으로 유지시켜주는 코엔자임$_{Q_{10}}$을 감소시켜 혈압을 낮추는 것이다. 결국 심장 기능의 감소는 필히 심부전증, 신경기능 손상, 우울증, 성 기능 장애, 심각한 피로감, 고혈당 등을 유발하고 콜레스테롤 수치를 크게 높인다.[8]

칼슘 통로 차단제

심장에서 발생하는 전기적 신호를 세포벽의 일정한 길을 통해 전달해 주는 칼슘의 정상적인 이동을 차단하는 방법으로 제어하면 심장 박동이 늦어지고, 그로 인해 혈압도 내려갈 것이라는 가설에 의해 처방된다. 다시 말해 심장 기능을 약화시켜 혈압을 낮추는 것이니 심장마비로 이어질 위험이 있다는 것은 쉽게 추측할 수 있다. 또한 미네랄인 칼슘의 정상적인 이동을 차단하기 때문에 알레르기, 소

화 장애, 성 기능 장애, 심부전증, 협심증, 심각한 피로 등의 부작용
이 따른다.

이 계통의 약 중 가장 오래도록 팔린 'N-약품(가명)'은 가장 부작용
이 심한 약인데, 8,000명 이상을 대상으로 한 연구에 의하면 1일 복
용량이 30~50mg의 경우 사망위험은 6% 증가했으나, 복용량을
80mg으로 증가시키면 사망위험은 거의 3배로 증가했다. 이 때문에
미국 FDA는 중증의 고혈압 환자에 대해서만 특별히 조심해서 처방
하도록 경고했다. 또한 같은 계통의 'P-약품(가명)'는 전세계에서 수
백 명의 생명을 앗아간 후 1년 만인 1998년에 시장에서 퇴출되었다.[9]

항암제의 부작용

항암제는 정상세포와 암세포를 구분하지 못하고 빠르게 증식하는
모든 세포를 죽인다. 때문에 피를 만드는 척수세포, 항체를 만드는
골수세포, 털을 만드는 모근세포, 생식세포, 위와 장의 점막세포 등
을 모두 죽인다. 항암치료를 받으면 백혈병에 걸리고, 머리카락이 빠
지며, 소화 장애, 구토, 극심한 피로, 급성신부전, 구강 점막염, 면역
체계 파괴 등이 따르는 것이 그 때문이다. 항암제가 빠르게 증식하
는 세포를 죽일 수 있는 까닭은 독성이 강한 유리기(활성 산소)를 대
량으로 만들어내기 때문이다. 과도한 활성산소는 암 발생과 노화의
원인으로 작용한다.

1977년 J 제약회사가 'T-약품(가명)' 계열의 'N-약품(가명)' 라는

항암제에 대해 FDA의 승인을 받았을 때, "전세계 여성의 유방암을 45%나 줄일 수 있다."는 발표와 달리, 20년 동안 확인된 사실은 유방암 예방효과는 1.7%에 불과하고, 반면에 자궁암, 뇌일혈, 골절, 백내장 등을 크게 증가시킬 수 있음이 밝혀졌다.

2001년에 태어난 백혈병 치료제는 "암세포만 추적해서 죽이는 미사일로 부작용이 거의 없다." 던 선전내용과 달리 채 2년도 되지 않아 각종 부작용이 보고되고 있다. 부종, 혈소판과 호중구 수치 저하, 뼈의 통증, 불면증, 우울증, 호흡곤란 등이 보고되고 있다.

그 외에 암세포만 골라 죽인다고 하면서 새로 시판되는 몇 가지의 약은 기존에 부작용이 너무 심해 시판 금지된 항암제를 조금 변경하고 이름만 바꾼 채 다시 승인받은 약이다.[10]

스티브 잡스가 항암치료 안 했더라면?

2011년에 사망한 애플사 창업주 스티브 잡스는 2003년에 췌장암의 일종인 섬세포암(신경내분비암)에 걸렸다는 진단을 받았지만 그가 어려서부터 생활화해 온 채식과 단식, 약초와 침 치료 등 전통의학에 귀의하며 수술과 항암치료, 방사선 치료를 거부한다.

그러다 의사들의 설득으로 2004년에 결국 수술과 항암 치료, 방사선 치료를 받았다. 그러나 항암치료의 부작용으로 간암도 발생해 2009년에 간 이식수술을 받고 1년 9개월 생명을 이어가다가 2011년에 사망한다. 의사들은 췌장암은 악성 암이지만 그나마 8년간 생존

할 수 있었던 것은 현대의학으로 치료했기 때문이라고 주장한다. 그러나 잡스가 앓던 섬세포암은 전립선암이나 유방암처럼 늦게 진행하는 순한 암이고 완치율이 높아 유럽에서는 대부분 자연치료를 하는 암이다. 1985년 미국의 레이건 대통령은 대장암 판정을 받았지만 메릴랜드 주 국립해군병원에서 암세포를 제거하는 수술을 한 후 항암 요법과 방사선 치료를 거부한 채 채식 위주의 식단으로 바꿔 대장암에서 완전히 해방되었다. 미국 병원에서는 음식요법을 거의 무시하고 수술과 항암제, 방사선 치료에만 의존하려고 한다.

실험용 쥐에게 암을 유발시키려면 암세포를 100만 개 이상 투입해야 한다. 100만 개 이하의 암세포는 면역력에 의해 제거되기 때문이다. 그러나 실험용 쥐에 방사선을 쪼이면, '1,000개의 암세포만으로도 암을 유발시킬 수 있다.'는 사실의 의미를 알아야 한다.[11]

스테로이드의 부작용

스테로이드는 운동선수들의 근육강화제로 널리 쓰이고 있어 도핑 테스트로 적발해 낸다. 근육강화제 외에도 소염진통제, 성 호르몬, 부신피질 호르몬, 경구 피임약 등에 광범위하게 쓰이고 있는 물질이다. 1948년 미국 의사인 필립 쇼월터 헨치는 화학적으로 합성해 낸 스테로이드의 일종인 코티손Cortisone을 이용해 류머티스 성 관절염을 앓고 있는 환자들을 치료했다. 그는 1950년 노벨 의학상을 수상했는데, 그 해부터 코티손으로 치료를 받은 환자들은 심각한 위궤양,

척추 파괴, 중증 비만, 신경 마비 등의 부작용으로 사망자가 속출하기 시작했다.

합성 코티손은 혈류의 흐름을 억제해 염증반응을 일으키는 백혈구와 프로스타글란딘의 이동을 차단해서 통증을 가라앉히는 진통제로, 면역 체계의 핵심인 백혈구를 차단하기 때문에 면역력이 약해진다. 따라서 코티손도 다른 호르몬제와 마찬가지로 복용을 중단하면 증상은 이전보다 더욱 악화되므로 평생 약을 복용해야 하고, 반면 계속 복용하면 신부전증, 간부전증, 폐부전증, 각종 암, 뇌출혈, 고혈압, 당뇨병, 골다공증 등 심각한 부작용이 따르는 악순환이 계속된다. 그러나 이 약이 진통효과가 강력하다는 이유로 의사들은 통증을 수반하는 대부분의 환자에게 이 약을 투여한다. 사실 통증은 면역체계의 중요한 부분인 백혈구가 박테리아를 파괴하고, 손상된 조직을 제거하는 과정에서 나타나는 증상으로 면역력 향상에 반드시 필요한 것이다.[12]

스테로이드 ▶ 만성질환화

고혈압, 뇌졸중, 당뇨병, 관절염, 우울증, 심장병, 다발성 경화증, 성 기능 장애 등 모든 만성질환은 원인이 유사하다. 합성화학물질과 중금속에 의한 육체적 스트레스와 정신적 스트레스로 인하여 교감신경이 긴장하면 과립구가 늘어나고, 늘어난 과립구는 염증을 일으키는 사이토카인이라는 활성 산소를 배출해 요통이나 관절염을 유

스테로이드제의 장기복용 각종 병 발생

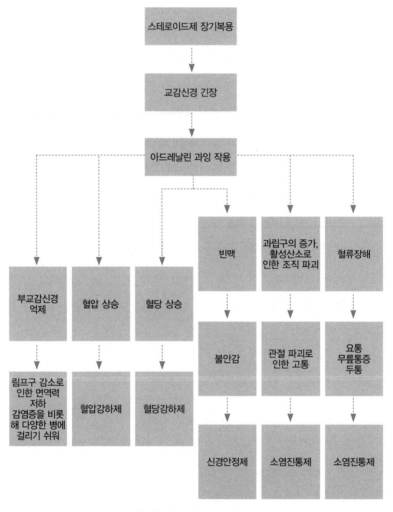

발한다. 이때 요통이나 관절염을 치료하기 위해 스테로이드 계열의

소염진통제를 복용하면 교감신경은 더 큰 자극을 받아 사이토카인은 더 증가한다.

스테로이드는 인체의 부신피질에서 생성되는 천연 호르몬이지만 외부에서 투여되는 스테로이드는 합성화학물질이다. 결국 아무리 건강한 사람이라도 1~2년간 스테로이드를 투여하면 인체의 항상성 원리에 의해 체내에서 더 이상 스테로이드와 테스토스테론 등의 호르몬을 생성하지 못하게 되어 현기증, 근육 경련, 염분 결핍, 구토, 골다공증 등의 증상을 일으킨다. 우리가 질병에 걸렸을 때 부신은 더 많은 호르몬을 생성하게 되는데 스테로이드 계열의 합성화학물질에 의해 그 기능을 잃게 되어 결국 면역체계는 완전히 무너지고 만성질환으로 발전하게 된다.

마법의 진통제인 스테로이드를 의사들이 운동선수들에게 운동 중 통증을 막고 근육을 강화시켜 준다는 이유로 무차별하게 처방했다. 레슬링 선수 김 일은 말년에 수년간 암과 근육마비로 고통스럽게 보냈고, 근육질로 유명한 미국의 슈왈제네거 주지사는 각종 불치의 병으로 죽어가고 있다. 축구선수 펠레도 말년은 역시 비참했다.[13]

케네디 ▶ 질병의 악순환 희생자

코티손Cortisone을 투여받은 환자들이 고통을 느끼지 않는다는 것을 알게 된 의사들은 암, 간질, 눈 병, 위장 질환, 간질환, 알레르기, 비염, 피부 질환, 갑상선 질환 등 많은 질환에 투여했다. 이렇게 투여된 코티손은 곧바로 위와 척추, 골수 등을 파괴하기도 하고, 당뇨병과 고혈압, 비만, 암, 골다공증을 유발하는 부작용을 일으키기 시작했다. 이 부작용을 완화시켜 주는 또다른 진통제, 당뇨병 치료제, 항암제를 써야 되는 등 연쇄적인 질병의 소용돌이 속으로 휩쓸려 들어가게 된다. 존 F. 케네디 대통령은 설령 암살당하지 않았더라도 어차피 수명이 얼마 남지 않은 상태였다. 어린 시절부터 하복부에 통증을 겪었으며, 통증을 줄여주는 스테로이드 약물인 코티손을 장기 처방받고 있었다. 그러는 사이 그에게는 코티손의 부작용으로 허리 디스크와 골다공증이 발생했다. 디스크 수술시행 후 통증을 줄이기 위해서 또 코티손을 처방하였다. 결국 1954년 X-선 촬영에서는 5번 허리척추가 코티손의 과다 복용으로 완전히 녹아내렸음이 확인됐다. 금속판으로 고정시키는 어려운 수술을 받았지만, 강력한 의지로 병을 극복하고 1961년 대통령으로 취임하였다.

케네디가 암살당한 후 부검을 실시했을 때 그의 간은 완전히 기능을 잃은 상태였다. 후에 대통령 주치의 제이콥슨은 환자들에게 마약인 진통제, 신경안정제 등을 과도하게 처방하는 의사임이 밝혀져 1975년에 의사 자격을 박탈당했다.[14]

당뇨병 약의 문제

2008년 미국에서 실시한 대규모의 연구에 의하면, 약으로 혈당을 관리하는 임상 시험에서 약으로 인해 각종 질병이 늘어나자 결국 18

개월 만에 실험을 중단했다. 그 이전인 1969년부터 2009년까지 40년간 「대학 당뇨병 프로그램」에서 진행한 연구의 결과도 약으로 혈당을 관리하려는 실험군實驗群에게서 치명적인 부작용이 속출하자 2년을 앞당긴 2007년에 연구를 중단하면서 가능한 한 혈당 강하제를 복용하지 말 것을 경고했다. 그러나, 많은 의사들은 이 실험결과를 무시하며 "약의 부작용은 미미한 정도여서 당뇨병 환자들은 신경 쓸 필요가 없습니다."라고 한다.

켄터키 주에서 활동하고 있는 의사 제임스 앤더슨은 인슐린으로 혈당을 조절하는 제1형 당뇨 환자 25명과 제2형 당뇨 환자 25명에게 무가공 채식 위주의 식이요법을 실시했다. 그 결과 3주 만에 제1형 당뇨 환자들은 그들이 복용하던 인슐린 용량을 평균 40% 줄일 수 있었다. 그리고, 제2형 환자 중 24명은 3주 만에 인슐린 투여를 완전히 중단할 수 있었다. 가장 중증인 나머지 1명은 8주 만에 인슐린을 중단할 수 있었다. 영양학자인 프리티킨도 채식 요법으로 26일 만에 34명 전체를 인슐린으로부터 해방시켰다. 현대 의학이 불치라며 평생 동안 당뇨병 치료제로 혈당 수치를 조정해야 한다는 당뇨병 환자를 과일과 채소로 8주 만에 완치시킨 것이다.

한편, 의사들은 초기에 당화혈색소(A1c) 정상 수치를 7.5 이하로 정했다가 7.0 이하로, 다시 6.5 이하로 범위를 좁히고 있다. 정상 수치가 내려갈수록 치료받아야 할 환자 수는 급증한다. 그러나 2008년에 발표된 '아코드 연구'에 의하면 당화혈색소의 수치를 6.5 이하로 철저하게 관리한 환자군과, 7.5 정도로 느슨하게 유지한 환자군을 비교한 결과, 6.5 이하로 철저하게 관리한 환자군의 심장 마비로 인한 사망률이 보통군에 비해 35% 나 더 높게 나타났다. 그렇지만, 이와 같은 연구 결과는 주요 언론에서 무시하고 묻어 버렸다. 아직도 미국과 우리나라의 의사들은 당화혈색소 가 1% 감소하면 관상동맥 질환으로 인한 사망 위험이 10%, 심근경색 위험이 18%, 미세혈관 질환 위험이 25% 준다며 6.5 이하로 철저하게 당화혈색소를 관리하도록 강조한다. 그러면서 다양한 종류의 당뇨병 치료제를 처방하고 있다.

1997년 당뇨병 치료제로 7개월 만에 FDA의 승인을 받은 'R-약품(가명)'은 2000년 미국 시장에서 퇴출될 때까지 매년 10억 달러 이상(3년간 21억 달러 벌어 들임)을 벌어들이며 수천 명(미국 FDA 에 공식 보고된 숫자만 63명이 사망했고, 7명이 간 이식 수술을 받았다.)을 간부전증으로 사망케 했다. 이 사망자는 단지 직접 'R-약품(가명)'의 부작용으로 사망한 것이 확인되어 보고된 최소의 숫자에 불과하다.

또한, 2007년「뉴잉글랜드 의학 저널」에 게재한 스티븐 니스의 연구에 의하면 1999년 FDA 의 승인을 받은 후에, 세계적인 제약회사에서 생산하는 당뇨병 치료제를 복용해온 환자들의 기록을 분석했다. 그 결과 "상기 당뇨병 치료제를 복용한 사람은 복용하지 않은 사람보다 심장마비 건수가 43% 높고, 사망으로 이어질 확률은 64%가 높다."고 한다. 결국 그 당뇨병 치료제는 심장 질환의 부작용이 크게 나타나면서 미국에서는 2011년 11월부터 처방을 엄격히 했다. 독일, 영국, 프랑스 등 유럽에서는 2010년 10월부터 시판을 금지시켰다. 또한, 일본 D 제약회사가 개발한 당뇨병 치료제도 방광암을 유발한다는 사실이 밝혀지면서 프랑스, 독일 등에서 시판이 중단됐다. 미국 노팅엄 대학 연구진에 의하면, 상기[上記] 두 당뇨병 치료제는 오히려 당뇨병을 악화시키고 실명으로 이어지는 '당뇨 황반 부종'의 부작용도 크게 일으키는 것으로 조사됐다.

결국 약의 부작용이 당뇨병을 일으키고, 당뇨병 치료제의 부작용이 암, 심장병, 신부전증, 실명[失明], 다리 절단, 간 질환을 일으킨다.

2012년 2월, 미국 내과학회는 당뇨병 환자에게 1차적으로 권할 치료제로 부작용이 거의 없고 효과가 우수하다며 'M-약품(가명)'을 추천했다. 이것은 과거부터 많이 처방되는 당뇨병 치료제인데, 부작용이 없다는 의사들의 선전과는 달리 설사, 구토, 통증, 경련, 신부전증, 락트산증 등의 부작용이 3명에 1명꼴로 나타나는 것으로 밝혀졌다. 이 약은 특히 치명적인 락트산증을 유발시키는 것으로 확인돼 FDA에 의해 1979년에 시판이 금지되었다가 어떤 이유에선지 1995년 다시 승인을 받은 약이다. 뭔가 석연치 않은 구석이 있지 않은가?[15]

우울증 약의 문제

우리나라도 항우울증제의 부작용으로 미국과 유사하게 자살과 폭력이 급증하는 문제가 일어나고 있다. 그리고 계속해서 복용하면 체내에 서서히 축적되어 각종 암, 신부전, 간 기능 저하, 뇌신경 장애 등의 원인으로 작용하고, 부작용으로 성 기능 장애, 환각, 심각한 금단 현상을 일으키는 것으로 밝혀지고 있다. 이 때문에 영국을 비롯한 대부분의 나라들은 청소년에게 항우울제 처방을 금지 또는 엄격하게 제한하고 있지만 우리나라는 아무런 제약 없이 청소년에게 마구 처방되고 있다.

우리나라 J 회장. 유명 연예인 C 씨도 장기적으로 항우울제를 복용한 결과 자살로 생을 마감했다. 미국에서는 유명 항우울제를 복용한 47세의 조지프 웨스베커가 직장에서 동료 8명을 살해하고 12명에게 부상을 입혔다. 또한 한 여성은 자신의 어머니를 이빨로 물어 뜯어 중상을 입히기도 했다. 1999년, 컬럼바인 고등학교에서 18세의 에릭 해리스는 교내에서 학생 12명과 교사 1명을 총으로 살해했다. 해리스도 동일한 항우울제를 복용하고 있었다. 이 약의 제조사는 피해자들에게 배상을 해주었다. 2001년, 항우울제를 복용하던 도널드 쉘은 자신의 아내, 딸, 손녀를 살해했다. 이때에도 합성 마약 성분이 들어 있는 신경안정제가 문제가 되었음이 밝혀져 피해자의 유족들에게 640만 달러를 지불하라는 판결을 받았다.

제약회사와 많은 의사들은 문제가 발생할 때마다 "이상 행동은 약 때문이 아니라 약으로 치료하려던 정신병이 악화됐기 때문이다."고 강변한다. 모든 질병을 화학 처리된 약물로 치료하겠다는 현대 의학의 우울한 모습이다. 미국 FDA는 우울증 환자 1만 5,000명을 두 그룹으로 나눠 연구한 결과, 모 항우울제를 복용한 그룹에서는 11명이 자살을 기도한 반면, 위약(플라시보)을 복용한 그룹에서는 단 1명 만이 자살을 기도했다. 특히 중요한 사실은 자살을 기도한 12명 중 8명이 18~30세의 젊은이였다.

이후 FDA는 여러 번의 실험을 거친 후 부모 중 한 명이 항우울증제를 복용할 경우 본인 뿐만 아니라 신생아에게 심각한 폐 질환, 무뇌증, 뇌수종(뇌에 물이 차는 질병), 자폐증 등의 기형을 유발할 수 있음을 경고하고 있다. 그리고 카이저 커머넌트 연구소의 연구에 따르면, 일반적으로 많이 처방되는 항우울제를 복용할 경우 심각한 경련, 불면증, 망상, 두통, 비만, 신부전증, 턱뼈 괴사, 발기부전증 등에 걸릴 우려가 있다고 경고하기도 했다.

한편, 'E-사(가명)'에서 생산한 항우울증 치료제는 1996년 조작된 임상 자료를 근거로 FDA로부터 승인을 받은 후 390억 달러를 벌어들이는 동안 수많은 사람들에게 당뇨병, 간부전, 심장마비 등을 유발했지만 끝내 FDA는 회수하지 않았다. 당시 영국과 일본에서는 이 약이 당뇨병을 유발한다는 사실이 확인되면서 라벨에 이를 경고토록 조치했지만, 미국과 우리나라에서는 이 약이 아무런 규제 없이 마구 처방되고 있다. 그러나 결국 'E-사(가명)'가 10년간 부작용을 철저히 숨기고 처방 비율에 따라 의사들에게 뇌물을 제공하고, FDA 직원들과 국회의원들에게도 거액의 뇌물 전달됐음이 밝혀지면서 14억 달러의 벌금이 부과되었다.

'G-사(가명)'가 우울증 치료제를 광고를 하면서 사용한 '마음의 감기' 라는 표현은 우울증은 감기와 같이 누구나 언제든지 걸릴 수 있지만, 약으로 부담 없이 쉽게 치료할 수 있는 광범위한 병이라는 뜻이다. 그런데, 대부분 우울증 환자들은 갑상선 기능 저하, 저혈당, 당뇨병, 심장병, 관절염, 장 기능 장애 등을 앓고 있어서 늘 불안하고 초조한 상태다. 그 까닭은 약물에 따른 육체적 스트레스로 인해 교감신경이 긴장된 상태가 되고 혈류의 흐름에 제약을 받아, 결국 스트레스 호르몬인 아드레날린과 코티솔이 과다 분비되기 때문에 나타나는 증상이다. 또한 이런 우울한 심리 상태에서는 도파민이나 세로토닌의 분비도 억제된다. 또한 정상적인 사람들까지 '우울증 전前 단계' 라는 굴레로 옭아매 약을 처방하는 것도 문제이다. 영국의 리처드 레이가 "의료 산업은 미국을 중심으로 대중을 상대로 마약을 판매하기 위한 시장일 뿐이다." 고 한 말에 공감이 간다.

현재 대부분의 항우울제는 두뇌의 말단 부분에서 세로토닌의 재흡수를 억제함으로써 뇌에서 세로토닌의 이용도를 증가시켜 균형을 맞추는 원리로 치료한다. 그러나 세로토닌은 95%가 장에서 만들어지는 호르몬이기 때문에 장 내부에 염증이 생겨 제 기능을 하지 못하면 세로토닌을 제대로 분비하지 못한다. 따라서 항우울제를 복용하면 세로토닌이 장에서 제대로 분비되지 않아 구토, 설사, 식욕 부진이 일어난다. 이러한 부작용을 이용해 비만치료제로 광범위하게 처방되고 있음을 아는 사람은 별로 없을 것이다.

한편, 영국 국립보건임상연구소의 연구 결과와 많은 논문들에 의하면, 가공식품과 약을 피하고 채식 위주의 식단을 꾸리며 등산, 달리기, 수영, 자전거타기 등 운동을 하면 합성 화학 물질로 만든 항우울제보다 세로토닌의 분비가 월등히 증가한다는 것이 밝혀졌다.[16]

디스크 수술 문제

서울아산병원의 저명한 이춘성 교수의 글 속에 의료계의 어두운 현실이 담겨 있다. 근·골격계 질환에서 가장 권위가 있는 학술지인 미국의 「journal of Bone & Joint Surgery[JBJS]」(2006.9월호) 특집에 실린 '허리디스크 강좌'에서 '디스크 수술 빈도가 높은 병원에서 수술을 받은 환자들의 치료결과가 수술 빈도가 낮은 병원보다 나쁘다.' 라는 사실을 기술하고 있다. 심장이나 암수술 등은 수술 건수와 정비례하여 능력이 향상되므로 수술을 많이 할수록 수술결과가 좋아지는데 반해서 디스크 수술의 경우는 반대라는 것이다.

JBJS는 꼭 수술을 받지 않아도 될 디스크 환자를 수술하기 때문에 수술 건수는 엄청나게 많은데 반해서 수술결과는 만족스럽지 않게 나온다는 것이다. 이춘성 교수에 따르면 수술 결정에 신중한 의사들은 전체 디스크 환자의 5~10%에서만 수술을 한다. 그리고 나머지 환자들은 어떻게든 수술을 하지 않고 완치시키려고 애쓴다. 단지 호들갑스럽게 선전하거나 광고하지 않을 뿐이라는 것이다.

디스크 초기 통증이 심할 때 수술하면 환자도 편하고 의사도 명의라고 소문날 것이지만, 몇 년 후에 디스크가 재발할 경우 유합술 등 더 큰 수술을 해야 하기 때문에 훌륭한 의사라고 볼 수 없다. 반면 시간이 좀 걸리더라도 비수술적인 치료로 좋아진 환자는 별다른 후유증이 남지 않아 디스크 재발의 공포에 시달리지 않는다. 따라서 당장은 답답하더라도 허리 디스크는 어떻게든 수술을 하지 않는 것이 좋다.[17]

3. 시판 음료와 식품 첨가물 문제

탄산 음료

1886년 미국의 존 펨블튼 박사가 여러 가지 약재를 넣고 탄산을 넣어 만든 소화제를 약국에서 판매했는데, 이것이 콜라의 시초다. 하지만 콜라 등 현재의 탄산음료는 소화에 도움을 주지 못하며, 치아 손상 등을 일으키는 백해무익한 음료이다. 더부룩한 속이 가라앉는 것 같지만, 그것은 그렇게 느껴질 뿐이고, 뱃속 소화불량 증상은 해결되지 않은 채 그대로 남는다. 차가운 탄산음료가 몸 안으로 들어가면 체온 때문에 온도가 상승하면서 부피가 커져 가스가 식도를 타고 역류해 입 밖으로 터져나오는 트림이 된다.[18]

식품의약품안전청에 따르면 최근 3년간 만 12~29세 주요 당(糖) 급원 식품 1위는 탄산음료(약 25%)였다. 탄산음료는 특유의 청량감으로 사랑받지만, 어렸을 때부터 탄산음료를 습관적으로 마신 청소년에겐 건강의 적(敵)이다. 그 이유를 살펴보자.

영양 불균형 초래

탄산음료에는 당분만 있고 비타민이나 무기질 등 영양소가 없다. 이 때문에 탄산음료 속 당이 에너지로 만들어질 때 체내에서 비타민을 쓸데없이 소비하게 된다. 탄산음료는 칼슘 : 인 의 비율이 1 : 6~12로 불균형이라 체내 칼슘 부족을 일으킨다. 실제 현재 한국인 평균 칼슘 : 인 비율은 탄산음료나 육류 섭취 영향으로 1 : 2~3 정도다. 이상적인 비율은 1 : 1 혹은 1.5 : 1 이다. 이 비율이 깨지면 체액이 산성화되고 칼슘 흡수력이 떨어져 한창 자라는 어린이의 뼈가 약해 질 수 있다.

만성 질환 주범

다른 음료보다 훨씬 많이 함유된 당분이 지방으로 축적되면 비만, 당뇨병, 동맥경화 등 만성질환의 원인이 된다. 크로아티아 자그레브 대학 식품영양학과 바릭 교수는 미국 중학생을 대상으로 탄산음료 섭취량을 조사했는데, 그중 30%는 '매일 탄산음료를 마신다.' 고 답했으며, 10.7%는 주 5~6회, 19.7%는 주 3~4회로 60% 이상이 주 3~4회 이상 섭취하는 것으로 나타났다. 바릭 교수는 "미국인 식사 형태에서 지방이 차지하는 비율이 점점 줄어듦에도 불구하고 비만한 사람이 늘고 있는 이유는 탄산음료 때문" 이라고 말했다.

카페인 과잉 섭취

콜라 1캔에는 카페인 10.3~25mg이 들어있다. 일반 종합 감기약에 들어있는 30mg과 비슷한 양이다. 청소년이 탄산음료를 습관적으로 마신다면 의약품을 지나치게 복용하는 것과 같은 효과를 줄 수 있다. 또 탄산음료에 들어있는 카페인은 반감기(원래의 양이 반으로 줄어드는데 걸리는 시간)가 길기 때문에 성장기 어린이가 장기간 카페인을 섭취하면 철분이나 칼슘 흡수를 방해받는다.

치아 부식 우려

이론적으로는 탄산음료에 많이 든 인 성분이 치아 법랑질을 부식시킬 수 있다. 또 탄산음료는 pH 2.5~3.7을 띠고 있기 때문에 치아 부식을 더욱 악화시킬 수 있다. 따라서 탄산 음료를 꾸준히 장시간 마시는 것을 피해야 한다.

또한 탄산음료와 같은 강한 산성물질이 치아에 닿으면 치아의 맨 바깥층이 부식된다. 치아 표면이 부식된 상태에서 곧바로 칫솔질을 하면 치아 표면이 더욱 손상될 수 있다. 따라서 탄산음료를 마신 뒤에는 적어도 30~60분 정도 기다렸다가 양치질을 하는 것이 좋다. 그동안 침에서 치아 보호물질이 분비돼 손상된 치아 표면이 회복되기 때문이다.

위장 장애 발생

탄산은 장에서 다 흡수되지 못해 여분의 공기가 식도를 타고 입 밖으로 나와 '꺼억' 하는 소리를 내게 된다. 이처럼 탄산음료는 식도 괄약근 기능을 떨어뜨려 위에 있는 신물까지 입으로 넘어오게 할 수 있다.

역류성 식도염을 유발하는 대표적인 생활습관이 야식을 먹고 바로 잠드는 것이라면, 역류성 식도염을 유발하는 대표적인 식습관은 가공 음료의 섭취이다. 커피, 콜라, 오렌지주스, 카페인이 든 음료 등 지나치게 차갑고 산성이 높은 음료는 위액의 분비를 과도하게 촉진시켜 역류성 식도염을 유발할 수 있다. 의사들이 환자들에게 식사 후 탄산음료나 커피를 마시는 것이 위험하다고 경고하는 것은 식도를 조여주는 하부식도 괄약근의 기능을 떨어뜨려 위산의 역류나 음식물의 역류가 더 왕성하게 나타날 수 있기 때문이다.

탈수 원인

탄산음료의 카페인으로 인하여 탈수 증상을 일으켜 계속 목마르게 된다. 술 취한 다음 날 목이 타는 듯한 갈증 때문에 탄산음료를

찾는 사람이 많은데, 그보다 생수를 마시는 것이 좋다.[19]

과일 주스

우리나라에서 판매되는 캘리포니아산 오렌지주스는 농축과즙으로부터 만든 것이다. 농축과즙은 당 함량이 높아 보존성이 좋고, 부피가 줄어 운송비가 크게 절감되기 때문이다. 냉동상태로 수입한 농축과즙에 7배 내외 정도의 물을 부어 농축되기 전 당도로 되돌린다. 그냥 물만 부어서는 맛이 없으니 여기에 액상과당이나 착향료, 구연산 같은 각종 첨가물을 넣어 새콤달콤한 과일 맛과 향을 가짜로 만들어낸다. 각종 첨가물을 넣었는데도 라벨에 100%라고 쓰여 있어도 법규를 위반한 것이 아니다.

또한 100ml 의 오렌지 과즙을 펄펄 끓여 30ml로 졸였다가 여기에 70ml의 물을 부어 다시 100ml로 만들어도 오렌지 과즙 100% 로 인정된다. 사람들은 과일 주스를 과일 대체품으로 간주하는 경향이 있는데, 생과일과 펄펄 끓여 만든 주스의 영양가는 비교할 바가 못 된다. 시중에서 우리가 흔히 보는 과일 주스는 크게 상온유통 주스와 냉장유통 주스로 나뉜다. 상온유통 주스는 상온에서 유통되고 보통 페트 병에 담겨 있다. 저렴한 대신 맛이 좀 떨어지고 착향료나 보존료, 산화방지제 등 이것저것 첨가물이 많이 들어있다. 냉장유통 주스는 좀 다를 것 같지만, 신선한 것과는 거리가 먼 환원 주스일 뿐이다.

상온유통 주스에는 합성 비타민C를 첨가한다. 그것은 영양 강화

목적 이외에 유통기한을 늘려주는 산화방지제로 사용된다. 그런 점에서 비타민 C는 상온유통의 비밀병기이기도 하다.[20]

에너지 음료

에너지 음료가 피로회복에 탁월한 효과가 있는 것처럼 느껴지는 이유는 타우린과 카페인 성분 때문이다. 타우린은 피로회복을 돕고, 간의 해독력을 강화하고 세포 내에 수분을 공급해 피로회복을 도와주며, 과다 섭취해도 소변으로 배출되므로 별다른 문제가 없다. 카페인은 적당히 마시면 졸음을 가시게 하고 몸에 쌓인 피로를 풀어주어 정신을 맑게 해준다.

이뇨작용을 촉진해 체내 노폐물을 배출하는 효과도 있다. 그런데 제대로 휴식하지 않고 에너지 음료에만 의존하면 카페인 섭취과다로 불면증, 신경과민, 메스꺼움, 위산과다, 두근거림 등의 증상이 나타날 수 있다.

특히 성장기 어린이와 청소년이 장기적으로 카페인을 과다 섭취하면 카페인이 철분과 칼슘의 흡수를 방해하여 성인이 되어 골다공증을 유발하고 성장호르몬에도 영향을 미친다. 청소년의 섭취 권장량이 하루 160mg 이하인데, 에너지 음료 1캔에 들어있는 카페인 량이 63~164mg이므로, 2캔만 먹어도 섭취권장량에 육박하거나 초과할 수 있다. 카페인은 탄산음료, 초콜릿, 커피맛 케이크, 감기약 등에도 상당히 함유되어 있으므로 무심코 먹은 과자와 음료로 인해 자신도 모르는 사이에 많은 양의 카페인을 섭취하게 된다.

청소년들 사이에서 잠이 안 오는 묘약으로 불리는 '붕붕 드링크'는 에너지 음료에 비타민, 이온 음료, 숙취해소 음료 등을 섞어 만든 것으로서, 습관적으로 마시다 보면 카페인 중독을 초래해 신경과 신장에 이상이 생길 수 있으며, 이로 인한 우울증과 무기력증이 유발될 수 있다.[21]

커피

우리나라 사람들이 가장 많이 소비하는 생필품은 '커피믹스' 다. 소비자 건강 측면에서 생각해 보자. 구성 원료 측면에서, 먼저 커피 자체는 유해성 여부를 한마디로 정의하기 쉽지 않다. 카페인과 같은 각성물질이 '창' 이라면 폴리페놀과 같은 항산화물질은 '방패' 와 같다고 할 수 있다. 즉 좋은 점과 나쁜 점이 공존한다. 두 번째 물질은 설탕, 정제당을 대표하는 당류다. 정제당의 유해성은 이미 널리 알려져 있으니, 프림에 대해서 자세히 기술코자 한다. 프림을 보면 우유를 연상하는데, 우유가 아니다. 식물성 유지, 카세인 나트륨, 제2인산칼슘, 실리코알루민산나트륨 등이 프림의 주원료이고, 여기에 향료, 색소 등이 추가된다. 식물성 유지는 인공경화유로써 가공식품 유해성 논란의 첨단물질인 트랜스 지방산을 함유하고 있거나, 인공적으로 만든 굳은 기름으로 만들어지기 때문에 체내에서 정상적으로 대사되지 않는다는 것이 정설이다. 그리고 우유처럼 보이기 위해 인공 첨가물인 유화제를 사용한다. 이와 같이 커피 믹스는 향료의 작품이며, 이런 커피를 한 잔 마셨다면, 칼로리 덩어리인 정제당을 큰 숟갈 가득 먹은 것이다. 아울러 심혈관 질환의 주범인 인공경화유를 먹은 것이며, 정체불명의 수많은 화학물질을 먹은 것이다. 호주의 사회학자 데버러 럽튼[Deborah Lupton]은 "인류의 위험은 자연적인 것에서 인위적인 것으로 변해 왔다."고 갈파한 의미를 음미해 볼 만하다.[22]

커피 ▶ 녹내장 위험

미국 매사추세츠 주 보스턴에 소재한 브리검 여성병원의 강재희 박사 연구 팀은 미국 시력·안과학연구협회[ARVO]가 발간하는 학술저널 '탐구 안과학 및 시지각[Investigative Opthalmology & Visual Science]' 2012년 9월호에 게재된 보고서에서 아래와 같은 내용을 밝혔다.

강재희 박사 팀은 세계적으로 커피 음용빈도가 가장 높은 스칸디나비아 반도 국가들의 낙설[落屑] 녹내장 의증[疑症] 및 녹내장 발생률 또한 세계 최고 수준을 보이고 있는데다 카페인이 함유된 커피 음용과 원발성 개방각 녹내장 발생 사이에 상관성을 제기했던 연구사례들에 주목하고 이번 연구를 진행했었다.

총 7만 8,977명의 간호사들을 대상으로 진행되었던 '간호사 건강실태 연구[NHS] 자료와 총 4만 1,202명의 남성 의료전문인들을 추적 조사한 연구[HPFS] 자료를 심층 분석했는데, 그 결과 조사대상자들 가운데 총 360명에서 낙설[落屑] 녹내장 또는 낙설 녹내장 의증 환자들이 발생했던 것으로 파악됐다. 특히 매일 3잔 이상의 카페인 함유 커피를 음용한 그룹의 경우 낙설 녹내장 또는 낙설 녹내장 의증 발생률이 평소 커피를 마시지 않는 그룹에 비해 1.66배 높게 나타났다. 하지만 카페인이 들어 있는 소다수, 차, 카페인을 제거한 커피, 초콜렛 등을 음용한 그룹에서는 이 같은 상관관계가 관찰되지 않았다고 한다.[23]

커피 ▶ LDL 높이고, 뇌경색 위험 높여

카페인은 부신피질에서 아드레날린을 분비시켜 순식간으로 정신이 바짝 들게 한다. 하지만 시간이 지나면 오히려 몸과 마음이 밑으로 좍 가라앉는다. 아드레날린은 정신적인 스트레스를 받을 때도 분비되는데, 많이 나올수록 일시적으로는 기분이 좋아지지만 장기적으로는 면역력을 저하하고 위장 기능을 해친다. 최근 발표된 논문에 의하면, 하루에 커피 6잔을 마시게 되면 전체 콜레스테롤 수치가 높아지는데, 좋은 콜레스테롤^{HDL}과는 무관하고 나쁜 콜레스테롤^{LDL}과 중성지방의 수치만 높인다고 한다. 필터가 없는 커피나 끓여 먹는 커피가 더 나쁘다고 한다.

특히 하루에 6잔의 커피를 마시는 임산부는 3개월에서 6개월 사이에 유산할 가능성이 높다고 연구 발표되었다. 임산부나 출산 직후 아기에게 모유를 먹이는 경우 이 카페인은 엄마보다 아기에게 더 큰 상처를 입힌다. 이는 아기의 경우 독성을 해독하는 간과 신장의 기능이 약하기 때문인데, 심장이나 호흡계, 정서, 태도에 문제를 일으킬 수 있는 것이다.

동물 실험에서는 카페인이 뇌의 위축과 함께 뇌 성장 장애, 기억력과 학습기능의 저하를 가져오는 것으로 연구되었다. 또한 하루 3잔의 커피는 고혈압 환자에게는 뇌졸중의 위험을 높인다는 연구 결과도 있다. 특히 혈관이 막히는 뇌경색 가능성이 더 높은 것으로 보고되었다. 심장 박동수를 늘리고 혈압을 끌어올리는 것이 이 뇌졸중과 상관관계가 있지 않나 생각된다.

물론 조금 마시는 커피는 심장에 좋다는 연구 결과도 있지만, 분명한 것은 금단禁斷현상이 있는 식품치고 과하게 섭취할 때 몸에 좋은 것이 없는 것은 틀림없지 않은가?[24]

녹차 과다 섭취 문제

녹차에 많이 함유되어 있는 카테킨은 살균효과와 항산화 작용이 있어, 녹차를 많이 마시면 장수한다든지 암 예방에 좋다는 이야기가 생긴 것이다. 카테킨이 항산화 작용이 있는 폴리페놀의 일종이지만, 카테킨이 몇 개가 결합하면 '타닌'이라는 물질이 된다.

타닌은 감과 같은 '떫은 성분'이다. 그런데 타닌은 상당히 산화되기 쉬운 성질을 가지고 있어 불을 가하거나 공기와 접촉하면 쉽게 '타닌 산'으로 변한다. 타닌 산은 단백질을 응고시키는 작용이 있다. 실제로 타닌산을 많이 함유한 차(녹차, 중국차, 홍차, 커피, 두충차 등)를 평소에 자주 마시는 사람의 위를 내시경으로 보면, 점막이 얇아져 있는 위축성 변화를 볼 수 있는 경우가 많다. 만성 위축성 변화, 또는 위축성 위염이 위암이 되기 쉽다는 것은 이미 잘 알려진 사실이다. 그리고 이 가설을 뒷받침하듯 2003년, 일본 미에 대학의 가와니시 쇼스케 교수가 일본암학회에서 카테킨에 의해 DNA가 손상된다는 연구결과를 발표했다.

한 부분에 좋은 작용을 하는 성분이 함유되어 있다고 해서 그것이 몸 전체에 좋다고는 할 수 없다. 또한 차들은 대개 재배과정에서 농약이 사용되고 있다. 잔여 농약이나 타닌 산의 영향을 생각하면 차를 물 대신에 마시는 것은 좋지 않다. 무^無 농약으로 재배한 찻잎을 사용하고, 위 점막에 부담을 주지 않도록 식후에 하루에 2, 3 잔 정도로 그치는 것이 좋다.[25]

시판^{市販} 우유가 완전 식품일까?

환자들의 임상 데이터는 우유나 유제품의 섭취가 알레르기 체질을 만들 가능성이 높다는 것을 보여 주고 있으며, 임신 중인 산모가 우유를 먹으면 아이에게 아토피가 나타나기 쉽다는 최근의 알레르기 연구결과와도 일치한다. 일본에서는 약 30년 사이에 아토피나 꽃가루 알레르기 환자가 급속도로 증가해 다섯 명 중 한 명 꼴이라 하는데, 그 첫 번째 원인이 1960년대 초에 시작된 학교급식의 우유에 있다고 생각하는 의학자들이 있다.

과산화지질을 함유한 우유는 장내 환경을 악화시켜 나쁜 균을 늘리고, 장내 세포의 균형을 무너뜨린다. 그 결과 장내에는 활성산소, 활성수소, 암모니아 등의 독소가 발생한다. 이 독소가 알레르기, 어린이 당뇨 등 병의 원인이 된다는 연구가 몇 차례나 발표되었다.

또한 우유를 너무 많이 마시면 오히려 골다공증을 일으킨다. 우유를 마시면 혈중 칼슘 농도가 급속히 상승하기 때문에 언뜻 보면 칼슘이 많이 흡수되는 것처럼 생각되지만, 이 '혈중 농도의 상승'이야 말로 나쁜 결과를 가져온다. 칼슘의 혈중 농도가 급속히 올라가면, 우리 몸은 혈중 칼슘 농도를 정상치로 되돌리고자 항상성恒常性이 발동되어 여분의 칼슘을 신장을 통해 소변으로 배출시킨다. 우유를 많이 마시는 세계 4대 낙농국인 미국, 덴마크, 스웨덴, 핀란드에서 고관절 골절과 골다공증이 많은 것은 이러한 이유 때문인 것으로 추정된다.**26**

골다공증, 젖당불내증
|

가공하기 전의 우유 속에는 리파아제, 프로테아제와 같은 여러 가지 좋은 성분이 함유되어 있다. 그러나 시판중인 우유는 이러한 '좋은 성분' 들이 가공과정에서 전부 없어진 상태이다. 즉 생우유를 균질화 하는 과정에서 표면에 떠오르는 '지방구脂肪球'를 잘게 부수는 과정에서 생우유에 함유되어 있는 유지방은 산소와 결합해 '과산화지방'으로 변한다. 그 후 살균(저온, 고온 등) 과정에서 효소는 거의 완전히 파괴되고 만다.

우유와 모유에 함유되어 있는 영양소를 비교해 보면 비슷해 보이긴 하나, '질質'과 '양量'은 전혀 다르다. 우유에 함유된 단백질의 주성분은 카세인이라고 불리는 것인데, 이것은 사람의 위장이 소화하기 힘든 단백질이다. 이외에도 우유에는 면역기능을 높이는 항산화물질인 락토페린이 있는데, 그 함유량은 모유에 훨씬 많다(1.5 % vs 0.01%).

이처럼 송아지에게 먹이기 위하여 생산된 우유와 인간의 아기가 먹는 모유는 성분부터가 완전히 다르다. 그리고 갓 태어난 아기가 모유에서 락토페린을 제대로 흡수할 수 있는 것은 위가 발달하지 않아 위산의 분비가 적기 때문이다. 따라서 모유도 성장한 인간이 마시기에는 적절하지 않은 것이다. 또한 우유를 마시면 배가 부글거리거나 설사를 하는 것은 젖당을 분해하는 효소인 '락타아제'를 충분히 가지고 있지 않은 '젖당불내증乳糖不耐症'을 가진 사람이 80% 이상이므로 영양물질의 흡수 측면에서도 효과가 낮다.[27]

식품 첨가물

식품 첨가물 관련, 이름을 날리던 일본의 아베 쓰카사安部 司씨는 어느 날, 큰 딸에게 자기가 만든 미트볼을 먹지 못하게 만류하다가 문득 깨닫고 '첨가물 반대 전도사'로 변신해, 각종 강연을 통해 첨가물의 유해성에 대한 경각심을 높이고 있다. 그는 "인간이 만든 위대한 속임수 —식품첨가물—"이라는 책을 통해 식품 첨가물이 얼마나 우리 생활에 만연되어 있고, 부지불식간에 우리 생활에 보편적으로 침투해 있는지를 상세히 설명한다.

예를 들어, 푸딩햄pudding ham의 경우, 돼지고기 100kg 으로 햄 130kg을 만들어내며, 고기에 물을 넣어 굳힌 것인데, 그 과정에서

일괄표시의 예

용도명	사용 목적	해당 첨가물 예
1. 이스트푸드	빵에 사용, 이스트균 활동 촉진	염화암모늄, 황산칼슘, 염화마그네슘, 브롬산칼륨 등
2. 견수(親水)	중화면의 촉감, 색, 풍미를 좋게함	탄산칼륨, 탄산나트륨 등
3. 향료	식품에 여러 향미를 부여함	이소길초산에틸 등 합성물질 96품목, 천연물질 약 600품목
4. 조미료	구수한 맛을 냄	글루타민산나트륨, 호박산이나트륨, 5'-리보뉴클레오티드나트륨 등
5. 유화제	물과 기름을 잘 섞이게 해 줌	글리세린지방산에스테르, 카제인나트륨, 레시틴 등
6. pH조정제	식품의 산도 조정, 변색·변질 방지	구연산, 사과산, 초산나트륨 등
7. 팽창제	빵이나 쿠키 등을 팽창시킴	탄산수소나트륨, 염화암모늄, 주석산수소칼륨 등
8. 효소	치즈, 물엿 등의 제조 및 품질 향상	아밀라아제, 펩신, 프로테아제 등
9. 껌베이스	추잉껌 기초 물질	초산비닐, 에스테르검 등
10. 연화제	추잉껌의 부드러운 감촉 유지	글리세린, 프로필렌글리콜 등
11. 응고제	두유를 굳혀서 두부로 만듦	염화캄슘, 글루코노텔타락톤, 염화마그네슘 등
12. 산미료	식품에 신맛을 부여함	구연산, 유산, 초산, 아디핀산 등
13. 광택제	과자 등에 광택을 줌	쉘락, 목랍, 밀납 등
14. 고미료	식품에 쌉쌀한 맛을 줌	카페인, 호프 등

출전: 「인간이 만든 위대한 속임수. 식품첨가물」 아베스카사 지음. 국일미디어 刊, p103

뜨거운 물에 녹여 식히면 젤리가 되는 겔^{gel}화제를 넣으며, 난백, 카제인나트륨(유단백), 정제염, 아질산나트륨, L-아스코르빈산 나트륨, 폴리인산나트륨, 단백질가수분해물, 변성전분, 증점제(다당류), 코치닐색소 등 십 여 가지의 첨가물이 들어간다.

첨가물은 화학적으로 합성된 것이므로, 인체 내에서 분해가 잘 안 되고, 때로는 독성물질로 작용하며, 입맛을 왜곡시키는 등 부작용이 있어, 제품에 표기를 의무화했으며, 사용량을 제한한다. '사용량을 제한한다.' 는 의미는 많이 섭취하면 문제가 되는 것인데, 제품에 작은 글씨로 적혀 있을 뿐만 아니라, 전문 용어로 기술되어 소비자들은 모르는 가운데 많은 첨가물에 노출되어 있다. 또한, 각 첨가물은 단일로 사용할 때의 하루 섭취제한 량이 정해져 있지만, 복합적으로 섭취하였을 때의 상호 부작용에 대한 실험은 실시되고 있지 않은 실정이다.

법 규정에 맞도록 표시되어 있지만, '눈 가리고 아옹' 식의 표시 방법 중에는 「일괄표시 제도」라는 것이 있어, 향료, 유화제, 팽창제, pH조정제, 산미료라는 이름 속에 숨어 있는 많은 종류의 첨가물이 있다.(표 참조)

하루 섭취하는 첨가물의 종류를 설명하기 위해, 일본인 미혼 샐러리맨 N 씨의 하루를 살펴보자.

혼자 사는 N 씨는 밥을 짓는 일이 없고, 특히 평일에는 회사 일로 바쁜 탓에 식사를 거의 편의점이나 슈퍼에서 사서 해결한다.

■ 아침 식사 – 햄샌드위치

햄을 넣어 만든 샌드위치다. 뒤쪽의 라벨을 보면 첨가물 13가지가 기재되어 있다.

– 유화제, 이스트푸드, 산화방지제, 화학조미료, pH 조정제, 글리신,

인산나트륨, 카제인 나트륨, 증점제, 발색제(아질산나트륨), 착색료(카로틴, 코치닐색소), 향료

* 이것을 분석해 보면, 유화제, 이스트푸드, 조미료, pH 조정제, 인산염, 향료는 일괄표시 대상이므로, 한 품목에 보통 2~3 가지 물질이 들어가 있다고 볼 수 있으므로, N 씨는 아침에만 줄잡아 20가지가 넘는 첨가물을 먹는다는 뜻이다.

■ 점심 식사 – 도시락(식품점 판매)과 인스턴트 커피

회사에서도 늘 서류에 파묻혀 생활하는 N 씨, 시간을 절약하기 위해 '돼지고기 도시락'을 사다 먹었다. 반찬도 말끔하게 돼지고기와 김치볶음만 들어 있다. 첨가물을 사용했으리란 생각은 그다지 들지 않는 도시락이다. 그러나, 뒷부분의 라벨을 보면 첨가물 이름으로 빼곡히 채워져 있다.

– 화학조미료, pH조정제, 글리신, 증점제, 카로티노이드, 글리세린지방산에스테르, 향료, 산미료, 솔비트, 키토산, 산화방지제

* 이 가운데, pH조정제와 향료는 일괄표시 품목이다. 따라서 첨가물이 20종이 넘는 것을 알 수 있다.

점심 식사 후에는 인스턴트 커피를 마신다. 여기에 들어있는 크림파우더에 몇 가지의 첨가물이 눈에 들어온다.

– 유화제, 점증제, pH조정제, 캐러멜색소, 향료

* 이 가운데 유화제와 향료는 역시 일괄표시 품목이므로, 줄잡아도 6~8종의 첨가물이 들어 있음을 알 수 있다.

■ 저녁 식사 – 컵라면, 삼각 김밥, 참치 샐러드

늦게 까지 일하다 퇴근하니, 주변 식당도 문을 닫은 시간이니 만만한

곳이 편의점이다. 컵라면과 삼각 김밥, 그리고 건강을 생각해서 참치 샐러드를 추가 했다.

컵라면의 첨가물은

– 화학조미료, 인산염, 단백가수분해물, 증점제, 탄산칼슘, 유화제, 홍국색소, 산미료, 치자색소, 산화방지제, 비타민 B₁, 비타민 B₂, 견수^{技水}, pH조정제

삼각 김밥의 첨가물은

– 화학조미료, 글리신, 카라멜색소, 증점제, 솔비트, 감초, 스테비아, 폴리리신

참치 샐러드의 첨가물은

– 유화제, 증점제, 카로티노이드, pH조정제, 화학조미료, 산화방지제

컵라면에는 20가지 이상의 첨가물이, 삼각 김밥에는 10가지 이상의 첨가물이 들어 있다. 또한, 참치 샐러드의 참치에 화학조미료와 pH조정제 등 5~6종의 물질이 세트로 사용되었고, 샐러드의 야채는 신선해 보이지만, 살균제통에서 몇 번씩 소독을 거친 포장 야채로 만든 것이다.

결국 N 씨는 중복되는 물질을 빼더라도 하루 약 60종의 첨가물을 먹은 것이다.

이번에는 일반 주부 K 씨의 식생활을 살펴보자.

■ **아침 식사 – 밥, 된장국, 생선구이, 명란젓, 어묵, 단무지**

된장국에 사용된 된장은 전통 된장이 아니고, 된장 맛 조미료로 치장

된 시중의 모조 된장이다. 당연히 여기에는 화학조미료가 들어있다. K 씨가 이 된장을 애용하는 이유는 국을 끓일 때 별도로 양념을 하지 않아도 되기 때문이다.

된장국의 첨가물은

- 화학조미료, 착색료(치자), 알코올

명란젓의 첨가물은

- 화학조미료, 솔비트, 단백가수분해물, 아미노산액, pH조정제, 폴리인산나트륨, 아스코르빈산나트륨, 감초, 스테비아, 효소, 아질산나트륨

어묵의 첨가물은

- 화학조미료, 인산나트륨, 유화제, 단백가수분해물, 탄산칼슘, 소르빈산칼륨, pH조정제, 글리신, 적색3호, 코치닐 색소

단무지의 첨가물은

- 화학조미료, 에리소르빈산나트륨, 폴리인산나트륨, 사카린나트륨, 구아검, 산미료, 소르빈산칼륨, 황색4호, 황색5호

■ 점심 식사 – 김말이 초밥

쇼핑하러 나간 K 씨는 백화점 지하 식품코너에서 점심을 해결할 요량으로 김말이 초밥을 샀다. 김말이 초밥이란 계란부침, 생선알, 오이, 단무지, 박고지, 어묵 등을 넣어 굵게 만 김밥으로 들어간 것이 많은 만큼 가격도 비싸고, 초밥 가운데서도 고급으로 꼽힌다. 고급 초밥이라도 화학조미료, 산미료, 유화제, pH조정제 등의 일괄 표시 첨가물이 포함되어 있으므로 30 가지가 넘는 첨가물이 들어 있다.

- 화학조미료, 소르빈산칼륨, 스테비아, 감초, 산미료, 유화제, 솔비

트, 글리신, pH조정제, 폴리리신, 펙틴화합물, 산화방지제, 소포제, 응고제, 고추냉이추출물, 증점제, 적색3호, 적색106호, 코치닐색소, 홍국색소, 카로틴색소, 치자색소

■ 저녁 식사 – 카레라이스, 샐러드

카레라이스는 돼지고기, 당근, 양파 등을 넣고, 시중에서 팔고 있는 카레를 풀어 맛을 내고, 샐러드는 양상추, 토마토, 브로콜리 등의 야채에 드레싱을 한 것이다. 드레싱은 식품점에서 구입했다.

카레에 들어 있는 첨가물은

– 화학조미료, 유화제, 산미료, 산화방지제, 카라멜 색소, 파프리카 색소, 향료

드레싱에 들어있는 첨가물은

– 화학조미료, 산미료, 유화제, 증점제, 스테비아, pH조정제, 향료

주부 K 씨는 하루 적어도 60~70 종의 첨가물을 섭취했다. 편의점 음식을 주로 먹는 N 씨와 거의 같거나 아니면 더 많은 첨가물을 섭취하는 수준이다. 따라서, 아무리 부엌에서 음식을 만들어 먹는다 해도 가공식품을 이용하는 한 첨가물은 피할 수 없다.[28]

제2장의 Point

- ■ 약의 부작용과 의사의 과실

  - 미국 사망 원인 3위

  - 매년 225,000명이 사망

    ※ 미국은 1인당 약 소비량 세계 1위이며, 전세계 약의 40%를 소비하지만

    평균 수명은 세계 42위에 불과하다.

- ■ 약의 Side Effect

  - ● 화학적으로 합성한 약품만이 특허 가능하므로, 자연물질이 아님

  - ● 부작용을 일으키는 약

    - 혈압약 : 우울증, 성기능 장애

    - 당뇨병약 : 간부전증, 우울증, 암, 심장병, 뇌졸중,고혈압, 신부전증

    - 우울증약 : 불면증, 망상, 두통, 경련, 신부전증, 발기부전증

- ■ 시판음료, 가공식품

  - ● 비타민, 무기질 등 영양소 없음

  - ● 과도한 액상과당(液狀果糖)

    - 비만, 당뇨병, 동맥경화 초래

- ■ 가공식품

  - ● 가공과정에서 식이섬유 제거

  - ● 효소 소멸

  - ● 방부제, 첨가물, 색소

    ⇒ 과도 섭취시 인체에 독(毒으)로 작용

03

생활
습관병

암과 더불어 3대 사망원인으로 꼽히는 뇌혈관, 심혈관 질환의 메커니즘을 살펴보자. 흡연이나 폭음·폭식을 하면 혈관 안에 유해물질이 들어가게 되어 염증이 생긴다. 궤양이 발생한다.

1. 생활습관

습관과 수명

미국 피츠버그 대학교의 버나드 코헨^{Bernard L. Cohen} 교수가 생활습관과 수명의 관계에 대한 흥미로운 자료를 발표했다. 담배를 계속 피우기만 해도 2,200일(약 6년) 정도 수명이 줄어든다고 한다. 몸무게가 35% 늘어나도 똑같이 6년 정도 수명이 줄어들며, 혼자 사는 남성은 3,000일(8년 정도), 여성은 1,600일(4년 정도) 줄어든다는 뜻밖의 결과도 나왔다.

원래 이 조사는 방사선 지수가 높은 장소에서 일하거나 원자력발전소 부근에 거주하는 것이 수명에 어떤 영향을 미치는지 알아보고자 실시되었다. 하지만 수명을 줄어들게 하는 요소로는 방사선 피해보다 흡연과 몸무게 증가, 또는 오랜 독신 생활이 훨씬 큰 영향을 끼친다는 사실을 알게 되었다. 그밖에도 밤샘 작업으로 잠을 불규칙하게 자는 사람은 수명이 4년, 폭음이나 폭식을 하는 사람은 4년 줄어드니, 각각에 해당하는 사람은 4세씩 더해보면 자신의 건강나이가 될 수 있다.

특히 오늘날 문제가 되는 유형으로는 도시에 살면서 비정규직에 종사하고 불규칙한 생활을 하며, 봉지 과자, 라면이나 인스턴트 도시락으로 끼니를 때우면서 하루하루를 사는 '도시형 가난' 속에 사는 사람은 수명이 3,600일(10년 정도) 줄어든다.[1]

그런데 일반 사람들은 병에 걸리면 유전적인 요인으로 돌리고, 어쩔 수 없는 팔자로 받아들이려는 경향이 있다. 우리의 일상생활 속 하루하루의 생활 습관이 우리의 평생 건강을 좌우하고, 질병에 대한 저항력의 강도를 결정하는 주요한 요인이 된다.

나쁜 생활 습관 ▶ 염증 ▶ 궤양 ▶ 암

사람의 몸은 관管으로 이루어져 있는 바, 입에서 항문까지의 '소화관', 코에서 폐까지의 '기관氣管', 그리고 온몸의 '혈관'이 있으며, 이 관들은 몸속에서 영양분과 공기가 다니는 길로서, 그 내부는 상피세포라는 장벽으로 덮여 있다. 생활습관이 나쁘면 상피가 손상되는데, 이를 흔히 '염증'이라 말한다. 염증이 되풀이되어 나타나는 사이 점막이 떨어져 나가면 '궤양'이 되는데, 이때는 위험하므로 입원 치료해야 한다.

입원하면 의사나 약이 병을 고쳐 주리라고 생각하는 것은 착각이다. 입원하면 흡연, 폭음 등 나쁜 습관에서 벗어나므로, 그 사이에 점막은 스스로 치유하기 시작한다. 이를 '상처 치유 반응'이라고 한다. 영어에서 '호스피스hospice'란 원래 수도원을 뜻했다. 이렇게 우리 몸은 필사적으로 스스로를 치유한다. 그러나 세포분열을 할 때마다 수명에 관계되는 '생명의 도화선'인 '텔로미어telomere'가 점점 줄어든다.

건강에 해로운 생활을 계속하면 텔로미어가 한계에 이르러 더는 분열할 수 없는 상태가 된다. 그러면 결국 조직에 구멍이 뚫리고 생명을 잃게 됨이 순리이지만, 이때 어떻게든 구멍을 메우고자 하는 세포가 나타난다. 이러한 '무한한 분열을 되풀이하는 복구세포'가 나타나는데, 이 세포의 이름이 '암'이다. 이와 같이 암은 사람의 나쁜 습관으로 말미암아 몸이 스스로를 구하려고 함으로써 생겨난 것이다. 따라서 암에 걸린 뒤에도 생활습관을 바꾸지 않으면 암세포가 점점 커지고, 결국에는 침윤과 전이가 일어난다.[2]

현대 질병의 75%는 생활 관련병

암과 더불어 3대 사망원인으로 꼽히는 뇌혈관, 심혈관 질환의 메커니즘을 살펴보자. 흡연이나 폭음·폭식을 하면 혈관 안에 유해물질이 들어가게 되어 염증이 생긴다. 이런 현상도 생활습관을 개선하면 자연스럽게 치유되지만, 그대로 나쁜 생활습관을 유지하면 염증이 악화되어 혈관의 내피세포에 구멍이 뚫리는 궤양이 발생한다. 그러면 우리 몸에서는 이 구멍을 메우려고 콜레스테롤과 반흔조직 cicatrical tissue이 합쳐져 혈전血栓이 만들어진다. 이 상태에서도 나쁜 생활습관을 지속하면 혈전이 쌓여 동맥을 메우고 단단하게 굳어간다. 이를 동맥경화라고 한다.

동맥경화가 진행되면 발병 부위에서 혈액 흐름이 막히기 때문에 조직이 괴사되어서 뇌경색이나 심근경색을 일으킨다. 또 동맥경화로 약해진 뇌나 흉복부의 혈관이 풍선처럼 부풀면 '동맥류'가 생기고, 이 상태를 방치하면 혈관이 파열되어 죽음에 이를 수 있다. 심장에 영양분을 보내는 심장동맥이 좁아지면 '협심증'이 생기고, 뇌의 말초 혈관까지 피가 돌지 않으면 '치매'에 걸리게 된다.

이렇게 보면 현대인들에게 나타나는 질병 대부분이 혈관과 소화관, 기관氣管 같은 '관'과 관련된 질병이며, 나쁜 생활습관 때문이라는 사실을 알 수 있다. 구체적으로는 질병 가운데 50% 정도가 생활습관과, 25% 정도는 유전과 면역, 나머지 25% 정도는 생활환경과 관련이 있다고 한다. 어떤 원인이든 가볍게 볼 수 없지만, 생활습관을 개선하기만 해도 암과 뇌출혈, 심근경색 같은 많은 질병에서 해방될 수 있다.[3]

생활습관병

'성인병'이라는 명칭은 1957년 일본의 후생성에서 사용하기 시작한 용어로서, '암, 뇌졸중, 심장병' 등이 40~60세 정도에 많이 나타나기 때문에 붙여졌던 이름이다. 그러나 1960년대에서 1990년대를 거쳐오면서 이러한 병은 유전적, 체질적 요인과 같은 외부적 요인도 작용하지만, 생활습관이 상당히 큰 영향을 끼친다는 사실이 밝혀졌다. 또한 중장년층뿐만 아니라 젊은이나 어린이에게서도 이러한 질병이 나타나는 것이 확인되었다. 이러한 점을 고려하여 일본에서는 '성인병'이라는 명칭이 적합지 않다고 판단해 1997년에 '생활습관병'이란 새로운 명칭을 도입하게 되었다. '성인병' 이라는 용어의 개념에는 '나이 먹으면 병이 나도 어쩔 수 없다.' 는 생각이 깔려있는 반면, '생

활습관병'이라는 용어에는 생활습관을 개선하면 질병의 발생을 미리

생활습관병 일람

심장·혈관·혈액	고혈압, 동맥경화, 협심증, 심근경색, 부정맥(심방세동, 심실세동), 하지정맥류 등 10종
뇌	만성 두통, 뇌졸중, 뇌혈관성 치매 등 5종
뼈·근육	변형성 무릎관절증, 요통, 어깨 결림 등 5종
정신	우울증, 불면증, 만성 피로 증후군 등 5종
폐·호흡기	감기, 폐색전증, 결핵, 기관지천식 등 5종
인두·후두·편도	후두암 등 3종
구강	충치, 치주염 등 4종
눈	안구 건조증, 결막하출혈, 백내장, 녹내장 등 10종
코·귀	알레르기성 비염, 화분증
피부	아토피성 피부염, 여드름 등 8종
알레르기·자기면역질환	화분증, 교원병(류머티즘성 관절염)
소화기	역류성 식도염, 만성 위염, 위궤양, 위암, 변비, 과민성 대장 증후군, 크론병, 대장 폴립, 대장암, 지방간, 알코올성 간염, 간암, 췌장암 등 25종
내분비·대사	당뇨병, 고지혈증, 비만 등 5종
신장·비뇨기	신장염, 방광염, 요도염, 전립선염, 전립선암 등 9종
여성질환	유방암, 자궁근종, 자궁암, 갱년기 장애 등 4종
기타	냉증, 부종

출전 : 「1080 모르면 무서운 생활습관병」히가시 시게요시, 사람과책 刊, pp20–21

예방할 수 있다는 희망적인 생각이 담겨 있다.

생활습관병에는 '암, 심근경색, 뇌졸중, 당뇨병, 고혈압, 고지혈증, 비만, 골다공증' 등이 있다. 일본의 전문가 히가시 시게요시가 120여 개의 병을 생활습관병의 범주에 포함시키고 있는 것을 보면, 식습관(물 마시는 습관 포함), 운동습관, 흡연, 음주 등의 생활습관의 영향이 얼마나 큰 것인지 알 수 있다.[4] 히포크라테스는 병을 고치는 기본 원칙을 다음과 같이 말했다. "음식물을 당신의 의사 또는 약으로 삼으라. 음식물로 고치지 못하는 병은 의사도 고치지 못한다. 병을 고치는 것은 환자의 자연치유력 뿐이다. 의사가 그것을 방해해서는 안 된다. 또 병을 고쳤다고 해서 약이나 의사 자신의 덕이라고 자랑해서도 안 된다."[5]

20세기 초의 식사로 돌아가기

미국 상원 영양문제특별위원회의 5천 여 페이지에 달하는 방대한 보고서는 문명사적 자료로 평가되고 있다. 전 세계 최고 권위의 학자 3백여 명에게 연구를 시키면서, 19세기 말부터 오늘날에 이르기까지 구미제국의 식생활의 변천과 질병과의 관계를 역사적으로 추적하고, 또한 지리적으로 세계 각국 및 지역, 민족이나 종교단체의 식생활 내용과 질병과의 관계를 치밀하게 조사·연구하였다. 1977년 1월 맥거번 위원장은 "분명한 사실은 우리들의 식생활 양상이 지난 반세기 동안 부정적으로 변천해 왔으며, 그 결과 우리들의 건강에 지대한 악영향을 끼치고 있다는 것입니다. (중략) 지방이나 설탕, 그리고 소금의 지나친 섭취는 여러 가지 치명적인 병들, 특히 심장병, 암, 뇌졸중과 직접적인 연관성을 가지고 있습니다. 미국인의 치명적인 10대 질병 가운데 6가지는 그 원인이 우리들의 식생활과 연관되어 있습니다."라고 역설하면서, "약이나 수술로는 좀체로 고쳐지지 않는 성인병의 증가 추세가 이대로 지속된다면 미국은 질병 때문에 경제적인 파산을 면치 못할 것이다."라고 경종을 울렸다. 영양문제위원회의 결론은 한마디로 말하면, "미국은 20세기 초의 식사로 되돌아가자."는 것이며, "잘못된 식생활을 바르게 개선한다면 심장병의 23%, 당뇨병의 50%, 비만증의 80%, 암의 20% 정도를 감소시킬 수 있을 것이며, 이렇게 되면 의료비는 약 3분의 1이 절약될 것이다." 라고 주장하였다.[6]

유즈리하라 vs 나가노

일본의 유즈리하라棡原는 장수촌으로 유명했다. 후지산 자락, 도쿄에서 가까운 곳이지만 깊은 산골 마을이다. 산비탈에서 밭농사만 짓는 이 마을은 보리를 중심으로 조·기장·옥수수 같은 잡곡과 고구마를 주식主食으로, 야채와 산채를 반찬으로 먹고 살았다. 육식과는 인연이 먼 곳이었다. 70~80세가 되어도 건강한 체력으로 농사를 짓는 장수 마을이었다. 1950년대 중반부터 번영을 구가하면서 이 오지에도 버스 길이 열리고, 도쿄 등지로 품팔이에 나선 중년층의 수입이 늘어 식생활에도 큰 변화가 일어났다. 식탁에는 잡곡이나 고구마 대신 하얀 쌀밥이 오르고, 육류와 유제품, 계란과 가공식품들이 자리를 차지했다. 그 결과 '성인병'이라는 이름의 당뇨병·고혈압이 찾아들어, 장수하는 부모들 앞에서 중년의 자식들이 픽픽 쓰러지는 비극이 잇따랐다.

반면 1970년대까지 단명^{短命} 지역으로 손꼽혔던 나가노^{長野} 현의 경우에는 반대 현상이 나타났다. 나가노 현은 '1998년 동계올림픽이 열렸던 곳으로, 눈이 많이 오고 험준한 산악으로 둘러싸여 있기 때문에 겨울철을 대비하여 된장이나 채소, 젓갈을 짜게 염장^{鹽藏}하는 곳이어서 뇌졸중, 고혈압, 동맥경화 등 심혈관계 질환이 많았으나, 1943년에 병원을 차린 와카스키 도시가쓰 의사가 '음식 싱겁게 먹기' 운동의 선구자로 발 벗고 나서서 캠페인을 벌여 주민들을 설득하여 실천한 결과 일본 최고의 새로운 장수지역으로 변신하였다.[8] 이 두 지역의 사례는 음식섭취 습관이 질병에 큰 영향을 미친다는 교훈을 준다.

음식과 건강

동서양을 막론하고 건강과 장수는 '올바른 식생활'에서 출발한다고 봤다. 중국전통의학에도 '약보불여식보^{藥補不如食補}'라는 글귀가 나온다. 약보다 음식으로 몸을 돌보는 것이 더 좋다는 뜻이다. 일본에서도 '약과 음식은 본질적으로 똑같다.'는 '약식동원^{藥食同源}' 이라는 말이 있다. 보건복지부가 발표한 '2011년도 국민건강영양조사'에 따르면

30세 이상 고혈압 유병률은 28.5%였고, 4명 중 1명이 혈압강하제를 복용하고 있는 셈이고, 30세 이상의 당뇨병 유병률은 9.8%로 10명 중 1명꼴로 당뇨병을 앓고 있다. 비만에 해당하는 BMI 25 이상인 사람은 34.2%였다. 허갑병 한국대사증후군포럼 회장은 "균형 잡힌 식사를 하지 않으면 영양불량 상태를 초래해 건강에 지장이 생기고 이것이 계속 악화되면 각종 질환을 유발한다."고 지적했다. 허갑병 회장은 이어 "한 해 사망자 24만 6,000여 명을 원인별로 살펴보면 암(25%), 뇌졸중, 심장병, 사고사事故死, 당뇨병 순이었다."며 "좋은 식사 습관을 가지면 암은 30%, 심혈관질환과 당뇨병(대사증후군)은 40~50% 감소시킬 수 있다."고 강조했다.

고열량 식사를 자제하고 균형 잡힌 영양소를 섭취하기 위해서, 한식의 경우 채소 위주, 생선, 편육 등 기름이 적은 메뉴를 선택하고, 양식의 경우에도 크림보다는 채소 소스, 열량이 낮은 샐러드 소스를 선택하며, 일식의 경우 열량 높은 튀김류를 피하는 등 조금만 노력해도 효과가 좋다.

비슷한 음식이라도 조리법을 고려하여 선택할 필요가 있다. 예를 들어 군만두보다는 물만두, 짬뽕 대신 우동, 볶음밥 대신 비빔밥을 선택하는 것만으로도 외식으로 인한 과잉 열량을 줄일 수 있다.[9]

음식이 유전자를 바꾼다.

중국 산시 성 타이위안 시에는 이런 말이 있다. "육六손가락이면 다행이야. 애기들이 스무 명이 태어나면 여덟 명은 기형아이고, 심한 애들은 일 주일만에 죽고 길게 버텨야 일 년을 못 넘긴다." 이 지역에서 발생하는 기형 중 가장 큰 비율을 차지하는 병은 신경관 결손증 Neutral Tube Defects이다. 이 병은 태아의 발달과정에서 생기는데, 이 시기에 배아의 특정세포가 분화와 융합의 과정을 일으켜 좁은 관을 만든다. 이 관을 중심으로 뇌, 척추, 뼈, 조직들이 형성된다. 신경관 결손이 있는 경우 뇌와 척추 중 하나 이상의 결손이 나타나는 무서운 병이다. 미국이 태아 1,000명 당 0.5명꼴로 발생하는데 비해 산시 성은 100명당 1명꼴이다. 집중 연구 결과, 이 병은 50~70%가 임신해서 3개월까지 모체에 공급되는 엽산이 부족해서 병이 나타나는 것으로 밝혀졌다. 엽산은 비타민 B의 복합체로 헤모글로빈을 형성하는 중요한 역할을 한다. 엽산이 풍부한 식품으로는 푸른잎 채소와 동물의 간 등이 있다. 산시 성의 건조한 기후에서는 채소가 잘 자라지 않는다. 여름철에는 드물게나마 채소를 섭취할 수 있지만 긴 겨울기간(11월-이듬해 5월)에는 녹색 채소를 보기가 어렵다. 또한 감자나 배추를 과도하게 익히기 때문에 조리 과정에서 엽산이 파괴된다. 대대로 이 지역에서 살아가는 주민들은 밀가루를 주식으로 먹는데, 밀가루에는 그나마 조금 있던 영양성분도 정제과정에서 대부분 사라진다.[10]

문명식文明食의 희생자 ▶ 피마 인디언

미국 애리조나 주 사막 지역의 원주민인 피마Pima 인디언들은 세계 최악의 '당뇨병 부족部族'이라는 오명을 갖고 있다. 원래 피마 인디언은 사막의 척박한 환경에서 살아남은 강인한 부족이다. 피마 인디언들의 몸은 섭취한 음식에서 최대한 에너지를 뽑아낼 수 있도록 일찌감치 적응되었기 때문에 날렵한 몸과 강인한 체력을 자랑했다. 그런데 사막의 밥상이 도시의 식탁으로 바뀌면서 문제가 발생되기 시작했다. 화려한 패스트푸드가 밀려들어 왔고, 정제된 하얀 밀가루, 옥수수가루, 버터, 치즈 등 고지방 고칼로리 가공음식의 달콤한 유혹이 시작되면서 소박하지만 건강에 좋았던 전통 음식들은 천대를 받으며 사라졌다.

그러자 재앙이 덮쳤다. 흡수력이 뛰어난 사막에서의 적응능력이 치명적인 결함으로 바뀌었다. 비만이 확 늘었으며 부족민의 70%가 당뇨병에 걸렸다. 부모 세대의 잘못된 식습관이 후손들에게 유전적으로 이어져 사태를 더 악화시킨 것으로 보인다.

피마 인디언과 쌍둥이 같은 형제 부족이 이웃한 멕시코에서 거주하는 피마 인디언들이다. 이 부족은 서로 유전자가 같다. 그런데 멕시코의 피마 인디언은 애리조나 주 부족과 달리 아주 건강하다. 모두가 날렵하고 다부진 몸에 근육질을 자랑하는, 이른바 '몸짱'이다.

피마 인디언의 사례는 같은 유전자를 타고나도 음식이 바뀌면 건강이 판이하게 달라진다는 주장의 생생한 증거이다. 음식이 곧 운명이고, 식사가 운명을 좌우할 수 있다는 사실을 이보다 더 잘 보여주는 사례는 없다.[11]

이상적인 음식 섭취 비율

생활습관병의 원인으로 대표적으로 지적하는 것이 육류의 편식과 과식, 거기에 패스트푸드이다. 미국의 경우, 오랫동안 햄버거나 콜라 등에 길들여지면서, 비만, 심장병, 당뇨, 동맥경화 등 환자가 엄청나게 증가하여 의회 차원에서 대규모 조사·연구를 시행한 바 있다. 최고의 전문가들의 연구 결과 식생활 문제가 가장 큰 비중을 차지하는 것으로 결론이 난 바 있다.

한국인은 원래 섬유질 식품을 많이 섭취하는 식성이었다. 그것이 장속의 노폐물을 깨끗이 청소하는 역할을 했으나, 서구식 식생활로 변하고, 그것을 '문화의 발전'이라고 착각하는 과정에서 식생활이 바뀌면서 장암·유방암·심장병 등이 늘어가고 있다.[12]

여기서, 이시하라 유미가 우리의 치아 비율과 연계하여 이상적인 음식섭취 비율을 제시한 것을 소개 한다.

오랜 진화과정에서 형성된 인간의 이齒는 앞니·송곳니·어금니 등 세 종류가 있으며, 어른이 32개를 가진다. 앞니는 채소나 과일을 갉아먹기 위해서, 송곳니는 육류를 씹어 먹기 위해서, 어금니는 곡물을 씹어 으깨기 좋도록 생긴 것이다.

육식동물은 이빨 전체가 송곳니처럼 뾰족하다. 반면에 초식동물은 편평한 어금니가 발달되어 있다. 이 구조는 인간이 잡식雜食성 임을 말해 준다.

인간의 경우, 앞니가 8개, 송곳니가 4개, 어금니가 20개이다. 이와 같은 이의 구성으로 보아, 과일·채소류 25%, 육류 12.5%, 그리고 곡물 62.5% 비율로 먹는 것이 자연의 섭리이며, 혈액을 오염시키지 않는 식사법이라고 주장한다.[13, 14]

장내腸內 부패 ▶ 질병

영국 국왕의 주치의였던 외과의사 A. 레인 박사는 이렇게 말했다. "모든 질병의 원인은 미네랄이나 비타민 등과 섬유질의 부족, 또는 자연 발효균의 세균총 등, 생체의 정상활동에 필요한 방어물의 부족에서 생겨난다. 이러한 상태가 되면, '악균惡菌'이 대장에서 번식하게 되며, 이로 인해 생긴 독은 혈액을 오염시킴으로써 생체의 모든 조직·선腺·기관器官을 서서히 침식·파괴해 간다."

이를 수목樹木에 비유하면, 뿌리는 영양흡수용 세포를 통해서 영양을 흡수하므로 인간에게는 영양흡수세포가 있는 소장小腸에 해당한다. 소장小腸에는 약 1,500억 개의 영양흡수 세포가 있다.

'소장 속'은 토양과 같으므로, 여기를 부패균으로 채우면 사람은 식물과 같이 '시들어 버리는 상태(질병 발생)'가 된다. 장腸 속에는 소장, 대장을 합해서 100조兆 개가 넘는 세균이 있는데, 그것은 마치 꽃밭 같아서 홀로라Flora, 細菌叢라고 불린다. 세균총에 운집해 있는 세균의 질質이 건강을 좌우한다. 사람에게 유용한 선균善菌과 해를 미치는 악균惡菌으로 구성되어 있는 바, '선균'은 주로 유산구균군乳酸球菌群과 20여 종류의 비피더스 균군인데, 이것들이 장내에서 득세하고 있다면 사람은 아주 건강한 상태를 유지하는데, 웰슈 균이나, 각종 대장균을 비롯한 악균의 증식이 심해지면, 장내 '선균'은 줄어들고, 병원病原 바이러스는 기다렸다는 듯이 체내로 침입한다. 15

식품의약품안전청이 2011년에 발표한 자료에 따르면, 장수촌에 사는 사람은 도시인에 비해 유익균이 3~5배 많았다. 장내 유익균을 늘리기 위해선 유익균 성장에 필요한 채소와 과일 등 섬유질이 풍부한 식품을 즐겨 먹어야 한다. 또 방부제와 같은 화학물질이 든 가공식품이나 육류 중심의 식사도 줄이는 것이 좋다. 16

장腸의 부패를 초래하는 8대 해물害物

담배
담배는 백해무익한 대표적인 독물毒物이다.

흰 설탕

악성 유지(油脂)
산화한 기름, 트랜스 형 지방, 리놀산 등은 무서운 해독을 끼친다.

동물성 지방
고기·생선·달걀에는 영양이 있지만 혈액을 오염시키는 성분이 많고, 식이섬유가 없고, 비타민·미네랄 역시 편중되어 있다. 고단백질이 질소 잔류물을 생성함으로써 장내 부패의 원인을 제공한다. 더구나 지방이 포화되어 있으므로 동맥경화의 원인으로 작용한다.

가공 식품
많은 가공식품에는 식이섬유가 거의 없다. 그러므로 이것들은 장내에 숙변을 저장케 함으로써 부패의 원인으로 작용한다. 또한 이것들에 첨가된 첨가물은 독소로서 작용한다.

알코올·커피

위^胃의 분비작용과 신경반응을 혼란시키고, 소화배설 기능에 이상을 초래한다.

가열 조리식 위주의 식사

효소가 죽어 체외로부터 효소를 공급하는 역할을 못하게 되어, 체내 효소가 엄청나게 소비됨으로써 면역력이 저하되어 질병에 취약하게 된다.

항생물질 등

항생물질은 경우에 따라서는 '악균^{惡菌}'만이 아니라 '선균^{善菌}'까지도 죽인다. 다량의 항생물질을 장기간에 걸쳐서 상용^{常用}한다면, '선균'은 거의 전멸하고, 내성을 지닌 '악균'이 득세하게 된다. 이렇게 되면 당연히 병원^{病原} 바이러스가 침입하여, 면역력이 뚝 떨어짐으로써 암 등의 난치병에 걸릴 위험도가 높아진다.[17]

정크 푸드^{Junk food}의 폐해

각종 암도 장내 부패에서 시작될 수 있으며, 최근에는 류머티스 등의 교원병^{膠原病} 역시 장내의 부패균 때문이라는 사실이 밝혀졌다.

이러한 현상을 설명해 주는 미국의 자료를 살펴보자. 1973~1989 사이 미국의 암이환율은 매년 평균 12%씩 증가했지만, 1990~1995 년 사이에는 매년 평균 0.7%씩 감소하고 있다.

상원 주관의 대대적인 연구결과가 발표되어 식생활이 질병에 큰 영향을 끼치는 것을 발표한 이후 많은 사람들이 이를 인식하면서, 미국에서 적어도 부유한 지식층 사람들의 의식은 크게 변화되는 등 노력 덕분에 암이환율이 감소로 돌아선 것으로 추정된다. 그렇지만, 빈곤층 사람들은 아직도 '정크 푸드 junk food'에 젖은 식생활을 계속하고 있어 사회적 문제가 되고 있다.

2002년 '영국 식품기준국FSA'은 "곡물을 기름으로 튀긴 포테이토 칩이나 시리얼 등의 스낵 과자에는 발암물질인 '아크리얼 아미드' 가 대량 포함되어 있다." 라고 선언하였고, 스웨덴 정부의 식품 당국은 "보통 포테이토 칩 한 봉지에 들어있는 '아크리얼 아미드' 의 농도는 WHO 기준의 1,500배에 이르며, 즉석 식품점의 튀긴 감자에는 기준의 1,000배가 되는 아크리얼 아미드가 포함되어 있다." 고 발표하였다. 아크리얼 아미드는 국제 암 연구기관의 규정으로는 5단계 중에서 두 번째로 높은 2-A 계층에 속하는 강력한 발암물질이다.

또한 트랜스 형 유기산도 세포를 파괴하는 무서운 힘을 지닌 것인데, 그 대표적인 물질이 마가린이다.18

2. 효소 영양학

효소 영양학

3대 영양소인 '단백질, 지방, 탄수화물'은 이것들이 체내에서 흡수되어서 생명활동용 주력主力 에너지가 된다. 이들 영양소는 자동차의 가솔린과 같은 존재이다. 자동차가 가솔린만으로는 달릴 수 없듯이 우리 몸의 영양소를 적정 사이즈로 분해·소화하고서야 움직이게 할 수 있다. 생체의 도처에서 생겨나는 대사활동代謝活動이라는 촉매작업을 하는 일꾼과 같은 물질이 '효소'이다. 먹거리로서 섭취한 영양소라는 이름의 재료를 필요한 동화同化·소화digestion·흡수absorption'해서 '이화異化(에너지의 소비·찌꺼기의 배설)'하게 된다. 이와 같이 인체 내에서 각종 작용을 하는데 효소가 꼭 필요하다.

체내에 있는 효소와 먹거리를 통하여 체외에서 섭취하는 체외효소가 있는데, 효소 영양학의 태두인 하우웰 박사는 생체 내에 있는 효소를 통틀어서 '잠재潛在효소', 날 것의 먹거리에 있는 효소를 '먹거리효소'라고 정의했다.

하우웰 박사는 다음과 같이 주장했다. "사람의 수명은 유기물 속에 있는 잠재효소의 소모도에 반비례한다. 식물효소의 이용이 증가한다면, 잠재효소의 감소를 막을 수 있다." 즉 인간에게 있는 잠재효소는 영구히 만들어지는 것이 아니라, 그 소모도가 곧 생명체의 수명에 큰 영향을 미치는데, 만약 체외에서 먹거리를 통해서 효소 보급이

증가하면 잠재효소의 감소를 막을 수 있다는 주장이다.[19]

발효식품이 왜 좋은가?

발효란?

효모나 세균 등의 미생물이 에너지를 얻기 위해서 유기화합물을 분해해서 생체에 좋은 영향을 미치는 변화가 발효이다. 반면 부패란 사람에게 유해한 균이 유기물을 분해하는 과정에서 생기는 반응이다. 발효를 하는 대표적으로 좋은 균은 비피더스 균, 유산균이 있으며, 장내에서 먹거리를 분해하여 비타민류를 합성하거나, 유해균의 증식을 방지하거나, 병원균의 증식을 억제함으로써 건강 유지에 기여한다.

발효식품

우리나라는 조상의 지혜 덕분에 특히 발효식품을 많이 만들어 먹었는데, 김치, 막걸리, 식초, 약주, 된장, 간장, 청국장 등 종류가 많다. 다른 나라의 발효식품으로는 요구르트, 맥주, 와인, 치즈, 위스키 등이 있으며, 음식문화의 발달과 궤를 같이 한다.

발효식품의 특징

1) 거의 부패하지 않으므로 장기간 보존이 가능하다.

2) 미네랄은 몇 배나 증가하고, 아미노산은 몇 십 배 늘기 때문에 영양가가 높다.

3) 발효시키면 독이 말끔히 없어진다.

– 예를 들어, 복어알을 4년 발효시키면 무독성이 된다.

4) 거의 완전히 분해되어 저분자화(低分子化) 되어 있으므로 영양소의 흡수가 아주 쉽다.

– 예를 들어, 껍데기가 까맣게 된 완숙된 바나나는 탄수화물의 1/3~1/2이 글루코오스로 변해서, 한 살 미만의 젖먹이도 소화시킬 수 있다.

5) 효소가 살아 있어, 소화를 도와주므로, 인체 내 존재하는 잠재효소 소비를 최소화할 수 있다.[20]

육식동물은 왜 초식동물만을 먹는가?

지구상에 있는 동물들의 식성은 매우 다양하지만, 이들의 공통점은 효소^{Enzyme}가 많은 먹이를 좋아한다는 것이다. 육식동물에게는 '고기'만 필요한 것으로 생각하기 쉽지만 사실은 그렇지 않다. 육식동물도 식물을 필요로 한다. 그런데 왜 고기만 먹는 것일까? 그것은 육식동물이 식물을 분해하는 효소를 가지고 있지 않기 때문이다.

야생의 육식동물은 초식동물만 먹는다. 그리고 먹잇감을 잡으면 내장 부분을 가장 먼저 먹는데, 거기에는 초식동물이 먹은 식물의 효소가 있기 때문이다. 이러한 방식으로 육식동물은 초식동물의 장에서 소화되었거나 소화되고 있는 식물을 섭취하는 것이다.

자연의 섭리를 거스르면 반드시 그 결과가 돌아오게 마련인데, 대표적인 예가 '광우병'이다. 광우병의 원인이 육골분(식육 처리과정에서 얻어지는 살, 가죽, 뼈 등의 찌꺼기로 조제한 사료 원료)을 함유한 사료 때문이라는 것이 밝혀진 사실이다. 애당초 초식동물인 소에게 동물성 사료를 먹이는 것이 자연의 섭리에 위배되지만, 육골분을 먹이면 소젖에 함유된 단백질이나 칼슘의 양이 증가되어, 비싼 값에 팔 수 있기 때문에 인간의 욕심만을 충족시키려 한 결과이다.

유사한 예로, 애완견에게 먹이는 펫푸드$^{pet-food}$에는 효소가 전혀 없으므로, 소화기능이 왜곡되어 애완동물에게도 인간에게 발생하는 각종 병이 잘 생겨 동물 병원이 성황을 이루는 현상에 유념하여야 한다.[21]

에스키모 인의 건강 비결

인류학자 스테파슨 박사는 캐나다 북부의 에스키모와 7년간 같이 생활하면서 그들과 똑같은 식생활을 계속하면서 생활을 속속들이 관찰한 후, 문명사회로 돌아온 후 건강상태를 체크한 바 질병의 징조가 전혀 없었다. 그밖에도 많은 사람이 에스키모와 함께 생활한 결과 건강이 더욱 향상되어 이상적인 체질을 유지하게 되었다.

에스키모는 단순한 날고기만 먹는 것이 아니라, 만년설 속에 며칠 또는 몇 개월 묻어 둔 약간 부패한 것 같은 고기도 잘 먹는데, 완전 부패한 것이 아니라, 발효가 되어 단백질 분해효소인 카텝신이 증가함으로 인하여 아미노산에 가까운 단백질로 변해 있으므로, 소화가 아주 잘 되는 상태이다. 따라서 에스키모가 건강한 이유는 육류를 먹기 때문이 아니고, 자기 생체 내의 효소를 낭비하지 않고 고기를 소화시키는 방법으로 한 식생활 때문이다.

또한 스웨덴의 다이아버그 박사가 10년간이나 에스키모 인들과 침식寢食을 같이 하면서 연구한 결과, 에스키모의 피가 맑은 이유는 해수海獸 기름에 있는데, 여기에서 추출된 것이 EPA와 DHA인 것을 밝혀냈다. 이 두 가지는 모두 식물성 플랑크톤 속에 포함되어 있는 '불포화지방산'의 일종이다. 요컨대 에스키모의 건강비결이란 '효소가 듬뿍 들고, 건강에 극히 좋은 기름이 포함된 먹거리'를 습관적으로 섭취하기 때문이다. 이와 유사하게 불포화지방산을 가장 대량으로 섭취 할 수 있는 식물성 기름은 아마인유亞麻仁油이다. **22**

효소 결핍의 문제

잘못된 식습관을 유지할 경우, 소화효소를 대량 소모하게 되고, 그로 인하여 대사代謝효소가 부족하게 되어, 젊었을 때는 과히 어렵게 느끼지 않던 일도 나이를 먹으면서 큰 지장을 가져오게 된다. 효소를 과도하게 소비하는 요인을 살펴보자.

| **단백질 과다 섭취** | 체내에서 만들어지는 소화효소의 과도한 소모와 소화부족으로 인한 장 속의 먹거리 부패 및 영양소의 정체가 큰 문제이다.

예컨대 스테이크의 주된 영양소는 단백질인데, 이것이 체내에서 흡수되려면 아미노산이라는 분자로 변환되어야 한다. 알맞게 씹히고

으깨어져서 타액에 섞여진 스테이크는 열가공^{熱加工}되어 있는 탓으로 사전 소화 없이 그대로 위의 하부로 도달한다. 거기에서 이것은 펩신 효소에 의해서 비로소 소화되기 시작한다. 그러므로 대부분의 단백질은 소화분해가 불충분한 상태에서 장으로 옮겨지고, 이것은 아미노산 분자로 변해져서 그 알갱이(불량 소화된 단백질)가 혈액 속으로 유입된다. 이러한 얼치기 단백질 쪼가리(질소 잔류물)는 장내에서 생기는 면역물질에 붙어서 특수한 항체를 만든다는 사실이 밝혀졌다. 이 특수한 항체가 암. 관절염. 알레르기 등의 만성질병이나 자기면역 질병 등을 유발한다. 또한 이들 불량분자는 오랜 시간 장관^{腸管}에 머물면서 생체가 필요로 하는 중요한 영양소의 흡수 작업을 방해하며, 유독가스나 유해물질을 발생시키는 원인으로 작용한다. 그 결과 생체의 면역력이 크게 저하하면서 만병의 원인이 된다.[24]

효소 소모 원흉 ▶ 산화된 기름, 스트레스, 흰설탕

| **가열 조리된 고기·생선·산화된 기름·담배·알코올·스트레스 등** | 이러한 식품들은 소화효소를 엄청나게 낭비하며, 동시에 대량의 마그네슘이 낭비된다. 세포 내의 마그네슘이 적어지면 들어가서는 안 되는 칼슘이 세포 밖으로부터 들어감으로 인하여 세포 내에는 정상 범위를 넘는 대량의 칼슘으로 가득해지므로 세포가 긴장하면서 경련이나 수축을 일으킨다. 근육통, 쥐의 발생, 어깨 결림, 관절염, 협심증, 부정맥, 고혈압, 뇌졸중, 두통, 결석 등 갖은 증상이 나타난다. 마그네슘에

대한 연구가 진전되면서 "마그네슘이 칼슘과 동량^{同量}이거나, 그 이상이 아니면 뼈가 이루어지지 않는다."는 사실을 알게 되었다. 효소가 많은 먹거리, 즉 과일이나 날야채 및 해조^{海藻} 등에 대량의 마그네슘이 포함되어 있다.

| **흰설탕·고단백식·해열 진통제 등** | 사람의 장벽^{腸壁}은 불필요한 물질이 들어오지 못하도록 방어벽으로 생체를 지키는데, 최근 조건에 따라서는 비교적 큰 분자도 통과한다는 사실을 밝혀냈으며, 이를 '장관^{腸管}투과성 항진'이라고 하며, 이것을 일으키는 직접 원인은 장염이다. 염증을 일으키는 원인 물질은 흰설탕, 생선, 달걀 등이라고 보고되고 있다. 즉 장의 염증으로 인하여 보통은 통과 못할 비교적 큰 분자(질소 잔류물)가 통과한다는 것이다. 장 벽을 통과한 이 쪼가리 분자는 혈중^{血中}에서는 이물질이므로 이것을 없애고자 항체가 먹어 치우는데, 이때 알레르기가 생긴다는 사실이 판명되었다.[25]

3. 세계의 장수촌

세계의 장수촌

세계의 장수촌을 열거하면, 일본의 오키나와 현, 야마나시 현, 파키스탄 북부 훈자, 남미의 빌캄밤바, 흑해와 카스피 해 사이의 코카

서스 등지가 유명하다. 이들 장수촌에는 공통점이 있는데, 전통적인 발효식품을 습관적으로 섭취하며, 풍부한 과일, 양질의 식수, 신선한 야채가 풍부하다는 것이다. 이러한 조건은 모두 효소와 깊은 관계가 있다. 장수를 누릴 수 있느냐 없느냐는 먹거리에서 효소를 섭취하느냐의 여부에 달려 있다는 효소영양학의 이론과 잘 부합된다.

좋은 물의 존재 역시 건강을 지탱하는 중요한 인자이다. 이러한 물은 효소와 관계가 깊다. 물이 적거나, 없거나 하면 효소는 꼼짝 못하고 죽게 되기 때문이다. 좋은 물일수록 효소가 활성화 된다. 이러한 관점에서 좋은 물의 특징은 아래와 같다.[26]

- 중성에 가까운 약 알칼리 성(pH 7.4정도).
- 클러스터(물의 분자집단)가 작다.
- 무색 투명하다.
- 냄새가 없다.
- 미량 미네랄이 있다.
- 용존(溶存) 산소가 많다.

| **일본 오키나와** | 인구 10만 명 당 100세 이상 인구 비율이 40명, 연평균 22°C의 따뜻한 기후를 가진 지역으로서, 어류, 채소, 해초, 돼지고기, 콩류를 즐겨먹는 '식습관', 끊임없이 움직이는 전통으로, 농사·옷감염색·해초채취 등 생업을 계속하는 등의 '활동성', 자원봉사·노인회 활동을 즐기는 '대인관계'를 장수비결로 꼽을 수 있다.[27]

그러나 오키나와에 미군기지가 들어서면서 일대 주민들의 식생활이 서구화되고, 패스트푸드 점도 빠르게 늘어나 그 밀도가 일본에서 가장 높았다. 그 결과 1985년, 오키나와 남성들의 장수비율은 전국

26위로 급격하게 하락하고, 비만율이 전국 최고인 47%에 달했다. 당뇨병과 간질환 사망률은 남녀 모두 전국 1위이고, 심혈관 질환으로 인한 사망률도 일본 전체의 비율보다 훨씬 높게 나타났다. 상황의 심각성을 깨달은 오키나와는 10년 전부터 자색 고구마 생산에 몰두하기 시작했고, 생활습관을 개선하는 노력을 하여 주민들의 건강도 차츰 개선되고 있다.[28]

| **파키스탄 훈자 마을** | 파키스탄 북부 카라코람 산맥지대에 있는 세계적인 장수촌. 7천여 m의 봉우리로 둘러싸여 있고, 히말라야의 만년설이 녹아내리는 인더스 상류의 계곡 물과 숲으로 한 폭의 그림을 이룬다. 맑은 공기와 쾌적한 환경에서 정신적인 풍요로움을 누리며, 밭에 나가 적당히 일하고 자연에 순응하며 겸허히 살아간다. 음식은 옥수수와 밀가루로 만든 빵에 요구르트, 살구 넥타인 차무스, 살구씨 기름에 살짝 튀긴 치즈 부침개, '무' 라고 하는 살구술 등이다.[29]

그러나 이젠 장수마을이 아니다. 카라코람 하이웨이(1966~1980년)가 완성된 후, 공산품이 대량 유입되고 관광객이 늘면서 힘든 일을 덜 하게 되었고, 식사가 바뀌면서 비만인구가 늘었다. 이젠 100세 이상 노인을 찾아보기 힘들다고 한다.[30]

| **중국 신장** | 위구르 족 자치구의 중심도시인 투루판은 온도 변화가 심한 곳이다. 중국 내에서도 가장 더운 곳으로 최고 기온이 47.5 ℃, 지표 온도는 70 ℃나 된다. 겨울에는 영하 30 ℃까지 내려가는 열악한 자연환경이다.

노인들도 낮에는 말을 타고 양이나 야크 떼를 몰고 다니는데, 매일 신선한 공기를 마시는 이런 유산소 운동이 장수의 비결이라고 한

다. 포도·멜론·수박·살구 등 신선한 과일을 많이 먹는다.[29]

| **에콰도르 빌카밤바** | 안데스 산맥의 고원지대에 있는 산골 마을이다. 무공해의 산림에서 생산되는 바나나, 콩, 옥수수 같은 섬유질이 풍부한 농산물을 날 것으로 먹고, 쇠고기, 돼지고기 등 육류는 거의 안 먹는다. 학자들은 장수요인으로 안데스 산맥 특유의 맑은 물과 공기, 아카시아의 일종인 위르카가 방출하는 산소와 주민들의 합리적인 식생활, 소박한 마음가짐 등을 꼽는다.[29]

4. 좋은 생활습관 갖기

신야 히로미가 권하는 7가지 생활습관

세계 최초로 대장내시경을 사용하여 개복(開腹)을 하지 않고 폴립을 제거하는데 성공한 일본 태생의 세계적인 미국인 의사 신야 히로미가 권하는 생활습관의 7가지 키워드는 1. 좋은 식사, 2. 물, 3. 규칙적인 배변, 4. 적당한 운동, 5. 바른 호흡, 6. 적당한 수면과 휴식, 7. 사랑과 감사, 웃음과 만족감이다.[31]

'좋은 식사'를 위한 실천 사항

　1. 효소가 풍부한 익히지 않은 식품(채소나 과일)을 매일 섭취

　2. 도정하지 않은 곡류(현미나 잡곡밥)를 주식으로 섭취

3. 낫토나 된장, 절임식품과 같은 양질의 발효식품을 매일 먹는다.

4. 채소, 과일은 유기 농산물로 고른다.

5. 미역, 다시마, 김 등의 해조류를 매일 섭취

6. 첨가물이 많은 가공식품이나 인스턴트 식품 등을 너무 많이 먹지 않는다.

7. 백설탕이나 유지류를 사용한 식품을 너무 많이 먹지 않는다.

8. 육류, 우유, 유제품 같은 동물성 식품의 섭취를 전체 섭취량의 15% 이내로 제한

9. 꼭꼭 씹어 천천히 먹는다.

10. 식사를 규칙적으로 하고 간식이나 야식은 하지 않는다.

11. 과음하지 않는다.

12. 효소, 비타민, 미네랄이 부족하지 않도록 영양보조식품을 섭취한다.

'물'을 잘 마시기 위한 실천 사항

1. 아침에 일어나면 물을 마신다.

2. 하루에 1.5~2l 쯤 마신다.

3. 일하는 틈틈이 마신다.

4. 물 이외의 수분(차, 커피, 청량음료, 스포츠 드링크 등)을 너무 많이 마시지 않는다.

5. 잠자기 전에는 물을 많이 마시지 않는다.

6. 상온의 물을 마신다.

'바른 배설'을 하기 위한 실천 사항

1. 식이섬유가 풍부한 음식을 충분히 먹는다.

2. 동물성 식품을 너무 많이 먹지 않는다.

3. 매일 규칙적으로 식사를 한다.

4. 과도한 스트레스나 고민을 갖지 않는다.

5. 변비가 생겨도 설사약이나 약제를 사용하는 관장을 하지 않는다.

6. 커피 관장을 매일 한다.

'적당한 운동'을 하기 위한 실천 사항

1. 아침에 일어나면 스트레칭이나 맨손 체조를 한다.

2. 평소에 되도록 자주 걸어 다니도록 애쓴다.

3. 신체활동이 적은 업무를 할 때는 틈틈이 스트레칭을 한다.

4. 목욕 후에 스트레칭이나 맨손 체조를 한다.

5. 몸이 따뜻해질 정도의 부담 없는 운동을 한다.

6. 기분을 전환하고 활력을 재충전할 수 있는 스포츠 활동이나 취미 생활을 한다.

7. 평소에 햇볕을 자주 쮜다.

'바른 호흡'을 하기 위한 실천 사항

1. 아침에 일어나면 천천히 심호흡을 한다.

2. 일하는 틈틈이 천천히 심호흡을 한다.

3. 잠자기 전에 천천히 심호흡을 한다.

4. 심호흡을 할 때는 아랫배(단전)을 사용하는 복식호흡을 한다.

5. 입이 아니라 코로 호흡하다. [32]

'적당한 수면과 휴식'을 위한 실천 사항

1. 낮에 잠시 눈을 붙이는 습관을 갖는다.

2. 점심 식사 후에 낮잠을 잔다.

3. 수면 시간을 늘 충분히 갖는다.

4. 휴식시간이나 휴일에는 일을 쉰다.

5. 지나치게 일에만 매달리지 않는다.

6. 밤늦게 식사를 하거나 간식을 먹고 배가 부른 상태로 취침하지 않는다.

7. 커피나 콜라, 초콜릿처럼 카페인이 많이 들어 있는 것을 잘 먹지 않는다.

8. 낮에 햇볕을 많이 쪼여 밤에 멜라토닌이 많이 생성되도록 한다.

'사랑과 감사, 웃음과 만족감'을 갖기 위한 실천 사항

1. 잠자리에 들기 전에 감사하는 마음을 갖는다.

2. 평소에 '고맙습니다.' '사랑합니다.'라는 말을 자주 한다.

3. 실컷 웃을 수 있는 기회를 자주 갖는다.

4. 매사를 긍정적으로 생각한다. 변비나 스트레스 성 과민성대장염이 생기면 커피 관장 등을 통해 정상화되어야 기분이 밝아지고 긍정적이 된다.

5. 삶의 목표를 찾고, 업무나 취미 활동에서 만족감과 보람을 느낀다.[33]

제3장의 Point

- 현대질명의 75%는 생활관련병

  - 우리가 겪는 대부분의 병(120여개)

- 질병 발생 연령 감소

  - 성인병 → 생활습관병으로 명칭 변경 불가피

    · 소아 비만, 소아 당뇨, 소아 고혈압

- 의성(医聖)히포크라테스

  "음식물로 고치지 못 하는 병은 의사도 못 고친다."

  ⇒ 그러나, 우리 의료현실은 동떨어져 있음

- 미국의 각성

  ● "20세기 초의 식사로 돌아가기!"

  ※ 우리의 젊은이들은 반대로 가는 것이 문제

    "현대 미국음식 따라하기!"

- 유즈니하라 vs 나가노의 교훈

  ● 음식습관에 의해 장수촌이 바뀜

- 음식 → 유전자 변화시킴

  - 중국 산시성의 기형아 출산

  - 미국 피마 인디언

- 효소영양학

  - 효소가 살아있는 음식을 먹어야 잠재 효소 낭비방지로 인한

    내분비병 예방 가능

면역력
(자연 치유)

인간은 아득히 오랜 세월 동안 병원균을 포함해 수많은 미생물과 함께 살아왔다. 그러나 공존의 원리를 무시하고, 투쟁의 원리로 펼친 공격적인 치료가 항생제 내성균을 등장시키는 등 부작용을 낳았다.

자연치유

인간은 아득히 오랜 세월 동안 병원균을 포함해 수많은 미생물과 함께 살아왔다. 그러나 공존의 원리를 무시하고, 투쟁의 원리로 펼친 공격적인 치료가 항생제 내성균을 등장시키는 등 부작용을 낳았다.

약에 의존하다 보면 자연치유력이 저하되고 나중에는 그 기능을 완전히 잃게 된다. 이를테면 배변이 시원치 않다고 해서 계속 변비약을 사용하면 인체의 대장 기능이 무력해져 나중에는 변비약이 없이는 살 수 없게 된다. 또한 인체의 이상異常을 바로잡기 위한 치유과정에서 나타나는 증상, 즉 발열이나 발한, 통증, 가려움증, 설사 등을 약으로 억제하다 보면 면역 시스템을 혼란에 빠뜨린다. 쓸데없이 남용하는 약으로 인해 면역계를 교란시키고 결국 치유력을 완전히 무력하게 만든다. 지난 수십 년 동안 간염, 알레르기, 류머티즘 성 관절염 등의 질병이 급격히 늘어난 것은 약물남용으로 면역기능이 이상을 일으켰기 때문이라고 의학자들은 지적한다. '현대의학의 아버지'라 불리는 히포크라테스도 "진정한 의사는 내 몸 안에 있다. 몸 안의 의사가 고치지 못하는 병은 어떤 명의名醫도 고칠 수 없다."라는 말로 면역력을 강조했다. 중세의 약리학자이자 '약물학의 아버지'라 불리는 파라셀수스Paracelsus도 "모든 약은 바로 독毒이다. 다만 사용량이 문제일 뿐 독성이 없는 약은 없다."고 설파했다.

아무리 안전한 약이라 해도 장기간 또는 과다복용하면 체내에 쌓이게 되고, 시간이 흐르면서 예기치 못한 부작용이 나타날 수 있다.[1]

약물의 장기 복용 ▶ 부작용 ▶ 사망

약물의 장기복용은 특히 간을 훼손시키고, 우리 몸 전반에 부담을 주고 면역력을 약화시킨다. 오늘날 문제가 되는 점은 만성병 치료를 위하여 약을 계속 먹도록 처방하는 경우가 대부분이다. 만성병 때문에 증상 완화제를 달고 사는 이들에게 약물 부작용은 예견된 비극이나 다름없다.

오늘날 병원에서는 약을 처방할 때 여러 가지 약을 함께 사용하는 '다제 병용 요법'을 주로 쓴다. 단순한 고혈압의 경우에도 몇 가지 약을 같이 쓴다. 치료효과를 보강하기 위한 이유도 있고, 처방하는 약으로 인한 부작용을 막기 위해 또 다른 약을 쓰기도 한다. 통증 완화를 위해 처방하는 진통제의 경우에도 위장 장애를 일으킬 수 있는 경우, 속쓰림을 억제하는 제산제를 함께 처방한다. 이와 같이 한 가지 약물의 부작용을 막기 위해 또 다른 부작용의 위험이 있는 약을 같이 쓰면서 약해(藥害)의 위험성은 더욱 커지고 있다.

권위를 자랑하는 미국의학협회지(1998년)에 실린 논문 「입원 환자에게 나타나는 약물 부작용 발생률」에 따르면, "1994년 미국에서는 220만 명 이상이 심각한 약물 부작용으로 입원했고, 10만여 명이 약물 부작용, 그것도 제대로 처방해서 투여한 약물 부작용으로 사망했다."고 한다. 그리고 그 수치는 30년 동안 크게 변화가 없었다고 한다. 미국의 주요 사망 원인을 보면 심장병, 암, 뇌졸중 다음으로 약물 부작용으로 인한 사망자가 높게 나타나고 있고, 이 수치는 교통사고로 인한 사망자수보다 높은 것이다. 또한, 약의 부작용은 서서

히 나타나므로 두려움과 경계심을 갖지 않는다.[2]

상업주의 의학

오늘날 의료계는 '없는 병도 만들 만큼' 의료 상업주의가 팽배해 있다. 의료계는 질병의 정의를 확장해 수요를 창출해 왔다는 주장이 있을 정도이다. 고혈압의 예를 들어보자. 일본 고혈압 학회는 최고 혈압 160mmHg 이상, 최저 혈압 95mmHg 이상이던 고혈압의 진단 기준을 2000년에 최고 혈압 140mmHg 이상, 최저 혈압 90mmHg 이상으로 낮추었다. 그 결과 모든 연령에서 고혈압 환자의 비율이 2배 이상 증가했다.

미국도 마찬가지이다. 미국 국립보건원 고혈압합동위원회는 1972년부터 적용하던 고혈압 진단 기준을 수정했다. 정상 혈압을 140 미만, 최저 혈압 90 미만으로 보던 기준을 2003년에 최고 혈압 120 미만, 최저 혈압 80 미만으로 하향 조정했다. 우리나라는 현재 최고 혈압 130 이상, 최저 혈압 85 이상일 때 고혈압으로 진단하고, 최고 혈압 140 이상, 최저 혈압 90 이상일 때 약을 처방하는 것을 원칙으로 한다.

혈압이 환경과 심리 상태에 따라 변한다는 현실적 상황을 감안하지 않고 현대 의학은 환자를 늘리고 있다. 필자가 경험한 바에 의해서도, 조금 높은 고혈압에도 자연 요법보다는 손쉬운 혈압강하제를 강력히 권유하는 것이 현실인 것을 알 수 있었다. 제2장 '불편한 진실' 편에서도 기술한 바와 같이, 혈압약 역시 오늘날 만성병 치료에 쓰이는 대부분의 약이 그렇듯이 일시적인 효과가 있는 증상완화제이며, 장기 복용시 부작용이 많은 약인데도, 부작용은 감춘 채 계속 처방하고 병원에 오게 한다.[3]

면역력이란?

우리 주변에는 세균과 곰팡이, 바이러스 등 유해 생물이 가득하다. 이런 환경에서 잘 살려면 이들로부터 자신을 보호하는 무기가 필요한데, 이것이 면역기능이다. 면역기능은 미생물뿐만 아니라 몸에서 발생하는 돌연변이 세포를 발견하고 이를 제거하는 역할도 한다. 건강하게 살려면 무엇보다 건강한 면역체계를 갖추는 것이 중요하다.

한의학에서는 면역력을 '정기情氣'라고 한다. 한의학에서 남성은 32세, 여성은 28세가 됐을 때 신체기능이 가장 왕성하다고 본다. 그 후 30~40대가 되면 노화가 시작돼 각 기관의 기능이 떨어지고 면역력도 떨어진다. 젊다는 이유로 지나치게 무리하는 등 건강을 돌보지 않으면 노화를 촉진하는 꼴이 되므로 주의해야 한다. 또한 면역력이 떨어지면 구강이나 입술에 염증이 생기고 감기에 잘 걸린다. 대상포진이나 가려움증, 습진 등 피부질환이 나타난다. 직장인은 만성피로 증후군이 많이 생긴다.

면역력에 큰 영향을 미치는 것은 생활습관이다. 평소 과로, 수면부족, 비만, 체온 저하, 지나친 음주, 약물 남용 등에 많이 노출된 사람은 면역력이 떨어지기 쉽다. 이런 사람은 고혈압, 당뇨병, 고지혈증, 지방간 등 생활습관병에 잘 걸린다.4 세계적인 면역학자인 아보 도오루는 저서 「성실함을 버리면 병 안 걸린다」에서 정시 출근, 잦은 야근, 과도한 스트레스, 스트레스를 술과 회식으로 해소하는 습관, 아프면 약부터 찾는 삶을 중단하라고 권하고 있다.

면역세포의 역할과 면역의 원리

면역의 주역인 백혈구는 우리 몸에 병원균 등 이물질이 들어오는지 감시하고 물리친다. 건강검진에서 혈액검사를 하는 이유 중 하나가 백혈구 수치의 확인이다. 병원균에 감염되거나 급성 스트레스를 받으면 백혈구의 수치가 높아지기 때문에 치료방법을 결정하는데 중요한 역할을 한다. 백혈구는 다양한 면역세포로 구성된다. 과립구 54~60%, 림프구 35~41%, 대식세포(매크로파지) 5%로 각각의 역할을 수행한다.

대식세포는 면역 시스템의 사령탑으로서 신체에 이물질이 침입하면 과립구나 림프구에게 적敵의 존재를 알린다. 탐식기능을 갖고 있어 돌아다니면서 이물질을 통째로 먹어치운다. 결핵, 매독, 홍역 등에 걸리면 늘어난다.

과립구는 치유의 행동대장 역할을 하는 바, 대식세포의 보고를 받아 이물질을 삼킨다. 탐식능력이 높고, 주로 세균류를 처리하며, 화농성 염증을 일으킨다. 이물질을 삼킨 과립구는 이물질과 함께 죽어 고름이나 노란 콧물이 된다. 감염증, 외상^{外傷} 등에 노출됐을 때 늘어난다.

림프구는 대식세포나 과립구가 처리하지 못하는 바이러스나 꽃가루 같은 작은 이물질을 처리하며, 비율이 높아지면 면역력이 강해진다. T세포, B세포, NK 세포 등으로 구분된다.

T세포 중 킬러 T세포는 적(항원)을 분해하는 퍼포린 효소를 발사해 상해를 입힌다. 또한 B세포는 항원에 대응할 항체(면역 글로블린)를 만들어 항원을 체포한다. NK세포는 암화^{癌化}된 세포나 유해물질을 독자적으로 공격하는 살상세포다.[5]

면역력에 영향 미치는 요소

| **약과 면역력** | 건강한 면역상태에는 웬만한 감염이나 조직 손상은 약물의 도움없이 스스로의 힘으로 처리할 수 있다. 그러나, 인체의 면역체계가 스스로 해결할 시간도 주지 않고 증상이 생기자마자 즉각 약물을 투여하면 면역이 만성적으로 항상성을 잃어 자체적인 해결능력을 상실하게 되고, 약물의존도는 더 심해진다.

환자가 흔하게 접하는 항염증제 중 스테로이드제는 면역세포 전반을 억제하는 면역 억제제의 일종이고, 비스테로이드제는 '프로스타글란딘' 이라는 염증 물질의 합성에 관여하는 효소 생성을 저해해 염증을 가라 앉히는 약물이다. 이런 약물은 정상적인 면역과정에서 일어나는 염증반응을 억제시켜 환자가 느끼는 고통을 줄여준다. 일시

적인 사용은 크게 문제되지 않지만, 반복적으로 계속 사용하면 감염이나 조직손상에 대응하는 면역세포의 능력이 퇴화한다.

| **비만과 면역력** | 비만은 체내에서 일어나는 모든 신진대사 과정에 교란을 일으키는데, 면역세포의 정상적인 생산과 활동에도 문제를 초래한다. 즉, 골수나 비장에서 면역세포를 만들기 위한 정상적인 신호전달과 영양공급에 문제가 생겨 백혈구 같은 면역세포가 제대로 만들어지지 않게 된다. 한편, 체내에 과잉 축적된 잉여지방은 그 자체로도 큰 문제지만, 여기에 노폐물이 엉겨 붙게 되면 면역세포를 자극해 염증반응을 일으키는 일종의 자극원이 된다.

이런 문제가 인체 각 조직에서 지속적으로 발생하면 조직세포를 손상시켜 간경화, 동맥경화, 당뇨병이나 심장병 등 만성질환을 유발하는 원인이 된다.[6]

면역력 강화 ▶ 잠, 운동, 웃음

| **잠과 면역력** | 편안한 상태에서 잠을 자면 부교감신경이 활성화되면서, 혈압과 심장박동수가 낮아지고 모든 조직이 에너지를 재충전하는 상태로 돌입한다. 반대로 잠을 제대로 못 자면 교감신경이 우세해져 인체가 계속 긴장상태가 되고, 조직이 대부분의 에너지를 소모하는 상황이 된다. 이런 상황이 오래 지속되면 결국 조직에 손상을 준다. 따라서 수면은 건강한 면역세포를 만들기 위해 반드시 필요하다. 평균 하루 7~8시간 자는 것이 좋지만, 많이 잘 수 없는 상

황이면 30분 정도 낮잠을 자는 것도 도움이 된다.

| **운동과 면역력** | 적당한 운동은 교감신경을 자극해 혈액순환을 원활하게 하고 신진대사를 촉진시킨다. 혈액순환이 원활해지면 모든 조직에 산소와 영양분이 잘 전달되고 노폐물 배출 역시 잘 이뤄진다. 또한 근육을 사용하면 체온이 올라가 혈액순환이 잘 이뤄진다. 이때 백혈구 활동이 활발해지면서 면역력이 좋아진다. 단, 지나치게 오랜 운동이나 강도 높은 운동을 하면 세포내에 산화물질이 생겨 오히려 면역력을 떨어뜨린다.

| **웃음과 면역력** | 웃음은 부교감신경을 자극해 긴장을 이완시키고 몸을 편안하게 한다. 또한 체내 근육을 움직여 가벼운 운동을 하는 것과 맞먹는 효과가 있다. 스탠퍼드 대 윌리엄 프라이 박사는 '웃을 때마다 몸속 근육 650개 중 231개가 움직여 가벼운 운동을 하는 것과 같다.'고 발표했다. 한편 웃음은 암세포를 죽이는 NK 세포를 활성화하기 때문에 면역력 향상에 도움이 된다.[7]

면역력 강화 식이요법

몸은 건강한 상태를 유지하기 위해 신진대사가 이뤄지면서 노후한 세포는 사라지고, 싱싱한 세포가 새로 만들어지며, 체온은 늘 일정하게 유지된다. 신체가 정상적으로 기능하기 위한 에너지원이나 세포는 모두 음식물에서 얻는다. 단백질, 탄수화물, 지질, 비타민, 미네랄, 식이섬유 중 어느 하나가 부족해도 건강한 세포가 만들어질 수 없다.

건강하려면 균형 잡힌 식생활이 필수이고, 면역력도 마찬가지다.

| **하루 세 끼 규칙적인 식사** | 불규칙한 식습관은 폭식을 부르고 비만을 유발한다. 비만은 면역세포를 감소시켜 면역력 약화를 가져온다. 특히 과식이나 야식을 피하는 식습관을 가지며, 적절한 식이요법을 병행하면 면역력을 강화할 수 있다.[8]

| **전체식품 챙겨 먹기** | 세계적인 면역학자 아보 도오루는 전체식품을 '현미·뼈째 먹는 생선·잔새우·콩·깨와 같이 뿌렸을 때 싹이 터서 다음 생명을 키울 힘을 지녔거나 생명이 있을 때의 모습을 그대로 유지하는 식품'이라고 정의한다. 이런 식품에는 살아가기 위해 필요한 영양소가 빼곡히 들어 차 있다. 이 영양소는 인간이 살아가는 데도 반드시 필요한 것이다. 예를 들어 '부분식품'인 생선 한 토막을 먹는다면 생선의 머리나 내장, 골격에 함유된 영양소는 섭취할 수 없다. 이와 같이 전체식품에는 필요한 영양소가 다양하게 들어 있어 영양의 불균형을 해소하여, 면역력을 높일 수 있다. 암을 극복한 환자들의 식이요법에 가장 많이 등장하는 식품이 현미와 콩인 것이 잘 설명해 주고 있다.[9]

한식韓食=면역력 강화식

| **미네랄·무기질 골고루 섭취하기** | 몸의 에너지를 효율적으로 작동하게 하는 필수 아미노산, 비타민 $A \cdot B_6 \cdot C \cdot E$, 마그네슘, 칼륨, 칼슘 같은 무기질은 자율신경을 바로잡아 면역력 강화를 돕는다. 다양한

영양소를 골고루 섭취하는 습관 역시 중요하다. 편식은 균형 있는 영양섭취를 막고 몸의 불균형을 초래한다. 아울러 몸에 좋은 음식이라도 과식하는 것은 나쁘다.

| **발효식품 충분히 먹기** | 김치, 청국장, 된장, 낫토와 같이 생물에 의해 발효·숙성된 발효식품은 미생물에 있는 영양소와 유효성분에 발효과정에서 생기는 효소까지 더해져 신체의 면역 기능을 높인다. 또한 미생물의 분해능력은 식품의 소화흡수를 돕는다.

| **녹황색 채소 많이 먹기** | 채소에는 섬유질과 비타민 A·B·C, 칼슘과 칼륨, 인, 철, 망간 등의 무기질이 함유됐다. 몸의 원활한 신진대사를 돕고 유해한 활성산소의 발생과 작용을 억제하는 효과가 뛰어나다. 풍부한 섬유질은 유해물질을 분해하고 배출한다. 특히 농약을 사용하지 않고 재배한 유기농 채소에는 건강한 섬유질 성분이 훨씬 많이 함유된 것으로 밝혀졌다.[10]

| **'기피식품'을 적당량 섭취하기** | 식초, 매실장아찌, 생강, 차조기, 고추 등 독특한 맛과 향을 지닌 식품은 우리 몸이 불쾌하게 여긴다. 이러한 맛을 가진 것이 우리 몸에 들어오면 '방어반응'으로 인해 위장의 활동이 활발해지면서 그것을 배설하고자 하는데, 이 과정에서 부교감신경 우위상태가 된다.[11]

면역력과 자율신경의 관계

호흡이나 소화, 혈관, 장기의 활동 등 우리의 의지와 상관없이 활동을 조절하는 신경을 자율신경이라 한다. 활동이나 흥분상태에서 작용하는 교감신경과 휴식이나 안정 상태에 작용하는 부교감신경으로 이루어진다. 교감신경과 부교감신경이 상승·하강하면서 생명 활동이 이뤄지고, 백혈구의 과립구와 림프구의 활동에도 영향을 미친다. 면역세포인 과립구나 림프구는 어느 한쪽이 과도하게 늘거나 줄면 면역기능에 이상이 생긴다. 따라서 백혈구를 제어하는 자율신경의 균형을 맞추면 면역력이 저절로 강해진다.

교감신경 우위 – 과립구 증가

과도한 스트레스 ▶ 교감신경 긴장 ▶ 혈류장애와 과립구 증가 ▶ 활성산소 늘어나 조직 파괴

과도한 스트레스는 교감신경을 긴장시키는 원인이며, 스트레스로 인한 아드레날린의 과잉 분비는 심박수 증가뿐 아니라 과립구 증가와 혈관수축을 일으킨다. 항원을 삼켜 파괴하는 과립구가 지나치게 많아지면 산화물질인 활성 산소를 뿜어 정상세포를 산화시키고 염증을 일으켜 파괴한다. 혈관이 수축해 혈액흐름이 나빠지면 가슴이 두근거리고 손발이 차가워진다. 게다가 과립구가 과잉 증가한 만큼 림프구가 줄어들기 때문에 작은 이물질이나 암세포를 처리하는 림프구가 역할을 잘 못한다. 이외에도 배설·분비 기능을 조절하는 부교감신경이 억제되기 때문에 각종 호르몬이 제대로 분비되지 않거나 배변 활동에 문제가 생긴다. 암을 비롯한 질병의 70% 이상이 과립구의 지나친 증식 때문에 발생한다.[12]

너무 편안해도 문제

부교감신경 우위 – 림프구 증가

과보호, 운동부족, 무기력 ▶ 부교감신경 우위 ▶ 피로감과 림프구 증가 ▶ 알레르기 질환, 의욕 상실, 질병

휴식하거나 안정·수면 상태일 때 활성화되는 부교감신경이 우세하면 림프구가 증가한다.

부교감신경이 활성화 되면 긴장이완 물질인 아세틸콜린이 분비되어 림프구가 증가하고 작용이 활발해진다.(치유 반응 구조도 참조)

림프구는 몸 구석구석을 다니면서 상처받은 세포를 치료한다. 잘 먹고 충분히 쉬면 피로가 풀리는 것은 밤사이 림프구가 몸을 치유했기 때문이다.

하지만 아세틸콜린이 과잉 분비되어 림프구가 지나치게 늘어나면 부작용이 생긴다. 혈관이 확장된 만큼 혈액이 흐르지 못하면 저혈압이 발생하고, 혈액량이 과도하게 증가하면 어느 한 곳에 뭉치기도 한다. 지나친 이완으로 갑자기 의욕이 떨어지고 무기력해지기도 한다. 이외에도 고열, 염증, 가려움증 등이 심해진다.

림프구 증가상태가 지속되면 이물질이 침입했을 때 곧바로 항체를 만들어 배설하려고 한다.

그러면 인체에 해가 없는 일반적인 물질까지 항원으로 인식하는 알레르기 질환 등 많은 질병에 노출된다. 이런 유형의 질환으로는 꽃가루 알레르기, 아토피성 피부염, 어혈, 충수염, 설사, 골다공증, 유착성 장폐색, 가려움증, 통증, 동상에 의한 가려움, 두통, 우울

치유 반응의 구조

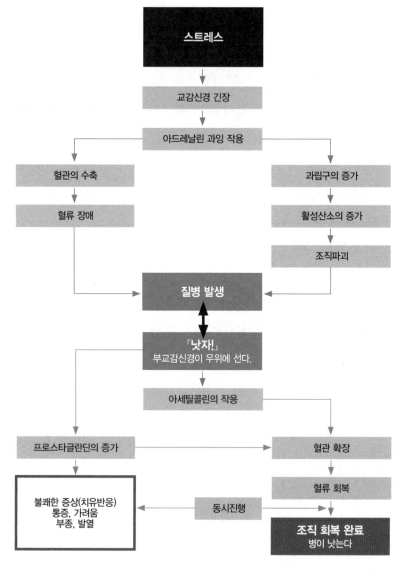

출전:「약을 끊어야 병이 낫는다.」아보 도오루 지음, 부광 刊, p53.

증, 식욕 항진 등이 있으며, 기분이 가라앉는 증상이 나타나기도 한다.(면역력 작용과 관련된 질병 표)**13**

면역력 작용과 관련된 질병

	면역력 작용		관련 질병
교감신경의 지나친 긴장이 부르는질환	과립구 과잉 증가	활성산소 증가	암, 위궤양, 백내장, 당뇨병
		화농성 질환	급성폐렴, 간염, 구내염, 뽀루지, 여드름
		조직의 노화	기미, 잡티 같은 피부 색소 침착, 주름
	아드레날린 과잉 분비	혈관 수축에 의한 혈류 장애	어깨결림, 손발마비, 신경통, 안면마비, 치질, 탈모, 어지럼증,고혈압, 뇌경색, 심근경색증, 부정맥
		배설, 분비 기능 약화	변비, 담석, 지방간, 티눈, 임신중독증, 식은땀
		지각 둔화	미각 이상, 시각 저하, 난청
		긴장과 흥분	불안 초조, 불면증, 식욕감퇴, 스트레스성 폭식. 쉽게 성냄
부교감신경의 지나친 우위가 부르는 질환	림프구 과잉 증가	알레르기성 질환	꽃가루 알레르기, 아토피성 피부염
	아세틸콜린 과잉 분비	혈관 확장에 의한 혈류 증가	어혈, 충수염
		배설 항진	설사, 골다공증
		지각 과민	가려움, 통증, 두통
		긴장 이완	우울증, 식욕 항진, 기분이 가라앉음

출전: 「월간 헬스조선」,2012년 3월호, p74

- 의성(醫聖) 히포크라테스

  " 진정한 의사는 내 몸 안에 있다."

- 파라셀수스(약리학의 아버지)

  "모든약은 바로 독(毒)이다.

  다만, 사용량이 문제일 뿐, 독성이 없는 약은 없다."

- 상업주의 의학

  - 기준치는 낮추고 경계치 환자에게 생활요법이 아닌, 약을 처방하여

    더 많은 환자 양산(量産)

    ⇒ 부작용 치료위해 또 다시 병원 행(行)

- 면역력 강화

  - 잠, 운동, 웃음

  - 식이요법

    – 한식 = 면역력 강화식

  - 자율신경(교감신경, 부교감신경)의 조화가 중요 → 질병예방

음식과 건강

산소는 생명체를 유지하는데 없어선 안 될 가장 중요한 분자다. 예를 들어 뇌세포는 30초만 산소가 공급되지 않으면 파괴되기 시작한다. 그러나! 활성산소는 노화 및 암의 원인이 된다.

1. 활성산소

과잉 활성산소는 '산소의 배신'

산소는 생명체를 유지하는데 없어선 안 될 가장 중요한 분자다. 예를 들어 뇌세포는 30초 만 산소가 공급되지 않으면 파괴되기 시작한다. 산소가 혈액을 따라 세포 속으로 들어가는 것은 에너지를 만들기 위해서다. 세포 안에서 에너지를 만드는 핵심 공장 역할을 하는 기관이 '미토콘드리아'이다. 미토콘드리아에 운반된 산소는 사람이 영양분(탄수화물, 단백질, 지방)을 섭취하여 만들어진 포도당을 분해시켜서 에너지를 생산한다.

에너지 생산과정에서 물과 이산화탄소 및 산소가 발생하는데, 이 산소를 활성산소^{active oxygen}라 한다. 활성산소는 몸 안의 병균이나 이물질을 없애는 면역기능과 신호전달물질로 작용한다. 즉 세균, 바이러스, 곰팡이와 같은 병원체와 니코틴 같은 몸에 해로운 이물질을 없애는 생체방어기능을 가지고 있다. 그러나, 너무 많이 발생하게 되면 돌변하여 '배신의 물질'로 작용한다. 최근 의학계에서는 노화나 질병의 원인이 대부분 몸 안에 지나치게 많아진 활성산소가 세포질을 공격함에 따른 것으로 보고 있다.

물질을 구성하는 분자들의 전자가 쌍을 이루지 못하면 불안정해진다. 쌍을 이루기 위해 다른 분자의 전자를 빼앗아 오는 약탈 행위를 서슴치 않는다. 화학에서 활성산소와 같이 전자쌍을 이루고 있지 않은 분자나 원자를 free radical이라고 부르는데, 이것은 결혼하지 못한 노총각이 끊임없이 짝을 찾아 헤매는 현상과 비슷하나.[1]

스트레스·과식은 '활성산소 공장'

| **스트레스** | 적당한 스트레스는 인간의 생명활동에서 능률을 올리지만, 지나치거나 반복되는 스트레스는 활성산소를 증가시키는 가장 큰 원인이 된다. 스트레스를 심하게 받으면 코티솔이 많이 분비되어 신체를 보호하는 역할을 한다. 코티솔은 다시 정상수치로 돌아가지만 이런 현상이 자주 발생하면 코티솔은 정상수치보다 계속 높게 분비되어 인체의 면역세포 기능을 떨어뜨리게 된다. T-임파구가 과민반응을 하면서 화학물질인 싸이토카인이 분비돼 몸이 항상 감기몸살을 앓는 것 같이 아프다. 또 두뇌의 모세혈관에 염증을 일으키거나 혈류량을 감소시킨다. 염증이 생기거나 혈류량이 감소하게 되면 활성산소가 증가하게 된다.

| **과식** | 체내에서 섭취된 영양분과 산소가 만나 에너지를 생산하고 산소가 물로 환원되는 과정에서 활성산소가 발생된다. 대사과정에서 호흡된 산소의 2% 정도는 활성산소로 전환된다. 영양분을 많이 섭취하게 되면 대사하기 위해 그만큼 산소의 소비량이 많아져 활성산소가 증가하는 것은 당연하다. 특히 저녁에 과식하면 자는 동안에도 신체조직은 계속 일을 하게 된다. 자는 동안에는 많은 에너지를 소비하지 못함에도 불구하고 생산은 계속되어 혈당이 높아진다. 이

를 해결하기 위해 인슐린을 더 많이 분비하게 되어 영양분을 저장하게 된다. 아침에 잠이 깰 때쯤 되면 저혈당 상태가 되어 배고픔을 느껴 또 먹게 된다. 이렇게 반복되는 과식이 비만의 원인이 된다.[2]

지나친 운동은 되레 '독'

| **지나친 운동** | 원광대 김종인 교수의 '직업별 평균 수명' 연구에 따르면 종교인이 79세로 가장 높고, 연예인(73세) 등 순으로 장수했다. 반면 단명한 직업군은 언론인(65세), 체육인(67세) 등이었다. 장효조, 최동원과 같은 유명 스포츠 인이 단명한 것은 지나친 운동으로 인해 활성산소가 증가한 것이 원인으로 추정된다. 운동은 산소를 많이 필요로 하기 때문에 활성산소도 증가한다. 어느 정도는 방어 시스템으로 제거 되지만, 갑자기 급격한 운동을 하면 노르에피네프린이 분비되어 모세혈관이 수축되고 혈액의 흐름이 순간적으로 멈추었다가 다시 흐르게 된다. 이때 혈액이 재(再) 관류(灌流)하면서 활성산소가 많이 발생되어 문제가 된다.

| **담배 연기** | 담배 연기는 각종 발암물질을 함유하고 있어 암을 유발할 뿐만 아니라 호흡기 질환은 물론이고 활성산소를 증가시켜 혈관을 손상시켜 심혈관질환을 일으킨다. 또한 활성산소를 없애는 항산화제를 파괴하고 항산화력마저 감소시킨다.

담배를 피울 때 생기는 일산화탄소는 헤모글로빈 친화력이 산소보다 커서 산소를 몰아내고 헤모글로빈과 결합한다. 이 과정에서 결합

하지 못한 여분의 산소는 활성산소로 전환되어 정상세포의 전자를 뺏는 약딜행위를 하게 된다. 또한 진자를 잃은 단백질 분자는 포도당 분자와 반응하게 된다. 이들은 함께 연소되어 버터가 녹은 것과 같은 당산화물로 변하여 세포 사이에서 모든 막과 혈관을 들러붙게 한다.[3]

트랜스 지방 ▶ 혈관 산화 ▶ 심혈관 질환

| **트랜스 지방** | 지방이 분해되어 생기는 지방산은 동물성 지방에 주로 많은 포화지방산과 생선이나 식물에 많은 불포화지방산으로 분류된다. 포화지방산은 혈관질환의 유병률을 높이므로 동물성 지방의 섭취를 제한해 왔다. 그런데 불포화지방산의 일종인 트랜스 지방은 더 큰 문제를 발생시킨다.

트랜스 지방은 액체상태인 식물성 지방에 수소를 첨가해 상하지 않고 운반하기 쉬우며 저장하기 편하게 만든 고체 상태의 기름인데, 감자튀김이나 치킨, 팝콘, 과자 등이 유난히 바삭바삭한 맛을 내고 케이크가 부드럽게 혀를 감싸게 하는 느낌을 만드는 용도로 많이 사용한다. 트랜스 지방은 혈액의 LDL을 증가시키고, 좋은 콜레스테롤인 HDL 은 감소시켜 혈관을 굳게 하고 좁게 만들며, 활성산소에 쉽게 산화되어 과산화지질로 변성이 증가되어 심혈관 질환을 촉진한다.

| **지나친 태양광선** | 자외선은 살균이나 소독작용을 하며 인체에 비타민 D 생성을 도와준다. 그러나 과다 노출되면 활성산소의 증가로 피부가 손상을 입게 된다. 지나친 자외선으로 과량 만들어진 활성산소

는 피부 진피층에 생성된 콜라겐, 엘라스틴과 같은 섬유질과 히알우론산을 파괴하여 피부의 탄력을 저하시켜 주름살을 만들고 수분을 빼앗아 피부를 건조시킨다. 구리빛 피부를 자랑하기 위해 한여름 태양광선에 무절제하게 태우는 사람들은 골격은 튼튼해지더라도 피부노화와 피부암을 일으킬 우려가 있다.[4]

과음·약물 남용하면 활성산소 증가

| **술과 약물 남용** | 간은 1천 가지 이상의 효소를 생산, 몸에서 일어나는 대부분의 화학반응에 관여한다. 알코올을 비롯하여 많은 약물의 대사도 간에서 일어난다. 약물은 자체 또는 약물대사 효소 cytochrome P450에 의한 대사과정을 통해 반응성 대사 산물로 변화되어 약효를 발현하고, 해독과정을 통해 무독화 되면서 수용성이 크게 증가된 후 신장이나 담즙을 통해서 배설된다. 이 과정에서 전자의 교환으로 인해 활성산소가 발생한다. 그래서 세포막의 단백질을 변성시켜 독성을 발휘하거나, 생성된 중간 대사물로 인해 직접적으로 간에 손상을 입힌다. 적당량 음주는 혈액순환을 증가시켜 건강에 도움이 되나, 과음과 약물남용은 활성산소를 증가시킬 뿐만 아니라 건강을 해친다.

| **갑작스런 혈류량 증가** | 혈액공급이 충분하지 않아 산소가 결핍된 상태인 허혈 Ischemia은 동맥경화, 혈전 색전증, 종양, 협심증이나 심근경색에서도 발생한다. 또 심한 운동이나 스트레스를 많이 받아 신경이 흥분되거나 긴장되어 혈관이 수축되어 발생한다.

허혈이 생긴 후에 다시 흐르는 재관류^{Reperfusion} 시에 아이러니컬하게도 조직의 세포에 손상이 일어난다. 즉 갑자기 혈류량이 증가하게 되면 세포 내로 칼슘이 증가하여 미토콘드리아가 손상되고, ATP와 손상된 물질이 반응하여 활성산소가 증가하며, 허혈성 조직이 염증으로 인식되어 백혈구가 공격을 하면서 많은 활성산소가 발생하여 세포가 손상을 입게 된다.[5]

X-선, CT 자주 촬영 땐 활성산소 증가

| **방사선** | X-선과 같은 방사선이 생체를 통과할 때, 활성산소 중에서 독성이 제일 강한 하이드록시 라디칼^{OH}이 발생되는데, 이것은 세포핵 속의 DNA를 순식간에 파괴하여 생명체를 죽게 만든다. 비록 피폭량이 적어 DNA가 완전히 파괴되지 않더라도 DNA의 유전자가 손상되어 세포가 기형이나 돌연변이로 변해 버린다. 병원에서 진단을 위해 X-선이나 CT 촬영을 하는 양은 큰 문제가 없지만 너무 자주 촬영하는 것은 몸의 활성산소를 증가시키는 요인이 되므로 주의해야 한다. 반면 MRI는 방사선이 아니라 고주파를 이용하므로 인체에 해가 없다는 장점이 있다.

| **환경 오염 물질** | 산업화가 이루어지면서 물, 공기, 토양 등 환경이 오염되는데, 가장 문제가 되는 것이 수은, 납, 카드뮴 등 중금속이다. 중금속은 환경과 음식물로부터 흡수되어 배출되지 않고 점점 축적되어 작은 양이라도 독성으로 인해 피해가 크다. 또한 철분이나

셀레늄 등 같은 미량의 금속은 유익하지만 많아지면 오히려 독성물질이 된다.

오늘날 농산물 생산 시 농약 사용이 당연시 되었고, 농약이 토양이나 하천으로 유입되어 다시 농작물로 유입되는 문제가 있다. 가정에서 흔히 접하는 방향제, 세제, 페인트 및 식품 첨가물, 방부제와 대기오염 물질에 둘러싸여 있다. 이러한 환경오염 물질들은 체내에서 활성산소를 증가시킬 뿐만 아니라 면역체계를 혼란시키고 발암물질로 작용한다. 환경질환은 서서히 나타나면서 시름시름 앓는 특징이 있다.[6]

활성산소 없애는 항산화제

활성산소가 과다발생하면 조직세포가 늙어가게 되고, 암을 유발하며, 각종 질환의 원인이 된다. 그러나 다행히도 체내에는 대사를 통해 자체로 생성되는 항산화효소나 비타민 B, C, E 및 각종 미네랄 등 각종 항산화제antioxidant를 통해 활성산소의 공격을 방어할 수 있는 기능을 가지고 있다.

우리 몸은 활성 산소가 만들어지면 자동적으로 체내 방어 시스템을 유지해 주는 항산화 효소가 있어 활성산소를 제거한다. 체내에서 만들어지는 항산화효소에는 SOD$^{Superoxide\ dismutase}$, 카탈라아제^{Catalase}, 글루타치온 퍼옥시다제$^{Glutathion\ peroxidase}$, 글루타치온 리덕타제$^{Glutathion\ reductase}$ 등이 있다.

항상화제의 종류

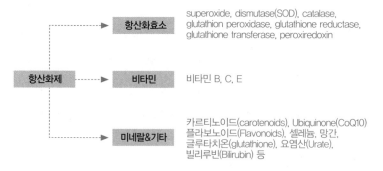

	항산화효소	superoxide, dismutase(SOD), catalase, glutathion peroxidase, glutathione reductase, glutathione transferase, peroxiredoxin
항산화제	비타민	비타민 B, C, E
	미네랄&기타	카르티노이드(carotenoids), Ubiquinone(CoQ10) 플라보노이드(Flavonoids), 셀레늄, 망간, 글루타치온(glutathione), 요염산(Urate), 빌리루빈(Bilirubin) 등

출전: 「진시황도 웃게 할 100세 건강비법」홍성재 지음, 맑은생각 刊, p75

| SOD | SOD는 O_2^-를 과산화수소와 산소로 분해한다. SOD는 최전방에서, 가장 중요한 역할을 한다.

| 카탈라아제(catalase) | SOD에 의해 분해되어 생긴 과산화수소를 산소와 물로 분해하는 효소이다.

| 글루타치온 퍼옥시다제 | 카탈라아제처럼 과산화수소를 산소와 물로 분해하는 효소이다. 또한 과산화지질을 분해하여 해독시키는 글루타치온이라는 물질의 활동을 촉진하는 효소다.

| 글루타치온 리덕타제 | 글루타치온과 글루타치온 퍼옥시다제가 반응하여 활성산소를 중화시키고 최종 산물로서 GSSG를 만든다. 이것은 글루타치온 리덕타제에 의해 글루타치온으로 다시 환원된다.[7]

비타민 C와 GSH는 강력 항산화제

| **비타민 C, E** | 비타민 C는 활성산소인 슈퍼옥사이드, 과산화수소를 직접 제거하고, 비타민 E를 도와 항산화 효과를 높인다. 비타민 E는 활성산소에 전자를 하나 주어 활성산소의 피해를 막고 자신은 산화된다. 이때 비타민 C가 비타민 E에 전자를 주어 다시 비타민 E로 환원시키는 작용을 한다. 비타민 C는 세포막의 성분인 불포화지방산이 활성산소에 의해 산화되는 것을 보호한다.

비타민 E도 세포막을 보호하며, 산화로부터 LDL 콜레스테롤을 보호하여 동맥경화를 예방하고 혈관 이완을 촉진시킨다. 비타민 E는 주요 공급원으로는 올리브, 해바라기, 홍화씨 등의 식물성 기름과 견과류, 껍질이 정제되지 않은 곡류, 녹색 잎 야채 등에 많이 포함되어 있다.

| **글루타치온(glutathion, GSH)** | GSH는 강력한 항산화제로써 조절자 역할을 한다. 비타민 C나 E는 활성산소를 만나게 되면 GSH에 넘겨주고 원래 상태로 돌아가게 된다. GSH 분자는 하이드록시 라디칼을 만나 전자를 주어 유해성이 없는 물분자로 만들고 자신은 다른 라디칼을 가진 GSH 분자와 짝을 맺음으로써 독성이 없는 짝지은 GSH 분자가 된다. 또한 약품, 중금속, 오염물질, 발암물질, 방사선 등 인체 내에 침투하는 수많은 독성 물질을 GSH의 효소시스템에 의해 제거한다. 아울러 GSH는 병원균을 예방하고 면역 시스템이 잘 작동되도록 도와준다.[8]

암세포를 자살케하는 '셀레늄'

| **셀레늄(sellenium)** | 1957년 슈바르츠 박사에 의해 효능이 발표되고부터 유해물질로부터 '꿈의 원소'로 주목받고 있다. 셀레늄은 활성산소를 억제하는 항산화 기능이 탁월한데, 암세포를 자살에 이르게 하기 때문에 암치료와 예방에 좋다. 또한 바이러스가 복제하는 것을 억제하여 정상세포를 보호하는 작용이 강하다.

강력한 소염효과로 퇴행성관절염에 효과가 있으며, 남성 호르몬 생성과 정자를 발달시켜 성기능 향상과 불임에 유용하다. 셀레늄이 풍부하게 함유된 음식으로는 고기의 근육과 내장이나 해산물이며, 부추, 마늘, 땅콩에도 있다. 필수적인 영양소지만 고용량은 독성을 나타낼 수 있으므로 일일 최대 섭취량을 400μg으로 제한하고 있다.

| **카로티노이드(carotenoid)** | 식물들이 광합성 시 유해물질인 활성산소로부터 자신을 보호하기 위해 카로티노이드를 만든다. 이것은 붉은 색과 노란색 위주의 식물에 많이 포함된다. 당근이나 단호박에 많은 β-카로틴은 한 분자 당 약 1,000개의 단일항 산소라디칼을 제거하는 효과가 있다. 또한 세포막의 불포화지방산과 혈관의 LDL 콜레스테롤의 산화를 방지한다. 이외에도 토마토에 많은 리코펜은 산소라디칼 억제가 뛰어나 암의 발달 전 단계에서 암을 예방하며, 지질의 과산화와 LDL의 산화 억제에도 효과가 뛰어나다.

케일, 시금치, 붉은 고추 등에 많은 루틴도 카로티노이드로서 항산화 작용을 한다.[9]

플라보노이드, 항균·암예방 효과

| 코엔자임 Q$_{10}$ | 이 물질은 체내에서 합성되는데, 비타민은 아니지만 비타민과 같은 기능이 있어 비타민Q 라는 별명을 가지고 있다. 미토콘드리아에서 에너지를 생산하는 효소 역할을 하며, 항산화 작용 및 노화예방에 효과가 있다. 코엔자임 Q$_{10}$ 은 심장의 펌프가 혈액을 잘 공급할 수 있도록 에너지의 합성을 도와줘 심장병을 개선한다. 또한 혈액순환을 돕는 산화질소를 활성화시켜 말초혈관의 저항을 줄이고, 혈관을 이완시켜 혈압감소에 뛰어난 효과가 있으며, 남성의 발기력도 증가시킨다.

20대를 지나면서 서서히 세포에서 그 양이 감소하여 노화현상이 나타나게 된다. 고등어, 꽁치, 정어리 등의 등푸른 생선과 현미, 계란, 두유, 시금치, 땅콩 등의 견과류에 많다.

| 플라보노이드(flavonoids) | 폴리페놀^{polyphenol}에 속하는 플라보노이드는 수천 종의 물질들이 알려져 있으며, 대표적인 항산화제 물질로는 안토시아닌, 카테킨, 쿼시틴 등이 있다.

플라보노이드는 체내의 비타민 C의 흡수를 증가시키고 산화된 비타민 C에 전자를 주어 기능을 강화하여 비타민 E의 환원을 도와 활성산소를 분해하거나 LDL의 과산화를 억제하는 항산화 기능이 있다. 또한 인체의 중금속을 해독하고, 모세혈관을 튼튼하게 하여 순환을 촉진하고, 면역력을 증가시켜 항균작용과 암을 예방한다. 녹차, 적포도, 카카오, 은행잎, 양파 등에 많이 들어 있다.[10]

제7의 영양소 ▶ 피토케미컬

우리가 잘 아는 탄수화물, 단백질, 지질, 비타민, 미네랄을 5대 영양소라 한다. 더불어 식이섬유가 중요성이 인식되면서 '제6의 영양소'라 불리고, 피토케미컬(phytochemical, 식물성 화학물질)이 '제7의 영양소'로 자리매김하게 되었다. 섭취량만을 보면 탄수화물, 단백질, 지질의 3대 영양소가 대부분을 차지하지만 섭취량이 적은 비타민이나 미네랄, 피토케미컬도 건강을 지키려면 꼭 있어야 한다. 또한 영양소의 개념을 좀 더 넓혀 '효소'와 '물'도 포함시켜야 한다는 주장도 제기되고 있다. 피토케미컬은 식물의 향기나 색, 매운 맛, 쓴 맛 등을 내는 성분을 통틀어 이르는 말이다. 우리들에게 잘 알려진 폴리페놀류를 비롯해 카로티노이드, 후코이단, 베타글루칸 등의 다당류, 담색 채소에 풍부한 유황화합물 등으로 분류된다.

피토케미컬은 알려진 것만 해도 900 종류가 넘고, 실제로는 1만 종류가 넘는다고 한다. 1980년대 미국의 국립암연구소에서는 암 예방에 효과적인 물질을 조사했는데, 이때 '채소와 과일을 많이 먹는 사람은 암에 잘 걸리지 않는다'는 것이 증명되었다. 이를 계기로 한 연구결과 900종류 이상의 피토케미컬의 존재가 밝혀졌다.

이 연구결과를 바탕으로 미국에서는 1990년대부터 하루에 다섯 접시 이상의 채소와 과일을 먹자는 '5-A DAY' 운동을 벌였고, 그 노력 덕분에 암환자 및 암으로 인한 사망자수가 1990년대부터 감소하기 시작했다.[11]

피토케미컬의 약리 작용

식물에 존재하는 무수한 종류의 피토케미컬은 사실 식물이 혹독한 자연환경에서 생장하기 위해 가진 생체방어 본능이다. 식물은 동물과 달리 움직일 수 없기 때문에 피토케미컬로 제 몸을 보호한다.

자외선은 식물의 생장을 방해하는 요소 중 하나이다. 식물이 자외선에 그대로 노출되면 다량의 활성산소free radical가 발생하기 때문에 생장에 나쁜 영향을 미친다. 피토케미컬의 일종인 폴리페놀이나 카로티노이드 같은 색소 성분은 이런 활성산소의 폐해를 막는 항산화 작용을 한다. 식물의 쓴맛 성분인 카테킨이나 타닌처럼 독특한 성질의 폴리페놀을 가진 이유는 쓴맛이나 매운 맛, 나쁜 냄새를 내서 벌레에게 먹히지 않기 위해서다. 나무껍질이나 열매가 벌레나 작은 동물 때문에 상처를 입으면 그것을 복구하거나 살균하는 것도 폴리페놀, 즉 피토케미컬이 하는 일의 하나다.

우리가 식물을 키워서 그것을 먹고 생명을 유지하는 것은 식물이 가진 다종다양한 피토케미컬의 기능을 우리 몸에 받아들이는 것이다. 또한 장腸에서 발생되는 유해물질로 인하여 발생되는 활성산소를 제거하고 동물성 식품의 섭취로 오염된 장을 정화하는 데 도움을 준다. 단 피토케미컬을 섭취하려면 농약이나 화학비료를 사용하지 않은 신선하고 생명력이 강한 재료를 골라야 한다.

그러나 카테킨이 항산화작용을 한다고 해서 차茶를 너무 많이 마시면 오히려 위 점막이 손상될 수 있으므로 한 가지 성분에만 의존하지 않도록 유의해야 한다.[12]

피토케미컬의 종류

|

피토케미컬을 매일 섭취하면 세포의 노화를 막고 병에 잘 걸리지 않는 체질을 만드는데 도움이 된다. 이런 이유로 피토케미컬을 '기능성 영양소'라고 부르기도 한다.

폴리페놀부터 살펴보자. 폴리페놀은 식물의 색소에 관여하는 성분인 플라보노이드 계와 그 밖의 비 플라보노이드 계로 크게 나뉜다. 플라보노이드 계의 대표적인 성분은 포도, 블랙베리, 차조기 등에 많은 안토시아닌, 대두의 이소플라본, 차의 카테킨 등이다. 비 플라보노이드 계의 대표 성분은 깨의 세사민과 세사미놀, 차의 쓴 맛 성분인 타닌, 커피의 클로겐산, 울금의 커큐민 등이다. 이런 성분들은 폴리페놀의 극히 일부에 지나지 않는다. 넓게 보면 폴리페놀은 거의 모든 식물에 들어있다고 보아도 과언이 아니다.

카로티노이드는 식물의 색소 성분의 하나로, 기름에 녹는 성질(지용성)이 있다. 대표적인 것이 당근과 단호박의 주황색 색소 성분인 베타카로틴, 토마토와 수박의 붉은 색 색소성분인 리코펜, 홍피망과 고추의 붉은 색 색소 성분인 캅사이신, 옥수수와 브로콜리, 시금치의 노란색 색소 성분인 루틴 등이다.

다당류에는 해조(다시마, 미역 등)의 미끈거리는 성분인 후코이단, 버섯류의 베타글루칸, 콩이나 허브류의 사포닌, 사과나 포도의 펙틴 등이 있다. 아미노산 계열에는 식물성은 아니지만 어패류에 많은 타우린 등이 있다.

그밖에 양파, 마늘, 양배추 등의 유황화합물, 향기 성분의 하나인

피토케미컬의 종류 및 대표 식품

피토케미컬의 종류			대표식품	약효
폴리페놀	플라보노이드계	안토시아닌	포도, 블루베리	불에 구운 고기의 발암물질 제거
		이소플라본	대두	유방암
		카테킨	차	
	非플라보노이드계	세사민과 세사미놀	깨	
		타닌(쓴맛 성분)	쓴맛 나는 차	
		클로로겐산	커피	
		커큐민	울금(생강과의 식물)	
카로티노이드	베타카로틴(주황색 색소)		당근, 단호박	
	리코펜(붉은색 색소)		토마토, 수박	전립선암, 폐암
	캅사이신(붉은색 색소)		홍피망, 고추	
	루틴, 설포라판		옥수수, 브로콜리, 시금치	방광암
다당류	후코이단(해조류)		다시마, 미역, 큰실말	
	베타글루칸		버섯류	
	사포닌		콩, 허브류	
	펙틴		사과	
아미노산 계열	타우린		어패류	
기타	알리신		양파, 마늘, 양배추	항암
	진게롤(향기)		생강	
	리모넨(향기)		감귤류	

출전: 「생활 속 독소 배출법」, 신야 히로미 지음, 전나무 숲 刊, p82

134

생강의 진계롤과 감귤류와 리모넨 등 매우 다양하다.[13]

2. 건강 식품

세계 10대 건강식품

미국의 뉴욕 타임즈(2002년) 는 '세계 10대 건강식품'을 발표했다. 토마토, 마늘, 녹차, 시금치, 적포도주 등이다. 이들 식품을 보면 공통적으로 활성산소를 억제하는 항산화제를 많이 함유하고 있다. 또 각종 비타민과 미네랄 등이 듬뿍 든 식품이다. '음식이 보약' 이라고 한 것처럼 좋은 음식은 무병장수의 묘약이다.[13]

| **토마토** | 토마토는 영국에서는 '사랑의 사과'라고 한다. 전 세계에서 가장 사랑받는 식품이다. 토마토는 육식에서 빼놓을 수 없는 채소로, 식생활이 서구화 되어 육류를 많이 섭취하게 되면서 소비량도 늘어나고 있다. 붉은 색의 토마토에는 카로티노이드 계 색소인 항산화물질 β-카로틴과 셀레늄도 많지만, 이보다 항산화 작용이 2배나 더 강력한 리코펜lycopen이 풍부하다. 이 성분은 β-카로틴처럼 체내의 노폐물인 활성산소를 억제하여 노화를 방지하고 항암효과가 뛰어나다. 리코펜은 붉은 고추, 당근, 수박 등에도 풍부하지만, 200g짜리 토마토 1개에 대략 60mg의 리코펜이 들어있다. 게다가 토마토는 면

역기능을 높이는 비타민 C도 풍부하여 생활습관병을 예방하는 효과가 크다. 또한 모세혈관을 강하게 하는 루틴lutin이 들어있어 심혈관질환 예방, 혈당저하에도 효과가 있다. 토마토에는 리코펜 이외에도 항암물질인 P 쿠마릭산, 클로토겐산 등도 함유되어 있다. 이외에도 칼로리가 40kcal을 넘지 않아 다이어트에도 도움이 된다.**14**

마늘, 암세포 증식·혈관 노화 막아

| **마늘** | 고대 이집트에서는 피라미드 건설에 동원된 사람들에게 활력을 주기 위해 마늘을 먹었다고 한다. 하루 한 쪽씩 상식常食하면 위암과 대장암 예방효과가 있어서 미국에서도 건강식품으로 판매되고 있다. 마늘의 주요성분은 당질이며 단백질도 풍부하다. 비타민으로는 B_1, B_2, B_6가 풍부하게 함유되어 있다. 특히 B_6는 다른 채소의 10배 가량 들어있다. 미네랄로는 칼륨과 아연, 구리가 매우 풍부하다. 칼륨은 나트륨의 배설을 촉진하여 고혈압을 방지하고, 아연은 스태미나를 강화하며, 구리는 철분의 흡수를 돕는다. 특히 유황화합물(황화아릴류)인 스코르디닌과 알리신은 물질대사를 촉진하여 혈액순환을 원활하게 하고, 콜레스테롤을 억제하여 혈전의 방지와 혈관의 노화를 막는다.

또한 알리신 1mg은 페니실린 15단위의 살균력을 가지고 있어 식중독과 설사에 효과적이다. 마늘의 강력한 항암작용은 인체세포의 활성을 촉진해 암세포 증식을 억제하고, 예방에 도움이 되는 성분은

마늘의 유기성 게르마늄, 셀레늄, 디아릴 디설파이트 성분으로써 실제 실험에서도 전립선암, 유방암, 위암과 결장암 등의 임세포 증식을 억제하는 것이 밝혀졌다. 이밖에도 고혈압, 동맥경화, 협심증, 심근경색, 뇌졸중등 각종 심혈관계 질환에 모두 효과적이다. 익혀 먹어도 성분이 파괴되지 않는다. 마늘 주산지인 남해, 의성, 고흥 등은 대표적인 장수지역이다. **15, 16**

녹차, 항균·항암·항산화 효과 뛰어나

| **녹차** | 「동의보감」에 의하면 '차[*]는 기를 내리고 머리를 맑게 하고 소변을 편하게 하며 소갈을 그치고 잠을 적게 하여 독을 푼다'고 적혀 있다. 찻잎에는 아연, 구리, 철, 망간, 불소 등의 미량 원소, 카페인, 폴리페놀, 비타민 P 등 일반음식물에서는 결핍되기 쉬운 광물질과 약효 성분인 유기물이 풍부하게 들어 있다. 또한 레몬의 5배나 되는 비타민 C를 함유하고 있어서 강력한 항산화 작용으로 노화를 예방한다.

녹차에 풍부한 비타민과 미네랄은 효소의 활동을 도와 물질대사를 원활하게 한다. 특히 피로회복, 이뇨작용, 숙취해소, 소화 및 배설 촉진 등의 작용이 뛰어나다. 지방질을 분해하는 효능이 있어 다이어트 효과가 있으며, 고혈압, 동맥경화, 심장병, 당뇨병 등을 예방하고 혈액속의 산성물질을 중화하는 대표적인 알칼리성 음료이다.

녹차의 카테킨 성분이 발암물질 생성 억제, 독성을 없애주며, 위염, 위궤양, 십이지장 궤양의 원인인 헬리코박터 파이로리 균에 대한 항균작용을 한다. 또한 찻잎의 식이섬유로 인해 변비 해소, 대장암 예방이 되며, 비타민 C가 풍부해 피부 미용에도 좋으며 여드름, 염증성 피부에도 도움이 되고 과로, 스트레스로 인한 피로를 풀어준다.

녹차, 홍차, 우롱차 등 모든 찻잎에 N-니트로소 화합물의 합성을 억제하는 항암효과가 있는 것이 밝혀졌는데, 이 중에서도 녹차의 암세포 억제율이 무려 85%에 이르렀다.[17, 18]

시금치, 암예방·식이섬유 풍부

| **시금치** | SOD[superoxide dismutase]가 함유된 대표적인 항산화 식품이다. 성장촉진과 빈혈예방에 좋다. 비타민 B군과 항산화작용으로 암과 노화를 억제해 주는 비타민 C, E, 베타카로틴 및 암을 예방하는 식이섬유가 풍부한 암 예방 식품이다.

카로틴이 매우 풍부하여 약 70g 정도만으로도 비타민 A의 하루 필요량을 섭취할 수 있다. 베타카로틴은 기름에 흡수도가 올라가므로, 들기름이나 참기름, 깨소금을 넣어 무치면 비타민 A의 흡수가 2~3배 높아진다. 데친 시금치에 들어있는 비타민 C는 토마토의 2.2배, 비타민 E는 유채의 2배이다. 이 밖에 칼륨, 마그네슘, 아연, 구리 등도 풍부하게 들어있다.

강력한 항암 성분인 루테인은 폐암, 유방암, 식도암, 대장암 등의 각종 암 예방에 효과가 있다. 특히 폐암 억제에 효과적인 엽산이 많이 들어 있어서 엽산의 활성을 향상시키는 비타민 B_1이 풍부한 식품(육류의 간, 등 푸른 생선, 굴 등의 어패류, 치즈능)을 함께 섭취하는 것이 좋다. 기형아 출산을 막아주고 뇌졸중, 치매, 심장병 등을 예방하는 효과도 있다. 시금치의 비타민 A는 눈의 건강에도 좋고, 엽록소가 풍부해 피를 맑게 해주는 효과도 있다.

그러나 옥살산이 다량 함유되어 있어 너무 많이 섭취할 경우 결석을 초래할 수 있다. 또한 조리할 때 지나치게 오래 삶으면 베타카로틴과 비타민 C가 손실되므로 주의해야 한다.[19, 20]

적포도주·견과류, 항산화제로 암 억제

| **적포도주** | 프랑스 사람들이 매일 육류를 섭취해도 서구인에 비해서 심장병으로 인한 사망률이 매우 낮은 현상French Paradox 때문에 우리나라에도 적포도주 열풍이 높다.

적포도주에는 플라보노이드 성분이 들어있어 혈전 형성을 억제해 심장병과 동맥경화증을 예방하며, 안토시아닌과 카테킨 같은 페놀 화합물이 많이 함유되어 있어 나쁜 콜레스테롤LDL이 산화되는 것을 방지하는 항산화제 역할을 하기 때문이다. 적포도주가 백포도주에 비해 좋은 이유는 포도의 열매, 껍질, 씨, 포도송이가 한꺼번에 들어가며, 숙성용 나무통에도 많은 양의 폴리페놀이 함유되어 있기 때문이다. 또한 암을 유발하고 뇌세포를 파괴해 치매를 일으키는 성분을 억제하는 산화 억제 물질을 포함하고 있다.

| **견과류** | 땅콩, 호두, 잣, 아몬드 같이 단단한 껍질에 싸여 있는 나무 열매이다. 다양한 효과가 있다. 예를 들면 호두에 들어있는 오메가-3 지방산이 종양이 증식하는 것을 막아 유방암을 예방하고, 암을 억제시키는 항산화 성분이 들어있어 암세포가 스스로 없어지는 아포토시스^{Apotosis}를 조장하며, 성인병 예방, 신장의 기능을 높여주는 효과가 있다. 아몬드에 함유되어 있는 비타민 E는 토코페롤이라고 불리는 대표적인 항산화·항노화 비타민이다. 견과류에 많은 불포화 지방산은 저밀도 콜레스테롤^{LDL} 수치를 낮춰주는 효능이 있다.[21]

브로콜리·연어, 동맥경화 예방

| **브로콜리** | 브로콜리는 100g에 비타민 C 함유량이 11mg으로, 레몬의 2배이고, 비타민 A를 비롯하여 B_1, B_2, 칼륨, 인, 칼슘 등 각종 미네랄은 시금치보다 많이 함유되어 있다. 철분도 다른 채소에 비해 2배로 들어있고, 동맥경화와 대장암을 예방하는 식물성 섬유도 다량 함유되어 있다. 브로콜리는 설포라판^{sulforaphane}이 많이 함유되어 있어 glutathione -S-transferrase라는 항산화 효소의 활동을 강화시켜 활성산소의 산화적 손상에 의한 유전자 변형을 막아 암을 예방한다. 또한 설포라판은 헬리코박터 파이로리 균의 활성을 억제하여 위암과 위궤양을 예방한다. 각종 여성암 예방에도 탁월한 효과가 있다. 브로콜리는 비타민 A와 C를 한꺼번에 섭취할 수 있기 때문에 피부미용에도 좋고 노화방지에도 좋다.

| **연어** | 연어에는 아스타잔틴^{astaxanthin}이라는 카로티노이드 계 물질이 있다. 이 성분은 노화나 암 빌생 등을 유발하는 활성산소를 효율적으로 제거한다. 베타카로틴에 비해 그 효과가 수십 배 이상 높으며, 새우, 게 등에도 들어 있다. 또한 불포화 지방산인 EPA와 DHA가 함유되어 있어 동맥경화, 고혈압 예방에 좋으며, 특히 눈의 dark circle 개선에 도움을 주며, 오메가-3 지방은 암을 예방하거나 염증을 없애주는 효과가 있다. 이외에도 성인병, 관절염 예방과 피부 보습효과가 뛰어나 super food 라 불리기도 한다.[23]

블루베리·귀리, 대장암 예방 효과

| **블루베리** | 블루베리의 보라색 색소 성분이자 항산화 물질인 안토시아닌은 시력저하나 망막질환을 예방하는 효과가 있으며, 동맥경화, 심근경색, 뇌혈관 장애를 예방하는 효과가 크다. 블루베리의 프테노스널핀 성분은 염증을 완화하고, 콜레스테롤 수치를 낮춰주며, 장내 유해물질 형성을 억제해 변비예방에도 좋으며, 대장암 예방에도 효과가 있다. 안토시아닌은 식물 열매가 붉은색, 푸른색, 보라색을 띠게 하며, 머루나 다래, 가지, 포도 등에 많이 함유되어 있다. 안토시아닌은 항산화효과 이외에 뇌신경세포의 메시지 전달을 촉진하여 치매를 예방하기도 한다.

| **귀리** | 오트밀^{oatmeal}로 잘 알려져 있으며, 귀리가루^{oat meal}와 귀리기울^{oat bran} 을 섭취한 많은 사람에 있어서 혈중 콜레스테롤이 낮아졌다는

보고가 있다. 혈압과 혈당을 정상으로 해주는데 관여하여 혈압 환자나 당뇨병 환자에게 많은 도움을 준다. 귀리는 식이섬유가 많아 변의 부피를 증가시켜 장내에 존재하는 발암물질의 농도를 희석하여 대장암을 예방하는 효과가 있다. 칼륨이 곡류 중에서 많이 함유되어 있는 편이다. 이는 음식물을 짜게 먹을 때 나타나는 고혈압, 동맥경화, 심장병을 예방해 주며, 신장에 부담을 주는 것을 줄여준다. 귀리에 함유되어 있는 β-글루칸은 암세포를 직접 공격하지 않고 인간의 정상세포의 면역 기능을 활성화시켜 암세포의 증식과 재발을 억제한다. 보리에도 β- 글루칸이 풍부하게 들어있다.[24]

3. 물과 건강

「자리끼」—돌연사突然死를 막는 조상의 지혜

술을 많이 드시는 어른이 주무시는 방안에는 머리맡에 물그릇을 두는데, 잠자다가 목마르면 손쉽게 물을 마실 수 있도록 하기 위한 것으로써 이를 '자리끼'라고 한다.

술을 마시면 술의 알코올을 분해하기 위하여 물을 많이 소모하게 된다. 양주나 소주 등을 마시고 나면 입이 마르게 되고, 입가심한다고 맥주 한 잔을 더 하고 싶어지는 것은 이러한 이유 때문이다.

몸속의 물이 5% 이상 부족하게 되면 혼수상태에 이르게 된다. 또한 물을 뜨러 추운 마당에 나갔다가 혈압이 올라 쓰러질 위험도 있기 때문에 방안에서 손쉽게 물을 섭취할 수 있도록 한 것은 훌륭한 지혜이다.

유아幼兒의 돌연사도 유사하게 물부족 때문에 발생된다.

모유에 비하여 훨씬 농도가 진한 조제 우유(우유는 생후 1시간 후면 일어서서 이리저리 움직이고 뛰기 시작하는 송아지에게 맞도록 만들어져서 농도가 진함.)만을 아기에게 먹이면서 물을 먹이지 않으면 젖먹이의 대사 시스템은 농축된 우유를 소화하느라 부담을 받게 된다.[25]

게다가 뜨거운 방바닥, 스스로 더위를 쫓을 수 없는 상태 등이 심각한 물 부족을 발생시키고, 이로 인해 히스타민의 분비가 증가하여 기관지가 비정상적으로 수축되어 수면 중의 조용한 죽음을 야기할 수 있는 것이다.

물 부족 진단법과 잘못된 의학 상식

물 부족 시 나타나는 느낌

국가의 물 부족은 걱정하면서 정작 자신 몸의 물부족에 대해서는 무지한 경우가 많다. 몸의 물 부족 시 나타나는 증세를 살펴 보자.

- 수화(水化)작용이 부진하게 되어 특별한 이유도 없이 피곤한 느낌이 든다.
- 물 부족으로 인하여 뇌혈관이 팽창함으로 인하여 갑작스레 상기(上

氣)되는 느낌이 든다.

- 뇌가 수분을 소모하는 일을 하지 않으려는 회피공정이 작동되어, 짜증스럽고 공연히 화가 나는 느낌이 들고 집중력 부족상태가 된다.
- 뇌에서 생성된 산성물질을 소화시키지 못하므로 머리가 무거운 느낌이 든다.
- 바다, 강, 물줄기들에 대한 꿈을 꾼다.

잘못된 의학상식 → 물마시는 좋은 습관 정립 필요

|" 커피, 맥주 등 음료수로 물을 대신할 수 있다."| 틀림 ☞ 커피나 맥주에 들어있는 카페인과 알코올을 분해하기 위하여 물이 소모되어 물 부족을 심화시키므로 물을 더 많이 마셔야 한다.

|"목마르면 그때 물을 마시면 된다."| 틀림 ☞ 입안이 말라 수분 부족을 느낄 때는 이미 물 부족 상태가 된 것이므로 평소에 물을 마셔야 한다. 오줌이 노랗게 되면 이미 탈수상태가 된 것이다. 특히 노년이 되면 물 먹는 것조차 잊어 물 부족이 심화될 수 있다.[26]

|" 혈압약만으로 평생 고혈압을 제어할 수 있다."| 틀림 ☞ 혈압약에는 고혈압의 원인물질인 나트륨^{Na}을 배출하기 위해서 이뇨제가 첨가되어 있어 소변의 양이 늘고, 이로 인하여 수분도 함께 배출되어 혈액 속 수분 농도가 낮아져 의존성이 되고 점점 강도를 높여야 조절이 가능 해진다. 그러므로 혈압약을 복용하면서 물을 보충해 줌으로써 점차로 복용량을 줄일 것을 권장한다.

144

인체 내 물 부족으로 인한 병

| **비 만** | 비만을 치료하는 특효약을 발명하면 세계적인 히트 상품이 될 것이다. 비만으로 인한 부작용은 매우 크고 세계적인 관심사가 되어 있다.

먹은 영양분을 충분히 분해시키면 당연히 비만이 생기지 않겠지만, 먹고 싶은 욕구를 차단하지 못하거나 잘못 인식함으로 인한 문제도 크다. 우리 인체의 75%는 물이지만 뇌는 85%가 물이다. 신경을 쓰거나 스트레스를 받거나 집중할 경우 뇌는 물을 많이 소비한다.

그런데 뇌가 물을 소모하여 수분섭취가 필요하다고 느끼는 경우에 갈증과 공복감을 느끼는 부위가 비슷하고 똑같이 히스타민에 의해서 유발되기 때문에 갈증을 배고픔으로 착각하고 많이 먹게 됨으로 인하여 극심한 비만이 발생되는 메커니즘을 주시해야 한다.

특히 많은 여성들이 '물 먹으면 살찐다.'는 잘못된 속설을 믿고 물을 먹지 않는 경향이 있다. 이러할 경우에 상기와 같은 이유로 갈증을 배고픔으로 착각하여 과식을 하게 되어 비만이 심해지는 악순환을 면치 못하게 된다.

| **변 비** | 우리나라 여성의 40%가 변비환자라는 조사 결과가 있다. 전술한 '물 먹으면 살찐다.'는 잘못된 속설을 믿고 물을 안 먹으니 당연히 물 부족이 생기게 된다.

물 부족이 발생되면 우리 인체는 물 배급 시스템을 작동시켜 생명 유지에 중요한 기관 순으로 물 공급을 하게 된다. 뇌나 소화기관에 비해서 상대적으로 중요성이 떨어지는 배설기관에 물 부족이 먼저

발생되며, 유효 수분을 재흡수하려고 장이 노력하게 되어 찌꺼기를 더욱 압착하는 과정이 시작되고, 분리된 물은 대장의 점막이나 내막으로 다시 흡수된다. 몸의 탈수가 심할수록 하부 위장관의 운동은 느려진다. 찌꺼기 속의 수분을 재흡수하는데 시간이 걸리기 때문이다. 이렇게 되면 배설물은 더욱 단단하고 물기가 없어져 흘러가지 못하게 되어 점점 변비가 심해진다.

필자가 모 최고경영자과정 부부특강에서 행한 변비 발생 메커니즘에 대한 설명을 듣고 1개월간 아침마다 열심히 물을 마신 결과 '20년 이상 고생한 변비가 나았다.'고 감사하다고 머리를 조아리는 부인을 만나 보람을 느낄 수 있었다. 몇 개월 후에 만났을 때는 얼굴이 소녀와 같이 화장할 필요가 없는 촉촉한 피부로 변해 있었다. 이렇듯 적절한 수분 섭취는 피부 미용에도 도움을 준다.[27]

적절히 수분 보충해야 고혈압, 기관지천식 막아

고혈압

상식적으로 생각하면, 충분히 수면을 취했을 경우에 피로가 회복 되어 아침에 혈압이 낮을 것 같으나, 반대로 아침에 혈압이 5~15mgHg 더 높다. 호흡 등으로 인하여 수분 소모가 많았기 때문에 혈액이 끈적끈적(?) 한 상태가 되는 것이다.

또한, 술을 마시면 알코올을 분해하기 위하여 몸 속의 물을 많이 소모하게 되어 물 부족이 가속화되므로, 습관적인 음주는 혈압이 올라가는 것을 피할 수 없다. 이와 유사하게, 물이 많이 소모되는 대표적인 물질중 하나가 커피나 차*에 포함되어 있는 카페인이다.

우리 뇌는 순두부와 같이 수분 함량이 많은 구조로 되어 있으며, 수분도 많이 소모한다. 특히, 공부를 위해서 집중하거나, 신경을 많이 쓰거나, 스트레스를 받으면, 물을 더 많이 소비하게 된다. 이때, 물 대신 커피나 탄산음료를 오랫동안 마시면 물 부족을 가속화시키면서 인체 내의 물 부족 상태가 발생하면서 혈액 농도도 높아지면서 고혈압으로 진행될 수 있다.

그러므로, 골치 아픈 일이 있을 때 술을 마시는 습관을 바꿔 물을 마시는 습관을 들이는 것이 건강을 위해서 매우 중요하다.

기관지천식

건강한 개와 그렇지 못한 개를 판정하는 기준은 코가 촉촉이 젖어 있는지 여부이다. 건강한 개는 코가 촉촉한 상태를 유지하고 있다.

우리 몸 속의 기관지도 이와 비슷하다. 허파로 들어가는 인입관 역할을 하는 것이 기관지인데, 좋지 못한 공기가 유입되는 것을 걸러내기 위하여 촉촉한 상태를 유지하고 있다. 그런데, 수분 부족 상태가 되어 마르면, 수분 공급을 관장하는 신경전달물질인 히스타민의 분비량이 증가되어, 점액 생산을 촉진하고, 그 결과, 수도관에 녹슨 것과 같이, 細기관지의 단면이 축소되어 호흡 곤란을 야기한다.

병원에서는 끈적한 점액을 생성하는 물질인 히스타민의 작용을 억제하는 항히스타민제로 치료를 한다. 이러한 상황을 되짚어 보면, 점액이 생기지 않도록 하기 위해서는 물이 부족하지 않도록 평소에 물을 충분히 섭취하는 것이 보다 근본적인 대책인 것을 알 수

있다.[28]

물 부족이 골다공증과 임산부의 입덧도 불러와

골다공증

우리가 음식을 섭취하면 물의 수화水化작용으로 음식물이 분해되어 탄수화물, 아미노산 등으로 변하고, 이것이 에너지로 변하여 공급된다.

몸에 물이 부족하면 원활한 수화작용이 일어날 수 없다. 이렇게 될 경우에는 음식물을 많이 먹더라도 분해가 미흡하여, 이른바 「영양실조 상태」가 된다. 영양이 부족하거나 미네랄이 부족하게 되면 몸이 산성酸性 상태가 되는데, 생명을 유지하기 위해서는 뼈 형성보다 산도酸度 조절이 더 시급하므로 뼈는 칼슘과 인燐 같은 알칼리성 뼈의 염류를 내보내서 혈액의 산도를 조절하게 된다.

이것은 마치, 몸이 영양분의 저장소 역할을 하는 뼈라는 금고를 침탈하는 것과 같은 현상으로 나타나고, 그 결과 뼈의 조직이 약화되어 골다공증이 되는 것이다.

물 섭취를 게을리 하는 여성의 경우에 골다공증이 특히 많은 것이 이를 설명해 준다.

임산부의 입덧

임신 초기에 일어나는 식전 아침의 입덧은 의미심장한 탈수脫水 신호이다. 세포는 분열에 분열을 거듭하여 수백만 번을 거듭 분열한다. 그 과정에서 태아는 물과 영양분, 산소를 필요로 한다. 적절한 양의 물을 공급받아야 하므로, 엄마로부터 물을 공급받기 위해서 태아는 엄마의 감각시스템에 연결시킨다.

그런데, 평소에 "물 먹으면 살찐다." 는 잘못된 속설을 믿고 물을 충분히 마시지 않아 물 부족 상태가 되어있는 경우에 영양분이 과잉으로 들어오면 태아가 엄마에게 「입덧」이라는 형태의 신호를 보내 음식물 들어오는 것을 막는다.

임신한 엄마가 계속 커피나 차, 술 등을 마시게 되면, 카페인, 알코올을 분해하는데 물을 많이 소모하게 되어 물 부족이 가속화 된다. 이와 같이, 충분한 물을 섭취하지 않을 경우에는 뱃속에서 성장 중인 아기의 생리 패턴에도 영향을 미치게 된다.

즉, 엄마의 생활방식이 태아의 생리기능 발달에 중대한 역할을 하므로, 좋은 식습관 및 물 마시는 좋은 습관을 갖는 것이 중요하다.[29]

뇌졸중 위기 극복

필자가 건설부 수자원개발과장으로 근무할 당시에 업무상 어려움이 많았다. 환경단체의 다목적댐 건설 반대에 대한 대응, 감사, 예산 확보, 갈수·홍수 대책, 각종 행사, 국회 대응 등 일이 많았다.

군기軍紀 센 군대에서 아무 일도 없이 하루가 지나가면 오히려 이상하고, 언제 자다가 깨워 기합을 받을지 몰라 전전긍긍하던 것처럼 말이다.

몇 달 근무하면서 필자는 어지러움을 느끼고, 일이 터지면 뜨거운 기운이 얼굴로 올라감으로 인하여 얼굴이 벌겋게 상기되며, 직원이나 산하기관 직원들에게 신경질을 퍼붓는 등 매우 예민해진 것을 느끼고 퇴근을 하고는 후회하곤 했으나 이미 엎질러진 물이었다.

공적公的으로 만찬 자리도 많았고, 사적私的으로도 스트레스를 풀기 위해 술도 꽤 많이 마셨다. 어지럼증이 진행되던 어느 날 아침에 일어나 화장실에 가면서, 걸음을 옮길 때마다 땅이 꺼지는 것과 같은 현상이 생겨 한·양방 병원에서 진료를 받았으나 아무 병도 없다는 진찰 결과만 나왔다. 병명도 모르지만 달리 방법이 없어 한방병원에 매달려 낫는다는 보장도 없이 1년간의 통원치료 끝에 어지럼증이 꽤 완화되긴 했다.

'물과 건강의 관계'에 대해서 공부를 하면서 그 병의 메커니즘을 알게 되었으며, 그 증상이 오래 계속되면 뇌졸중으로 발전하여 40대에 죽을 수도 있었다는 것을 알고 가슴을 쓸어 내렸다.

필자에게 일어났던 증상이 발생된 매커니즘은 아래와 같다.

스트레스를 받으면 뇌는 물을 많이 소모하게 된다. 이때 가장 필요한 것이 물인데도 불구하고 커피나 녹차를 마셨고, 저녁에는 술을 많이 마심으로 인하여 물 부족이 가속화되는 결과가 된 것이다. 커피나 녹차 등 카페인과 술과 같은 알코올을 분해하기 위해서 물이 많이 소모되었기 때문이다.

우리 몸은 수냉식水冷式 엔진을 탑재한 자동차와 같은데, 물 부족이 심화 되면 음식물의 완전분해가 곤란해지고, 냉각수가 고갈된 것과 같은 상태가 되어 과열되면서 기체 상태의 유해물질이 발생하게 된다.

물 부족이 심각하지 않으면 우리 몸안에서 일종의 차단장치가 작동되어 유해물질이 머리로 올라가는 것을 막지만, 고갈이 오래 지속되면서 차단장치가 제 기능을 하지 못하여 뇌를 공격하게 되어 얼굴이 벌겋게 상기되고 짜증도 나면서 어지럼증이 발생한 것이다.

어지럼증의 원인은 다양하지만, 필자의 경우는 전술한 원인이 주된 이유이기 때문에, 의사도 모르는 무서운 병을 예방하기 위하여 필자는 만나는 사람마다 붙잡고 물 섭취의 중요성을 설득해 왔다.

즉 물은 하루 1.5~2리터를 마시되, 보통 습관대로 식후에 마시면 소화액이 희석되므로 식후가 아닌 식전 2시간 등 식간食間에 마시는 것이 좋다. 그리고 커피, 콜라, 술 등을 마셨을 때는 카페인과 알코올을 분해하기 위하여 몸속의 물을 소모하므로 그 음료수의 몇 배의 물을 마셔서 수분을 보충해 주어야 한다.

4. 궁합(음식 · 약 · 건강보조식품)

음식 궁합

음식을 먹으면서 우리 조상들의 지혜를 새삼 느낀다. 그중 옛날부터 습관적으로 먹는 음식이 현대 영양학적으로 볼 때 궁합도 잘 맞는 현상이며, 음식 궁합을 맞추어 먹으면 생활습관병 예방과 음식

맛의 증진 등에 효과를 볼 수 있다. 또한 영양학자에 연구에 의하여 밝혀진 바 있는 정월 대보름에 먹는 음식들은, 우리나라 사람들에게 겨울철에 부족하기 쉬운 영양소가 빠짐없이 들어 있다는 놀라운 사실에 감탄한다. 서양의 영향을 받아 맹목적으로 탐닉하는 패스트푸드의 해악에서 벗어나오는 길은 우리의 전통음식을 섭취하는 것임을 알아야 한다.

| **쇠고기 + 상추쌈** | 쇠고기에는 나트륨이온을 많이 함유하고 있는데, 칼륨을 많이 함유하는 상추쌈을 싸서 먹으면 길항작용을 하여 나트륨의 배출을 돕는다.

| **고구마 + 김치** | 고구마는 알칼리성 식품으로 칼륨 성분이 특히 많다. 칼륨은 나트륨과 길항^{拮抗} 작용을 하여 나트륨이 많이 빠져나가게 한다. 따라서 고구마를 먹게 되면 나트륨을 많이 분해시키게 되므로 소금기 있는 김치를 곁들여 먹을 때 맛이 더 난다.

| **돼지고기 + 새우젓** | 돼지고기는 펩타이드를 거쳐 아미노산으로 바뀌는데, 이때 필요한 것이 단백질 분해효소인 '프로테아제'이다. 새우젓이 발효되는 동안에 굉장히 많은 양의 프로테아제가 생성되어 소화제 구실을 한다. 또한 새우젓에는 지방 분해 효소인 리파아제가 함유되어 있어 기름진 돼지고기의 소화를 크게 도와준다.

| **꽃게 + 미나리** | 꽃게는 고단백 저지방 식품으로 비만. 고혈압. 간장병 환자에게 좋다. 그러나 산성식품이므로 알칼리성 식품을 곁들여 먹어야 한다. 미나리는 피를 맑게 하고 무기질과 비타민이 풍부하고 해독성이 강하므로 상하기 쉬운 게와 함께 먹으면 좋다.

| **감자 + 버터** | 감자에는 뛰어난 영양이 있지만 지방이 0.2% 밖에

없기 때문에 격식있는 스테이크 요리에는 꼭 구운 감자가 곁들여진다. 구운 감자에 버터를 녹여서 먹을 때 맛이 어울리는 것은 버터가 감자에 없는 지방을 보충해 주기 때문이다.[30]

조상의 지혜 ▶ 음식 궁합은 과학이다

| **고등어 + 된장 + 무** | 고등어를 튀기거나 조릴 때 된장을 조금 넣으면 생선 특유의 비린내를 없앨 수 있으며, 무와 함께 조리면 고등어에 없는 무기질 성분이 보충되어 영양학적인 면에서 우수하다.

| **메밀 소바 + 무즙** | 메밀 소바에 무즙을 넣는 것은 무즙이 메밀의 껍질 부분에 함유돼 있는 살리실아민과 벤질 아민이라는 유해성분을 제독除毒시켜 주기 때문이다.

| **오징어, 문어, 전복 + 무** | 오징어나 문어, 전복처럼 가열하면 육질이 질겨지는 식품에 무를 넣고 끓이면 육질이 연해지고 무에도 맛 성분이 스며들어 음식 맛이 훨씬 좋아진다.

| **멸치 + 풋고추** | 풋고추에는 멸치에 들어있는 칼슘 섭취를 돕는 철분이 있고, 멸치에 들어 있는 지방 성분은 풋고추에 함유된 베타카로틴의 흡수를 높여 준다. 또한 풋고추에는 멸치에 들어있지 않은 비타민 C(감귤의 2배), 섬유소가 많아 멸치에 부족한 영양소를 보충해 주고, 모세 혈관. 연골 조직을 튼튼하게 하는 생리 작용을 한다.

| **김 : 기름으로 굽기** | 김에는 비타민과 미네랄이 많이 들어 있지만, 지방은 1%도 들어있지 않아 기름을 발라 구우면 맛이 더 좋아진다.[31]

오이·소주는 철떡 궁합

| **소주 + 오이** | 소주에 오이를 썰어 넣어 마시면 자극적인 알코올 냄새가 없어지고 맛이 순해지는 것은 소주의 냄새를 오이가 빨아들이기 때문이다. 오이는 영양가는 낮지만 칼륨 함량이 높은 알칼리성 식품이다. 술을 많이 마시면 체내의 칼륨이 배설되므로 오이를 술에 썰어 넣어 마시면 자연스럽게 칼륨을 보충할 수 있는 것이다. 또 염분과 노폐물 배출이 잘 되어 숙취에 좋으며, 피를 맑게 해 주므로 오이와 소주는 찰떡궁합이다.

| **쇠고기, 생선회 + 깻잎** | 쇠고기에는 단백질이 풍부하게 들어 있으며, 질(質)도 우수한 반면 칼슘과 비타민 A, C는 거의 들어있지 않고, 생활습관병의 원인이 되는 콜레스테롤이 많은 것이 단점이다. 깻잎에는 쇠고기에는 없는 비타민 A와 C가 많이 함유되어 있고, 깨에서 추출한 식물성 기름과 함께 먹으면 콜레스테롤이 혈관에 달라붙는 것을 예방해 주므로 쇠고기와 깻잎은 최상의 궁합이다. 또한 깻잎 특유의 향을 내는 정유성분인 페릴 키톤은 방부제 역할을 하기 때문에 생선회와 같이 먹게 되면 식중독을 예방하는 효과를 볼 수 있다.

| **쇠고기 + 배** | 배에는 소화효소가 들어 있어 고기의 소화를 돕는 힘이 강하다. 배의 까슬까슬한 부분은 석(石)세포라고 하는데, 변통을 촉진하는 성질이 있다. 식이섬유인 리그닌과 섬유질이 주성분이다. 고기만을 많이 먹으면 변비에 잘 걸리므로 고기에 배를 섞어 먹는 것은 변비 예방을 위해서도 매우 바람직하다.[33]

생선회 먹을 때는 생강이 필수

| **생선회 + 생강** | 생강은 식욕을 돋우는 동시에 어패류나 육류의 냄새를 없애고 맛 성분을 끌어내므로 조리할 때 자주 쓰인다. 특히 진저롤은 비브리오 균에도 살균력을 나타내기 때문에 생선회의 식중독 예방 효과가 크다. 생강에 풍부한 아밀라아제와 단백질 분해 효소가 소화를 돕는다.

| **아욱 + 새우** | 아욱을 비롯한 일반 채소에는 단백질이나 메치오닌과 라이신 등 필수 아미노산이 부족한데, 아욱의 영양성분 중 부족한 성분을 가지고 있는 대표적인 식품이 새우이다. 토장에 보리새우를 넣고 끓인 아욱국은 맛과 영양의 균형이 잡힌 좋은 음식이다.

| **참깨 + 시금치** | 참깨는 머리를 좋게 하며, 남성호르몬 분비를 촉진하고, 고혈압, 심장병을 예방하는 효과를 가지고 있다. 시금치나물을 무칠 때 참깨를 듬뿍 넣으면 시금치의 수산 성분이 결석을 만드는 것을 예방할 수 있다. 또한 참깨가 시금치에 부족한 단백질, 지방 등을 보충해 준다.

| **키위 + 쇠고기** | 키위에는 식물성 섬유인 펙틴이 많고, 나트륨이 적고, 칼륨이 많으므로 고혈압, 심장병 등의 예방 및 변비 치료에 좋다. 또한 단백질 분해효소인 액티니진이 들어있기 때문에 고기를 부드럽게 하는 연육제 역할을 한다. 쇠고기 요리를 먹고 난 후 속이 거북할 때 키위를 디저트로 먹으면 소화가 잘 된다.

| **된장국 + 부추** | 된장은 항암효과가 뛰어나지만 염분 함량이 높다. 부추에 있는 칼륨이 나트륨을 체외로 배출하는 것을 돕고 된장에 없

는 비타민 A·C를 부추가 보충해 준다.[35]

콩국수와 열무김치는 환상 궁합
|

| **콩국수 + 열무김치** | 콩은 '밭에서 나는 쇠고기'라고 불릴 정도로 많은 양의 단백질을 함유하고 있다. 특히 레시틴, 리놀렌산, 티로신 같은 아미노산도 풍부하며, 비타민 B_1, B_2, 칼슘, 칼륨, 마그네슘도 가지고 있다. 콜레스테롤 흡수를 억제하고 당뇨병을 개선하는 효능을 가진다. 콩국수를 먹을 때 열무김치를 곁들이면 콩에 부족한 비타민 C 등 양질의 영양소를 골고루 섭취할 수 있어 영양만점 별미가 된다.

| **블루베리, 딸기 + 우유** | 블루베리와 딸기에는 안토시아닌 성분이 많아 항암효과가 있고, 비타민C 등 비타민을 많이 함유하고 있다. 딸기는 신장에 좋고 블루베리는 눈에 좋은 식품이다. 우유를 배합하면 자극적인 맛이 중화되고, 블루베리 및 딸기에 부족한 단백질, 칼슘 등을 보강할 수 있다.

| **식초 + 계란** | 식초는 체내의 잉여 영양소를 분해하며, 피로물질인 젖산 생성을 막고, 이미 생성된 젖산을 분해한다. 따라서 비만예방, 간 기능강화, 피로회복에 효과가 있고, 생체에 활력을 준다. 식초는 칼슘 흡수를 높이고 잉여의 염분을 체외로 배출해 골밀도를 유지해 주며 계란의 칼슘은 뼈를 강화한다. 기미나 노인들의 검버섯도 없애 준다.

| **버섯 + 고기, 채소** | 지방이 많은 고기 요리에 버섯을 넣으면 콜레스테롤이 흡수되는 것을 지연시키는 효과가 있으며, 버섯에는 비타민

A, E가 부족한 편이나 비타민 A가 풍부한 녹황색 채소, 치즈, 달걀, 생선 등과 비타민 E가 많이 들어있는 참깨, 땅콩, 호두 등과 함께 요리를 하면 궁합이 잘 맞는다.[36]

수박은 소금찍어 먹어야

| **굴 + 부추 전** | 굴과 부추는 서로의 상반된 성질을 보완해 에너지의 흡수율을 극대화한다. 굴의 찬 성질이 위장을 자극해 탈이 나거나 설사 증세를 보이면 부추의 따뜻한 성질이 차가워진 장을 달래주어 소화장애를 예방한다.

| **연어 + 통후추** | 후추의 독특한 매운 맛 성분은 피페린과 사비산이다. 오래 저장된 후추는 매운 맛이 약해지는데 피페린이 보존 중 결정상태가 되어 분산되기 때문이다. 연어를 먹을 때 생 통후추를 곁들이면 향신료로써 독특한 향미와 매운 맛이 더해져 연어 맛을 더욱 음미할 수 있어 좋다.[38]

| **옥수수 + 우유** | 옥수수가 장의 연동운동을 촉진하고, 항암효과가 있으며, 혈중 콜레스테롤 수치를 낮추는 효과가 있지만, 필수아미노산인 라이신이 들어 있지 않고 트립토판도 거의 없다. 따라서 고단백이면서 거의 모든 무기질을 갖고 있고 비타민도 25종이나 갖고 있는 우유를 배합하면 좋다.

| **소금 + 수박** | 소금은 종기나 혈병, 출혈성 질병 등을 다스리고 해독작용도 한다. 수박에 소금을 뿌려 먹으면 수박에 의해 세포내의 삼투압 균형이 깨지고 산·알칼리 평형 유지가 안 되는 것을 막을 수

있다. 또 소금은 위액의 산도를 유지하므로 음성식품인 수박이 소화기관을 손상하는 것까지 막아 준다.

| **미더덕 + 콩나물** | 미더덕은 단백질을 많이 함유하며, 칼슘, 인, 철비타민 C를 소량 함유한다. 요리할 때 비타민 C가 풍부한 콩나물을 넣으면 영양균형을 맞출 수 있다. 그뿐 아니라 콩나물의 아삭한 식감이 미더덕 향의 매력을 높여준다.[39]

복어탕 끓일 때 미나리가 해독
|

| **장어 + 생강** | 장어는 고지방·고단백질 식품으로 체력을 보강해주는 대표 보신補身 식품이다. 생강은 살균력이 있어 해산물을 먹을 때 식중독을 예방해 주는 효과가 있다. 생강 특유의 향이 장어의 비린내를 없애 입맛을 산뜻하게 돋운다. 생강에 들어 있는 단백질 분해효소가 소화흡수를 돕는다.

| **닭고기 + 인삼** | 스트레스를 받거나 더위 등으로 기력이 떨어질 때는 단백질과 비타민을 충분히 섭취할 수 있는 삼계탕이 좋다. 닭고기는 성질이 따뜻해 기운이 나게 해 주며 오장을 편하게 해 준다. 또한 소화흡수가 잘 되며 필수 아미노산이 다량 함유되어 있다. 닭과인삼을 함께 넣고 끓이면 누린내를 없애주고 스트레스를 해소해 주는 성분을 만들어 낸다.

| **복어 + 미나리** | 복어는 지방이 적은 양질의 단백질이라 예로부터 엄동설한 추위도 잊게 하는 식품으로 여겼다. 그러나 복어의 테트로톡신 성분은 맹독성 물질로서 가열해도 없어지지 않으며 0.5mg만

먹어도 사망할 수 있다. 미나리는 피를 맑게 하는 식품으로 알려져 있다. 칼슘, 칼륨, 비타민 A, B, C가 많이 들어있다. 복어탕을 끓일 때 알칼리성인 미나리를 넣으면 향긋한 맛뿐만 아니라 해독효과도 어느 정도 기대할 수 있다.

| **조개 + 쑥갓** | 쑥갓은 칼슘이 많고 비타민 A, C가 풍부한 알칼리성 식품이다. 엽록소가 풍부해 적혈구 형성을 돕고, 혈중 콜레스테롤을 낮춰주는 효과가 있어 건강에 이로운 식품이다. 조개류에는 엽록소, 비타민 A, C 등이 거의 들어있지 않아 조개탕을 끓일 때 쑥갓을 곁들이면 좋다.[40]

레몬은 굴의 철분 흡수율 높여
|

| **굴 + 레몬** | 굴은 세균이 번식하기 쉬울 뿐만 아니라 자가 효소가 많이 있어 시간이 지나면 성분 변화를 일으켜 탄력을 잃고 축 처진다. 이런 결점을 보완해 주는 재료가 레몬이다. 굴에 레몬즙을 떨어뜨리면 나쁜 냄새가 없어지고 레몬에 들어 있는 구연산이 식중독 세균의 번식을 억제해 준다. 또 레몬이 굴에 들어있는 철분의 흡수율을 향상시킨다.

| **재첩 + 부추** | 질 좋은 단백질을 함유한 재첩은 칼슘, 인, 철, 비타민 B_1, B_{12}가 풍부하다. 특히 비타민 B_{12}는 수용성으로서 국물에 잘 우러나오므로 재첩은 국을 끓여 먹으면 좋다. 그러나 비타민 A 함량이 적으므로 비타민 A의 모체인 베타카로틴을 많이 함유하는 부추를 넣어 재첩국을 끓이면 좋다.

| **가자미 + 무** | 가자미 식혜는 가자미를 절인 후 좁쌀 밥과 무, 엿기름가루 등을 넣어 버무린 발효음식이다. 가자미가 발효되면 가자미의 단백질이 가수 분해되어 펩타이드, 아미노산, 유기산이 생성된다. 여기에 무의 달고 시원한 맛이 잘 어우러져 가자미 식혜의 맛을 완성한다. 무에 들어있는 여러 소화효소는 열에 약한데, 가자미 식혜는 가열한 음식이 아니기 때문에 소화를 돕는 효소가 활발하게 활동한다.

| **연근 + 식초** | 연근은 색이 갈색으로 변하는 갈변현상을 일으킨다. 식초를 넣고 삶거나 조리하면 잡맛이 빠지고 빛깔도 선명해진다. 식초는 연근의 변색을 막을 뿐 아니라 연근에 들어 있는 이로운 성분의 손실을 방지하는 성질이 있어 잘 어울린다. [41]

같이 먹으면 손해-궁합 안 맞는 음식

| **쇠고기 + 부추** | 쇠고기와 부추 모두 열을 내는 성질이 있어 같이 먹을 경우 위 점막을 자극해 복통을 일으킬 수 있다.

| **쇠고기 + 고구마** | 탄수화물이 주성분인 고구마와 지방이 들어있는 쇠고기는 소화에 필요한 위산 농도가 각기 다르다. 따라서 같이 섭취하면 머무르는 시간이 길어져 소화불량 또는 배탈이 날 수 있다.

| **닭고기 + 미나리** | 닭고기와 미나리는 서로 성질이 상극이어서 같이 먹으면 식중독을 일으킬 수 있다.

| **조개 + 옥수수** | 조개는 상하거나 세균에 감염되기 쉬우며, 산란기에는 자신을 보호하기 위해 독성물질을 만들어 낸다. 조개를 먹은

후 소화가 잘 안 되는 옥수수를 먹으면 소화가 더디고 유해균 배출이 되지 않아 배탈 혹은 식중독에 걸릴 수 있다.

| 장어 + 복숭아 | 장어의 지방은 위에 머무르는 시간이 길어 소화에 부담을 줄 수 있다. 그런데 복숭아를 같이 먹으면 새콤한 유기산이 장에 자극을 주고, 지방이 소화되기 위해 작게 유화되는 것을 방해해 자칫 설사를 일으키기 쉽다.

| 오이 + 무 | 오이에는 비타민 C가 많이 함유되어 있고, 이를 파괴하는 아스코르비나아제도 함께 있어 무와 같이 조리하면 무에 들어있는 비타민 C가 파괴된다.

| 콩 + 치즈 | 치즈는 단백질, 지방, 칼슘이 풍부한 영양식품이다. 콩도 고단백, 고지방 식품이지만 칼슘보다 인산 함량이 많다. 치즈와 콩류를 함께 먹으면 인산과 칼슘이 결합해 몸에 흡수되지 않고 몸 밖으로 빠져나가 버리므로 영양 면에서 유익하지 않다.[42]

| 오이 + 생당근 | 당근에는 오이에 들어있는 비타민 C를 파괴시키는 아스코르비나아제라는 효소가 있어 같이 먹으면 안 좋다. 그러나 당근을 익히면 아스코르비나제의 비타민 C를 파괴하는 힘이 떨어지므로 익힌 당근과 생오이는 함께 먹어도 무방하다.[43]

| 미역 + 파 | 미역냉채를 할 때 파를 썰어 넣으면 파에 있는 유황과 인이 미역의 칼슘이 체내에 흡수되는 것을 방해한다. 또 미역과 파는 모두 알긴산이라는 성분 때문에 미끈거리므로 함께 먹으면 식감이 떨어진다.

| 홍차 + 꿀 | 홍차 속 탄닌의 떫은 맛 때문에 꿀을 타먹기도 한다. 하지만 콜레스테롤 수치를 낮추고 항균작용을 하는 탄닌과 꿀의 성

분이 결합하면 탄닌산철로 변해 몸 밖으로 배출된다. 따라서 홍차의 떫은 맛을 없애면서 탄닌 흡수율을 높이려면 꿀 대신 설탕을 조금 넣어 마시는 편이 낫다.

| 뱅어포 + 녹차 | 칼슘 함량이 많은 뱅어포를 먹고 난 뒤 바로 녹차를 마시면 뱅어포의 건강효과를 제대로 누릴 수 없다. 녹차에 든 탄닌은 칼슘과 결합하기 때문에 섭취한 칼슘이 체내에 잘 흡수되지 않게 한다. 따라서 뱅어포를 먹었으면 녹차는 1시간 정도 지나고 마시는 것이 좋다.[44]

약과 안 맞는 음식 궁합

일반적인 주의 사항으로써, 약 복용 시, 식전, 식후 복용할 것인지를 잘 확인해야 한다. 약을 커피나 차 종류, 콜라 등의 음료수와 같이 복용하면 이들 성분이 약과 흡착해 효과를 저해하며, 발포성 음료수는 탄산가스가 위벽을 자극해 위장장애의 위험도를 증가시키므로 피한다. 현재 복용하는 약이 있는 경우 함께 복용해도 좋은지 확인하고, 되도록 따뜻한 물로 복용한다. 또한 약을 복용한 후 30분 이내 누우면 식도로 역류할 위험이 있으므로 주의해야 한다.

| 아스피린 + 비타민 C | 비타민 C는 콜라겐 생성에 꼭 필요하고, 피부 탄력을 유지시키고, 바이러스나 세균에 대한 저항력을 높여주는 필수 비타민이다. 아스피린은 피의 응고를 억제하는 작용을 한다. 비타민 C와 아스피린을 함께 복용하면 소화기에서 출혈이 멈추지 않

거나 괴혈병을 일으킬 우려가 있다.

| **아스피린 + 영양 드링크** | 감기약에 들어 있는 아스피린은 알칼리성 용액에는 잘 녹지만 산성 용액에는 잘 녹지 않는다. 영양 드링크에 들어 있는 탄산은 산성이다. 따라서 아스피린이 든 감기약과 영양 드링크를 같이 복용하면 아스피린이 체내에 흡수되는 것을 저하시켜 아스피린의 해열·진통 효과가 떨어진다.

| **종합감기약 + 녹차** | 대부분의 종합 감기약에는 졸음을 유발하는 항히스타민제가 들어 있어서 졸음을 막기 위해 중추신경흥분제인 카페인을 함께 배합한다. 카페인이 든 감기약을 녹차와 함께 섭취하면 카페인의 양이 많아져 불면증, 구토, 구역질은 물론 심하면 부정맥을 일으킬 위험이 있어 주의해야 한다.[45]

감기약 먹을 땐 술·담배 삼가야

| **종합 감기약 + 담배** | 평소 흡연을 즐기는 사람이 복용하면 흡연자의 체내에 있는 카페인을 간에서 대사하기 위해서 효소 분비를 증가시킨다. 따라서 카페인은 체내에 흡수되기 전에 체외로 배출되고, 결국 졸음 방지를 위해 배합한 종합 감기약 속 카페인의 효과가 약해진다.

| **감기약 + 술** | 술은 중추신경 억제작용을 한다. 감기약에 들어 있는 항히스타민제는 진정작용이 있어서 술과 함께 먹으면 졸음을 증가시키므로 운전이나 기계조작을 하면 위험하다.

| **우울증 치료제 + 티라민 함유 음식** | 티라민은 우리 몸에서 흥분을 일

으키는 물질이다. 우울증 치료제는 티라민의 분해를 방해해서 티라민의 양을 증가시켜 혈압을 높이고, 때로는 심장을 심하게 뛰게 한다. 티라민이 많이 함유된 식품은 맥주, 치즈, 요구르트, 청어, 소나 닭의 간, 소시지, 말린 생선, 건포도, 초콜릿, 바나나, 효모 추출물, 간장, 두부, 소금이나 식초에 절인 식품 등이다.

| **기침약 + 수면제** | 중추신경 억제제가 든 기침약을 복용한 직후 최면진통제가 든 수면제를 복용하면 두 성분이 상승작용을 일으킨다. 중추신경을 억제해 호흡곤란을 일으키거나 혼수상태에 빠질 위험이 있다.

| **항생제 + 우유** | 일부 항생제는 우유와 함께 복용하면 우유의 칼슘과 화학반응을 일으켜 항생물질의 체내 흡수를 방해한다. 항생제를 복용할 때는 수분을 충분히 섭취하는 한편 복용 전후에는 우유나 유제품을 피해야 한다.[46]

위장약·우유 함께 먹으면 구토·졸음

|

| **위장약(제산제) + 우유** | 위염이나 위궤양을 앓고 있는 환자가 가장 많이 복용하는 약이 제산제이다. 위산을 중화시키는 성분을 가진 위장약을 복용한 후 대량의 우유를 섭취하면 우유에 포함되어 있는 칼슘이 반응해 혈액 중의 칼슘 수치를 급격히 증가시킨다. 이로 인해 구토, 식욕 부진, 변비, 졸음과 같은 증세가 나타난다.

| **위장약(제산제) + 졸음방지 껌** | 체내에 흡수된 카페인은 간에서 대사되는데 위장약 성분이 간의 활동을 억제해 카페인 대사를 방해한다.

따라서 카페인의 심장혈관 및 중추신경 자극작용이 강해져 두통과 손떨림, 불면, 구토, 현기증, 흥분상태 등 부작용이 일어난다. 카페인은 콜라나 감기약에도 포함되어 있다.

| **수면제 + 알코올** | 불면증으로 고생하는 사람이 수면제를 복용하면 숙면을 취할 수 있다. 하지만 늦은 밤까지 술을 마신 뒤 수면으로 피로를 풀기 위해 수면제를 복용할 경우, 심하면 사망에 이를 수 있다. 왜냐하면 알코올이 수면제의 작용을 도와 진정작용이 강해지므로 의식을 잃거나 혼수상태에 빠지거나 심하면 사망하기도 한다.

| **무좀약 + 고단백 식사** | 먹는 무좀약이 바르는 무좀약보다 효과가 좋다. 이때 육류, 생선 같은 고단백 식품과 함께 섭취하면 약 성분의 체내 흡수를 방해해 약효를 보기 어렵다.

| **항혈전제(와파린) + 양파** | 항혈전제를 복용하는 사람이 식사 중에 양파를 섭취하면 양파로 인해 항 혈액 응고작용이 비정상적으로 강해진다. 그 결과 뇌나 소화기관에서 출혈이 일어나기 쉽고, 피가 멈추지 않는 위험한 상태를 초래할 수 있다.[47]

자몽과 고혈압약 함께 복용 안 돼
|

| **항불안제, 고지혈증약 + 자몽** | 자몽의 쓴맛 성분이 간의 해독작용을 방해해 약효가 증가하기 때문에 위험하다. 정신질환 치료제인 항불안제와 혈액의 지방 성분을 줄여주는 고지혈증 치료제를 자몽과 같이 섭취하면 안 된다.

| **항응고제(와파린) + 비타민 K** | 항응고제는 혈액이 굳지 않게 해주는

약이다. 비타민 K는 혈액을 잘 응고시키는 성질이 있어 항응고제와 정반대다. 따라서 항응고제를 복용하는 사람은 녹색 채소, 양배추, 아스파라가스, 케일, 간, 녹차와 같은 비타민 K가 많은 식품을 피해야 한다.

| **천식약(데오필린) + 숯불구이 갈비** | 기침이 끊이지 않는 천식으로 고생하는 사람이 천식약을 복용하면서 숯불구이 갈비를 먹으면 약효가 감소된다. 숯불구이 갈비에 있는 물질이 간장의 효소의 작용을 활성화시켜 약 성분이 체내에 흡수되기 전에 배출되므로 약효가 떨어진다.

| **천식약(데오필린) + 초콜릿** | 천식약 복용 직후 초콜릿을 먹으면 초콜릿에 함유된 성분으로 인해 약효가 두 배로 작용한다. 발진, 가려움, 불면증, 두통, 현기증, 구토, 복통 등의 부작용을 초래하므로 주의해야 한다.

| **항생제용 시럽 + 오렌지·사과 주스** | 맛이 쓴 항생제에 단맛, 과일 향을 첨가해 복용하기 쉽게 만든 제품을 시럽제라 한다. 시럽제는 오렌지나 사과 음료와 함께 복용하면 시럽 속 성분들이 분해되거나 석출되어 약효가 떨어지거나 도리어 쓴 맛이 강해진다.[48]

건강기능식품과 안 맞는 질병 궁합

| **인삼·홍삼 vs 고지혈증·당뇨병·우울증** | 인삼과 홍삼은 인슐린의 작용을 강화해 혈당 수치가 요동칠 가능성이 크고, 항우울제인 페넬진, 카페인, 알코올과 인삼·홍삼을 함께 섭취하면 카페인이나 알코올의 수치가 예상 밖으로 증가하거나 감소할 수 있다. 항 혈액응고제를 복용중인 고지혈증 환자에게도 인삼·홍삼은 부작용 우려가 있다. 인삼·홍삼은 육체 피로와 면역기능이 염려되는 사람에게 적합한 기능성 식품이다.

| **EPA·DHA vs 고혈압·뇌졸중** | EPA·DHA에 포함된 오메가-3 성분은 혈전을 녹여 피를 멈추지 않게 하는 효과가 있기 때문에 뇌졸중 환자나 수술을 앞둔 환자는 섭취를 금한다. 혈압약을 복용중인 환자가 EPA·DHA 제품을 함께 복용하면 혈압 저하가 심하게 일어날 수 있다. 오메가-3는 항 혈액응고제, 아스피린, 이부프로펜 성분이 든 비스테로이드 성 진통제와 충돌해 약물의 효과를 떨어뜨릴 수 있다. 진통제를 자주 복용하는 사람은 오메가-3를 복용하기 전 반드시 의사와 상담한다. EPA·DHA는 하루 0.5~2g 섭취하는 것이 좋다.[50]

| **감마리놀렌산 vs 고지혈증** | 고지혈증 환자 중에 항 혈전제를 복용하는 사람이 많은데, 이들이 감마리놀렌산을 함께 먹으면 상처가 생겼을 때 지혈이 안 돼 위험하다. 또한 항 응고제, 항 혈소판 제재는 감마리놀렌산 성분과 합쳐지면 약효가 떨어지므로 동시에 섭취하지 않는 것이 좋다.[50]

글루코사민은 당뇨 환자 혈당 높여

|

| **정어리 펩타이드 vs 심한 고혈압** | 혈압 조정에 도움이 되는 정어리 펩타이드는 혈압이 정상보다 약간 높은 사람이나 경계선 고혈압인 사람에게 적합하다. 정어리 펩타이드 성분인 바릴티로신을 하루 6mg 이상 섭취하면 지나친 혈압지하를 불러올 수 있으므로 의사와 상의하여 복용여부, 복용량 등을 정하여야 한다.

| **키토산·키토올리고당 vs 조개 알레르기** | 키토산·키토올리고당은 조개류에 대한 알레르기 반응이 있는 사람에겐 맞지 않다. 비타민과 미네랄 흡수가 안 되는 사람도 복용해선 안 된다. 키토산을 장기 복용하면 지용성인 비타민 A·D·E·K가 부족할 수 있으므로 주의해야 한다. 키토산 · 키토올리고당은 하루 1.2~3g 정도 섭취한다.

| **녹차 vs 카페인 중독** | 활성산소 제거에 도움을 주는 녹차추출물은 카페인이 다량 함유된 커피 등을 평소 즐겨 마시는 사람에겐 좋지 않다. 녹차추출물을 과량 섭취하면 초조감과 불면을 유발하며 심할 경우 카페인 중독이 올 수 있다. 녹차 추출물의 주성분인 카테킨 용량으로 하루 0.3~1g 정도 섭취한다.

| **글루코사민 vs 당뇨병·갑각류 알레르기** | 관절건강에 도움을 주는 글루코사민은 탄수화물(당질)의 일종이다. 혈당을 높일 수 있어 혈당수치가 불안정한 당뇨병 환자들은 복용하지 않는 것이 좋다. 글루코사민의 원료인 게·새우 등 갑각류 알레르기가 있는 사람도 피하는 것이 좋다. 또한 관절건강에 좋은 홍합추출오일 복합물은 고지혈증 환자 등이 복용하는 항혈전제와 약물상호작용이 있으므로 복용해선

골다공증약 복용시 철분보충제 금지

|

| **철분 vs 골다공증** | 골다공증 치료제를 복용할 때 칼슘이나 철분을 주성분으로 하는 건강식품을 먹으면 치료제의 약효를 떨어뜨릴 수 있다. 키토산은 칼슘 흡수를 돕는 비타민 D 흡수를 방해한다. 철분은 피를 걸쭉하게 만들어 혈관을 막히게 할 수 있기 때문에 심장병이나 동맥경화 위험이 있는 사람은 철분 성분이 든 제재를 먹지 않는 것이 좋다. 또한 과도한 철분 복용은 세포의 산화속도를 증가시키고 면역기능을 떨어뜨린다.

| **클로렐라·스피루리나 vs 수술·장기 이식** | 수술을 앞두거나 수술을 막 끝낸 환자는 클로렐라를 삼간다. 클로렐라 안에는 비타민 K가 많이 들어가 있어 혈액의 응고를 지연시킨다. 장기이식을 받은 사람은 면역거부반응을 억제하기 위하여 면역억제제인 사이클로스포린을 복용한다. 사구체신염이나 류머티스질환 등 자가면역질환, 알레르기성 질환 치료제로도 쓰인다. 클로렐라, 스피루리나 같은 면역력 증진 기능이 있는 건강기능식품과 함께 사용하면 약효가 떨어진다. 갑상선암 환자는 요오드 성분이 빠진 것을 골라야 한다.

| **나이아신 vs 고지혈증** | 콜레스테롤 저하제를 복용하는 환자가 나이아신 영양제를 함께 복용하면 근육이 녹아내리는 항문근변성 발생률이 증가한다.

| **비타민 E vs 피부병** | 비타민 E는 항진균제인 그리세오풀빈과 만나면 효과도 강해지는데 동시에 두통, 가려움증, 입마름 등 부작용 위험도 높아진다. 때로는 혈액구성에 영향을 미치거나, 어린이 생식기 변화 등 심각한 부작용을 일으킬 수 있다.[52]

5. 불량식품

세계 10대 불량 음식

WHO(세계보건기구)가 선정한 10대 불량음식을 소개한다. 우리가 일상 생활과정에서 맛있게 먹고 있으며, 특히 어린이들이 현대인의 상징처럼 즐기는 음식들이 많음에 주목해야 한다.

| **기름에 튀긴 식품** | 감자튀김이나 치킨, 팝콘, 과자 등이 유난히 바삭바삭한 맛을 내고 케이크가 부드럽게 혀를 감싸는 것은 트랜스 지방 때문이다. 트랜스 지방은 불포화지방산의 한 종류로 액체 상태인 식물성 지방에 수소를 첨가해서 상하지 않고 운반하기 쉬우며 저장하기 편하게 가공한 고체 상태의 기름을 말하는데, 트랜스 지방의 악영향은 포화지방의 2배에 이른다. 트랜스 지방은 혈액의 LDL을 증가시킬 뿐만 아니라 HDL을 감소시켜 혈관을 굳게 하여 심혈관 질병을 일으키는 원인이 된다. 또한 발암 물질을 포함하고 있으며, 비

타민을 파괴 하고, 단백질을 변질시킨다.

| **소금에 절인 식품** | 많이 섭취하면 고혈압을 일으키며 신장에 큰 부담을 준다. 그리고 후두암을 일으키며 점막이 쉽게 헐거나 염증을 일으킨다.

| **가공 고기 식품** | 햄, 스팸, 소시지 등은 발암물질 중 하나인 아질산염과 방부제를 다량 포함하고 있으며, 간에 큰 부담을 준다.

| **과자류** | 식용향료와 색소가 대량 포함되어 있어 간 기능에 부담을 준다. 심하면 비타민을 파괴한다. 열량은 높지만 비타민이나 미네랄 등이 부족하다.

| **설탕에 절인 과일 가공 식품** | 설탕이나 소금에 절인 과일에는 발암 물질의 대표격인 아질산염을 포함하며, 염분이 높고, 방부제, 향료를 포함하고 있다.[53, 54]

통조림·탄산음료는 열량만 높고 비타민 파괴
|
| **사이다, 콜라류** | 인산, 탄산을 포함한다. 카페인을 함유하고 있는데, 카페인의 이뇨제 역할로 인하여 몸속의 철분, 칼슘, 칼륨과 같은 주요 미네랄 성분을 소변을 통해 밖으로 배출시킨다. 당도는 매우 높지만 정작 흡수한 당을 에너지 화하는 무기질, 비타민 등 영양 성분은 없기 때문에 몸속의 비타민을 빼앗아 졸음이 오고 입맛이 없어지게 된다. 또한, 인체에 해로운 색소도 많이 들어 있다.

| **편의류 식품** | 편의점에서 판매하는 즉석 식품은 염분 농도가 매우 높고 인공 향료를 포함하고 있으며, 장기간 보관·유통을 위하여 방

부제를 넣었기 때문에 간에 손상을 줄 수 있다. 열량만 있을 뿐 정작 중요한 영양 성분이 없다. 그래서 이런 음식을 junk(쓰레기) food라고도 부른다.

| **통조림류 식품** | 생선, 육류, 과일류 등을 모두 포함한다. 비타민을 파괴하고 단백질을 변질시킨다. 이 또한 가공되어 열량은 매우 높지만 비타민, 미네랄 등 영양 성분이 낮다.

| **냉동 간식류 식품** | 아이스크림, 아이스케이크 등 냉동식품을 말한다. 쉽게 변질 될 수 있고 당도^{糖度}도 너무 높아 식사에 영향을 준다.

| **숯불구이류 식품** | 불에 구운 닭다리 한 개는 담배 60개비의 독성과 같으며 신장, 간에 부담을 준다. 특히 돼지고기는 비계가 많아 숯불에 직화^{直火}로 익히게 되면 삼겹살 기름이 불에 떨어져 타면서 연기가 나므로 발암물질로 코팅된 고기를 먹는 것과 같다.[55, 56]

- 활성산소

  - 노화, 질병(암)의 원인 ● 에너지생산과정에서 필연적으로 생성

  - 생성원

    - 스트레스, 과식, 지나친 운동, 담배연기

    - 트랜스지방, 지나친 태양광선, 술과 약물 남용

    - X-선, CT촬영, 환경오염물질

- 항산화제(현대판 '불로초')

  - 활성산소 제거 역할 ● 비타민 C, E

  - 셀레늄 ● 피토케미컬

    - 세계 10대 건강식품은 전부 항산화제이다.

- 물과 건강

  - 물부족 → 비만, 고혈압 등 많은 병의 원인

  - 목마를 때 먹으면 늦음

  - 술, 커피는 물부족 가속화(加速化)

- 음식 궁합

  - 조상의 지혜의 산물이며 맞춰 먹어야 더 유익

  - 궁합이 안 맞는 음식은 피해야

  - 약과 음식도 맞춰(피해) 먹어야

- 불량식품(WTO 선정)

  - 튀긴음식 ● 염장식품

  - 가공식품, 과자류, 통조림 ● 불에 굽는 요리

건강 관리법

비만

비만은 지방간을 초래하고 관절염이나 요통의 원인이 되며, 코골이 및 수면무호흡증의 원인이 된다. 그런가 하면 비만인 사람은 위장병이 많다. 그리고 신장질환도 비만인 사람이 잘 걸린다.

질병의 출발점 ▶ 비만

미국 시내 공원 벤치에 앉아 바라보면 지나가는 사람 10명 중 2~3명은 '굴려도 공처럼 굴러 갈 것 같은 사람'들이다. 중남미 히스패닉 계의 사람들은 더 엄청나다. 밀가루와 고기로 만든 햄버거, 소시지, 기름에 튀긴 감자 등의 패스트푸드를 먹고, 달디 단 설탕물인 콜라를 마시는 모습을 많이 목격할 수 있다. 미국에서는 비만 인구의 급증으로 심장병 환자가 크게 늘어 심장내과 의사가 가장 잘 나간다고 한다.

과거에는 비만은 병으로 여기지 않았고 '부富의 상징'으로 여겼다. 그러나 얼마 전부터 비만을 질병으로 여기게 되었다. 당뇨병의 경우 50년 전에는 전체 인구의 1 %도 되지 않았으나 현재 우리나라 환자는 15%까지 늘어났다. 체중이 표준체중보다 10%를 초과하면 고혈압 발병률은 무려 2.9배로 높아지고, 20%를 넘어서면 무려 8배나 높아진다고 한다. 또한 비만은 고지혈증을 불러온다. 즉 내장과 피하에 쌓이고 남은 지방이 혈액 속으로 들어감으로써 피 속에 지방이 많아진다. 통계청에 따르면 2009년 고혈압의 유병률은 32%, 고·중성지방혈증은 17%에 달했다. 비만인 사람은 정상인 사람에 비해 협심증이나 심근경색에 걸릴 확률이 2배 정도 높다. 또 비만은 지방간을 초래하고 관절염이나 요통의 원인이 되며, 코골이 및 수면무호흡증의 원인이 된다. 그런가 하면 비만인 사람은 위장병이 많다. 그리고 신장질환도 비만인 사람이 잘 걸린다.[1]

비만 발생의 핵심 ▶ 미토콘드리아

우리 몸의 100조 개나 되는 세포의 핵에는 미토콘드리아가 있는데, 생명 활동에 필요한 에너지를 만들어내는 기관이다. 미토콘드리아는 우리가 먹은 음식물을 분해해서 만든 포도당과 지방산, 아미노산을 땔감으로 사용한다. 이 지방산과 포도당, 아미노산은 장에서 흡수되어 혈액을 타고 돌면서 자신을 필요로 하는 각 세포로 흡수되고 마지막으로는 이 세포 안에 있는 미토콘드리아로 들어간다. 이러한 작용을 하는 회로(크랩스 회로)가 늦게 작동하거나 미토콘드리아 숫자가 감소하는 등 기능이 저하되면 땔감이 모두 지방산으로 전환되어 세포에 저장됨으로서 비만이 올 가능성이 높다.

| **비타민과 미네랄 부족** | 크랩스 회로의 9개의 톱니바퀴가 잘 돌아가게끔 윤활유 역할을 하는 보효소^{補酵素}, 효소에 첨가되는 화학적 인자인 보조인자가 있는데, 효소는 핵산에 의해 세포 안에서 만들어지기도 하지만 보효소와 보조인자는 몸에서 만들어지지 않는 것이 많다. 특히, 비타민 B_1, B_2, B_6, C, E 등 필수비타민, 마그네슘, 아연, 망간, 철분과 같은 필수 미네랄은 몸에서 만들지 못하기 때문에 꼭 밖에서 공급해 주어야 하므로 '필수'라는 말을 붙여, 이런 것이 풍부한 음식을 꼭 먹으라고 당부하는 것이다.

또한 비타민과 미네랄을 음식을 통해 어느 정도 먹고 있더라도 소모성 질병 등으로 인해서 우리 몸에서 이것들이 많이 필요한 상황이면 상대적으로 부족하게 된다.[2]

미토콘드리아의 기능 저하 ▶ 비만

| **활성 산소에 의한 기능 저하** | 세포 속으로 3대 영양소가 분해될 때 산소가 물로 전환되면서 에너지가 만들어 지며, 이 과정에서 적절치 않은 반응으로 인해 0.2~2%의 활성산소가 만들어진다. 미토콘드리아에서 활성산소가 가장 많이 만들어진다. 자동차를 운전할 때 엑셀레이터를 급히 밟으면 기름과 산소의 공급량이 서로 맞지 않아 요란한 소리를 내면서 그을음을 내는 것과 같이 대사에 영향을 받는 상황이 생기면 순간적으로 활성산소가 많이 발생할 수 있다.

미토콘드리아가 활성산소에 의해 손상받지 않도록 비타민과 미네랄과 같은 항산화제가 보호하지만, 항산화제의 공급이 부족하면 미토콘드리아의 기능을 망가지고 에너지 생산도 덜 될 수밖에 없다.

| **코엔자임(Q_{10})과 카르니틴** | 사용하고 남은 지방산은 지방세포에 저장되었다가 각 세포가 필요하다는 신호를 보내면 일단 중성지방으로 변환시킨 후 다시 지방산으로 쪼개서 피를 통해 각 세포로 보낸다. 이때 이 지방산을 미토콘드리아로 넣어주는 운반체 역할을 하는 것이 카르니틴과 보효소 Q_{10}이다. 카르니틴이나 보효소 Q_{10}은 우리 세포가 만들지만 잘못 만들면 지방산이 세포나 미토콘드리아 내로 운반이 잘 안 돼 미토콘드리아에서 사용되지 못할 수가 있다. 그러면 혈액 속의 지방산 농도가 늘어나게 되고 지방세포가 지방을 저장하여 뚱뚱해 진다. 콜레스테롤 강하제인 스타틴이 체내의 Q_{10} 생산을 억제하기도 한다.[3]

단순당 섭취, 스트레스 ▶ 비만

| **지나친 단순당 섭취** | 현미와 통밀 등 가공을 덜한 복합당 식품은 하얀 밀가루 음식이나 빵, 과자, 사탕, 초콜릿 등 단순당 식품에 비해 비타민과 미네랄 등 미량 영양소가 10배 이상 많다. 그러나 섬유질이 많기 때문에 장내로 들어가서 흡수되는 속도가 매우 완만하다. 이에 비해 단순당 식품은 미세 영양소가 매우 부족하고, 또 가공과정에서 섬유질이 대부분 파괴되기 때문에 장내에서 빨리 분해되고 포도당으로의 전환이 빠르며 혈중으로 흡수되는 속도도 매우 빠르다.

그런데 혈중에 지방산이나 이미노산 보다 포도당이 많으면 우리 세포는 에너지를 내는데 포도당을 더 우선적으로 사용한다. 그렇게 되면 지방산을 분해하는 과정에서 손을 놓게 되고, 지방산이 세포로 들어가지 못하게 되고, 핏속을 떠도는 지방산량은 많아지며, 지방산을 공급하는 지방세포도 거꾸로 지방산을 흡수해 지방으로 저장하게 되어 뚱뚱해진다.

| **스트레스** | 스트레스가 미토콘드리아에 영향을 주면 미토콘드리아의 숫자와 기능이 감소해 에너지 생산이 줄어든다. 이로 인해 신진대사율이 낮아짐으로써 덩달아 지방이용률이 낮아져 다른 영양물질이 지방으로 전환되고, 늘어난 지방산은 지방세포에 축적되어 비만이 될 수 있다. 2009년 벨기에의 겐트 대학의 브리엔트 박사도 청소년기의 비만이 스트레스와 밀접한 관계가 있다고 보고한 바 있다. 이런 만성 스트레스로 인한 청소년기 비만의 경우 특히 내장지방의 축

적을 촉진한다.4

과식과 암癌과의 관계

암癌이라는 글자에는 병들어 기댈 역疒에 식품品을 산山처럼 많이 먹
는다는 의미가 담겨 있다. 고대 현인들은 '병은 입으로 들어온다.'고
했고, 히포크라테스도 '음식으로 못 고치는 병은 의사도 못 고친다.'
라는 불멸의 진리를 설파했다.

한마디로 최상의 해독요법은 음식에 있다는 얘기다. 물론 음식이
해독기능을 발휘하게 하려면 곡물과 채소 위주의 식단으로 소식小食
해야 한다. '위의 80%만 채우면 의사가 필요없다.'는 말은 만병의 근
원이 과식에 있다는 것을 의미한다. 또한 '위의 60 %만 채우면 노화
를 잊는다.'는 건강격언은 소식이 최상의 해독요법이자 면역력을 높
이는 방법이며 정상체온을 유지하는 비결이라는 것을 의미한다.5

최근 한국 남성들을 대상으로 한 연구 결과, 비만인 사람은 그렇
지 않은 사람에 비해 담도암과 갑상선암의 발생 비율이 2.2배나 높
았다. 또한 대장암과 전립선암은 1.9 배, 간암과 신장암은 1.6배, 폐
암과 임파선암은 1.5배 더 많이 발생하는 것으로 확인되었다.

예전에는 암이 발생하는 원인이 환경오염이나 유전, 자외선, 특정
약물 등에 있다고 생각되었다. 물론 이러한 요인을 부정할 수는 없
지만, 암의 가장 큰 원인이 되는 것은 비만과 식생활, 담배 등 나쁜
생활습관, 운동 부족 등이다. 암은 여러 가지 원인으로 우리 몸의 대

사가 제대로 이루어지지 않을 때 발생하며, 체중을 정상으로 돌려놓는 것이 예방을 위하여 숭요하다.[6]

복부 지방 세포는 염증 키워 암 유발

미국 암학회에서 고도비만인 사람들을 16년간 추적 조사한 후, 정상체중인 사람에 비해 남자는 52%, 여자는 62%나 더 많이 암으로 인해 사망했다는 충격적인 결과를 내놓았다. 특히 남성 비만자는 대장암과 간암, 여성 비만자는 유방암과 자궁내막암 같은 특정 암에 더 많은 연관성을 가진 것으로 나타났다.

비만으로 뚱뚱해진 지방세포는 만성염증을 일으키는 화학물질을 분비하는데, 비만환자에게 흔한 당뇨나 고혈압, 심장병 같은 성인 만성질환도 이런 이유에서 시작된다. 또한 지방세포가 만들어 낸 염증이 심지어 암의 발생에 까지 영향을 미친다.

염증이란 외부의 공격로부터 우리 몸을 지켜내는 하나의 면역반응이다. 그런데 염증이 수년간 지속되면 세포의 유전자는 오히려 손상을 입게 된다. 결국 염증으로 유전자에 손상을 입은 정상세포들은 암세포로 발전하고, 지방조직에서 보내오는 성장신호는 다시 암세포의 숫자를 늘게 되어 악순환이 반복된다. 이때 특히 복부를 둘러싸고 있는 지방세포는 염증을 키우는 역할을 한다. 초고도비만의 경우 식도암의 위험은 여섯 배나 높다.

고도비만자에 대해서 염증을 줄이고 암세포의 성장과 전이를 차단하는 물질로 알려진 아디포넥틴의 양을 측정해 보니, 일반인들에 비해 8분의 1 수준에 불과한 양이 검출되었다.

또한 복부비만이 심한 환자는 뱃속을 가득 채우고 있는 지방 때문에 수술 자체의 성공률도 떨어지고, 치료 후의 성적도 좋지 않다.[7]

다이어트 실패 이유

운동만으로 살이 빠지지 않는 이유

운동은 식욕조절에 도움을 주고 근육량을 증가시켜 살이 찌지 않는 체질로 바꾸어 주지만, 운동만으로 살을 빼는 것은 거의 불가능하다. 예를 들어 수영을 1시간 하고, 요구르트 1개, 컵라면 1개, 귤 1개를 섭취할 경우를 보자. 수영에 360~500kcal(자유형 기준)가 소모되었지만, 요구르트 110~140, 컵라면 340~500, 귤 60kcal, 총 약 500kcal 이상을 섭취한 결과가 나타나 별로 효과가 없다. 따라서 다이어트를 위해서는 운동과 식이요법을 병행해야 한다.

소식(小食)만으로는 살이 빠지지 않는다.

일단 굶거나 식사량을 무리하게 줄여 살을 빼려고 하는 경우, 초기에는 빠른 체중감량 효과가 있는 것 같지만 이러한 방법은 인체의 기초 대사량을 낮춘다는 치명적인 단점이 있다. 즉 인체가 대사활동을 위해 기본적으로 소비하는 에너지의 양이 적어지기 때문에 나중에는 아무리 적게 먹어도 소화되지 않고 몸에 축적되는 에너지가 늘어나게 된다. 다시 말해 살이 쉽게 찌는 체질로 몸이 변화되게 될 수 있다.

낮은 칼로리만을 위주로 하는 다이어트는 영양결핍이라는 문제를 야기한다. 다이어트 중에는 근육손실이 일어나기 쉬우므로 살코기, 콩류 등을 충분히 먹는 등 꼭 필요한 영양소가 풍부한 음식을 섭취하는 것이 좋다.

하루 섭취 칼로리 양은 남성 1,800kcal, 여성의 경우 1,200kcal 정도는 유지해 주고, 혈당지수가 낮은 음식을 섭취하여 포만감이 오래 지속되도록 하는 것이 좋다.[6]

끼니 거르면 과식하게 돼 되레 살쪄

하루 한 끼만 먹었는데도 살이 빠지지 않는 이유

미국의 한 연구결과에 따르면, 과체중인 사람일수록 하루 1~2끼로 끼니를 해결하고 있다. 또한 체구를 거대하게 만들어야 하는 일본의 스모 선수들이 하루 1~2끼에 몰아 많은 음식을 먹는 방법으로 살을 찌운다고 한다. 식사를 거르면 허기가 지고 다음 식사 시간에 과식을 하게 되기 때문에 가능한 일이다. 따라서 끼니를 거르는 것은 좋은 다이어트 방법이 아니다.

유행하는 다이어트로 살이 빠지지 않는 이유

유행 다이어트는 대부분 단시간에 최대한의 효과를 보려하기 때문에 영양섭취 불균형으로 부작용이 발생되고, 체지방량의 감소에까지 이르지 못하는 경우가 많다. 예를 들어 탄수화물 섭취를 제한하고 육류와 생선만으로 식사하는 이른바 '황제 다이어트'를 하면 저당질^{低糖質} 식사로 인한 케톤증 때문에 심한 이뇨 현상이 일어나 초기에 체중이 급격하게 줄어들지만 포화지방산 섭취 증가로 심혈관계 질환을 발생시키기 쉽다.

포도나 야채 등 한 가지 음식만을 먹는 '원 푸드^{one food} 다이어트'의 경우 효과가 높은 것처럼 보이지만, 한 가지 음식만 먹으면 식욕이 줄고 섭취열량 자체가 적어져 단기간에는 살이 빠지지만 영양 불균형 문제가 상존하게 된다. 다이어트를 멈추게 되면 다시 원래의 체중으로 돌아가는 요요현상이 나타난다.

이외에도 수많은 다이어트가 있으나 대부분 체내 영양의 균형을 깨뜨리고 건강을 해친다는 단점이 있다.[7]

당지수^{GI}가 높은 식품이 비만 불러

랜드 연구소에서 미국 앨라배마주 모빌 시ⓜ와 캘리포니아 주 비살리아 시의 어린이 비만율을 조사한 결과, 모빌 시의 어린이 비만율은 전국 평균에 비해 50% 이상 높고, 비살리아 시의 어린이들은 체중 초과 정도가 평균치의 절반에 불과했다. 이 조사를 맡은 타마리 더 보위츠 박사는 '부유한 지역은 과일·채소 섭취량이 많고, 부유하지 않은 지역은 그 섭취량이 상대적으로 적다.'며, '이 차이가 지역 주민들의 비만율을 결정한다.'고 설명했다. 과일·야채가 다이어트에 좋다는 것은 잘 알려져 있는데, 비만 억제의 가장 큰 공헌자는 섬유질(식이섬유)이다. 섬유질이 없는 식품은 몸 안에서 혈당치를 빠르게 올

GI(Glycemic Index : 혈당 지수)

GI가 높은 식품(70이상)

식품명	GI	식품명	GI
흰쌀밥	72	콘플레이크	84
정제된 흰 빵	70	떡, 우동	85
인스턴트 라면	73	꿀	70
도넛	75	포도당	100
시리얼(알갱이), 와플	76	엿당	105

GI가 중간인 식품

식품명	GI	식품명	GI
감자	62	파인애플	66
파스타	65	빵(통밀)	69

GI가 낮은 식품(50이하)

식품명	GI	식품명	GI
채소, 버섯, 해조류	15 이하	포도, 오렌지 쥬스	46
콩	15	육류, 어패류	40–50
딸기	29	바나나	53
우유, 계란	30	고구마, 현미밥	55
사과	38	키위	52

출전: 「음식을 바꾸면 뇌가 바뀐다」, 이쿠타 사토시 지음, 이아소 刊, p56

린다. 혈당치가 빨리 올라가면 과잉의 당분들이 모두 지방으로 변한다. 그 결과가 '지방 세포의 발달', 즉 비만이다. 캐나다의 데이비드 젠킨스 박사가 식품이 혈당치를 높이는 정도를 나타내는 당지수^{GI.} Glycemic Index를 개발하여 발표했다. 혈당치를 가장 빠르게, 높게 올리는 포도당을 100으로 하여 각 식품들의 상대적인 수치를 산출했다. 이 이론에 따른 '저당지수^{低糖指數} 식품'을 먹으면 인슐린 분비를 억제하여 편하고, 요요현상도 없는 다이어트가 가능하여 인기를 끌고 있다. 당지수를 몇 개 소개하면, 현미 55, 백미 72, 식빵 70, 콩 15, 딸기 29, 배추 23, 시금치 15, 무우 26, 사과 38, 다시마 17, 우유 30, 도넛 75 등이다.[10]

추천 다이어트

아침을 먹어라.

우리나라 사람들의 21.1%가 아침을 먹지 않는다고 한다. 아침을 먹지 않게 되면 공복감이 커져 점심 때 과식을 하게 된다. 아침식사를 하지 않는 사람들은 집중력이 상대적으로 떨어지고 신경질적이며 문제해결 능력이 상대적으로 감소하는 것으로 나타난 연구결과도 있다.

보양식보다 한식(韓食)을 먹어라

보양식은 고지방, 고단백, 고칼로리라는 특징을 가지고 있으며, 우리가 몸에 나쁘다고 생각하는 패스트푸드와 비슷한 수준이다. 반면 한식은 채식 위주로 식단이 짜여 있고 다양한 반찬들로 구성되어 있어, 과도한 열량 섭취를 근본적으로 차단할 수 있을 뿐만 아니라 영양소를 골고루 섭취할 수 있다는 장점이 있다.

미국식과 비교해 육류 섭취 42kg/년으로 미국식의 약 1/3, 야채 223kg/년으로 미국식의 약 2배, 콩류 34g/일로 미국식의 약 3배 등 건강에 훨씬 좋은 구성을 갖고 있다. 단점인 염분과 자극적인 조미료를 줄이고, 현미와 잡곡밥으로 혈당지수까지 낮춘다면 한식은 다이어트를 위한 최상의 밥상이 될 수 있다.

국물이 아닌 건더기를 먹어라

국물에는 염분이 많이(1.2%정도) 함유되어 있다. 염분이 지나치게 많이 들어 가면 몸이 붓고 혈압이 높아지며 신체대사의 균형이 깨지게 되고 살이 빠지지 않는다. 국물 속에는 지방이 많이 함유된 경우가 많고 비타민은 파괴된 상태이다. 또한 국물 음식은 부드러워 많이 씹지 않고 음식을 넘기게 되어 포만감을 느끼지 못하게 되므로 건더기 위주로 먹어야 한다.11

탈수는 비만 유발―물 많이 마셔야

음료수가 아닌 물을 마셔라

몸무게를 줄이기 위해서는 먼저 몸을 정화하고 독소를 배출하는 작업을 해주는 것이 좋은데, 이를 위해서는 몸속에 충분한 수분이 있어야 한다. 그러나 스포츠 음료, 청량음료에는 당분과 나트륨 등의 성분이 많아 600ml 정도의 음료를 마실 경우 200~ 300kcal의 열량을 섭취하게 되어 비만의 원인이 된다. 또한 커피, 차, 콜라 등은 이뇨작용을 촉진하여 마신 양보다 더 많은 수분이 빠져나가 탈수의 원인이 된다. 만성탈수는 비만을 일으키기도 하는 바, 탈수시 느껴지는 갈증과 공복감을 혼동하여 물 대신 음식을 섭취하는 경우가 많다.

적게 먹고 많이 움직여라

요요현상을 막기 위해 다이어트 후에도 유지할 수 있는 양 정도로 식사량을 유지해 주는 것이 좋다. 또한 육류보다는 채소 반찬을 더 많이 먹고, 싱겁게 먹고, 군것질을 줄이는 등의 작은 변화만으로도 살이 빠지기 시작한다. 그리고 방청소, 요리, 취미활동을 하고, 대중교통을 이용하는 등 사소한 일부터 평소의 운동량을 늘리는 것이 도움이 된다.

외식하지 말고 집에서 먹어라

식당에서 사먹는 음식들은 덮밥, 찌개, 볶음 등 매우 자극적인 것이 대부분이다. 반찬도 양념이 매우 강하게 되어 있는 경우가 많다. 식당에서 먹는 염분이 많고 자극적인 음식들은 비만의 원인이 된다. 또한 집에서 조리하는 과정에서 냄새로 충분한 자극을 받기 때문에 식사 때는 상대적으로 적은 양을 먹게 되는 효과가 있다.[12]

비타민·미네랄 부족하면 비만 유발

비타민 요법

비타민은 결핍되면 신체대사에 이상을 불러오는 매우 중요한 영양소인데, 대부분 체내에서 합성되지 않기 때문에 반드시 음식을 통해 섭취해 주어야 한다. 그런데 비만인 사람은 육류와 가공식품 등 고단백, 고지방 식품을 더 선호한다. 때문에 비만인 사람은 만성적인 비타민 부족에 시달리는 경우가 많다. 이렇게 되면 대사의 균형이 깨져 건강에 해로우며, 건강이 안 좋아지면 살이 찌기 쉽다. 비타민이 많이 함유되어 있는 채소와 과일을 많이 섭취하는 것은 다이어트에 직접적인 도움이 된다. 또한 비타민은 영양소를 에너지로 전환하는데 필요한 효소를 만드는 중요한 영양소인데, 이것이 부족하게 되면 몸속에 영양분이 저장되기만 하고 에너지로 사용되지 못하게 되는 바, 몸속에 축적된 영양분이 많아지면서 비만이 되는 것이다.

미네랄 요법

미네랄은 비타민과 같이 3대 영양소를 에너지로 전환하는데 필요한 영양소이다. 때문에 부족하면 에너지로 쓰이지 못하고 몸속에 축적되어 비만이 생긴다. 다이어트에 도움이 되는 미네랄은 대표적으로 마그네슘, 아연, 크롬이다. 통곡식, 녹색 야채, 견과류에 많이 들어 있는 마그네슘은 3대 영양소의 대사에 가장 핵심적인 역할을 한다. 굴, 조개, 마늘에 많이 들어있는 아연은 단백질의 합성과 호르몬 조절에 관여한다. 통곡식과 버섯류, 브로콜리에 많이 들어있는 크롬은 지방 연소와 근육 생성에 관여한다. 다이어트에 성공하기 위해서는 미네랄이 풍부한 음식을 많이 섭취해야 한다.[13]

운동 많이 한 후 효소보조제 섭취를

식이섬유 요법

채소와 통곡식, 해조류, 과일에 많이 들어 있는 식이섬유는 구조가 복잡하고 단단하여 오래 씹어야 하고, 위장에서 오래 머물며 수분을 흡수하여 천천히 소화되기 때문에 오랫동안 포만감을 느껴 과식을 방지할 수 있다.

효소 요법

몸속에 들어온 영양분들은 소화효소의 작용에 의해 분해되고 흡수된다. 또한 효소는 신진대사를 촉진하며, 우리 몸에 불필요한 물질을 분해하거나 배설하도록 도와 유해물질을 효과적으로 없애준다. 비만인 사람의 경우 조직 내에 리파아제의 양이 낮아 지방이 분해되지 못하고 몸속에 저장되어 비만이 되는 수가 있다.

또한, 저혈당증, 재분비 부족증 등의 질병과 비만을 가지고 있는 경우 효소보조제를 섭취하는 것이 좋다. 운동 중에 체온이 상승하면 효소가 더 빨리 소모되므로 운동량이 많은 사람도 보조제를 섭취하는 것이 좋다. 효소의 섭취를 위하여 채소, 통곡식 등 무공해식을 먹는 것이 좋고, 효소를 파괴하는 술·담배·육류·가공식품 등을 삼가는 것이 좋다.

L-아르기닌 요법

L-아르기닌은 상피세포에서 산화질소의 합성을 증가시키는데, 산화질소는 순환계, 면역계, 신경계 등의 기능을 활성화시켜 주는 중요한 신호전달물질로써, 폐, 간, 신장, 위, 뇌, 심장 등 대부분의 신

체기관의 활동을 돕는다.

또한 이 물질은 인체 내에서 체내 지방을 분해하는 효소를 증가시키고, 성장호르몬의 분비를 촉진하여 체지방을 감소시킨다.[14]

실패한 외국의 다이어트 사례

「황제 다이어트」

1963년, 심장병 전문의인 애트킨스는 '탄수화물을 피하면 고기, 지방, 소시지 등을 마음껏 섭취하더라도 비만에서 벗어날 수 있다.'고 하는 황제 다이어트를 유행시킨다. 애트킨스 연구소에서 발표한 다이어트 결과에 의하면 '51명의 평균 체중은 9kg이 감소 됐고, 혈중 콜레스테롤 수치도 감소됐다.'고 했다. 그러나 공개되지 않은 사실이 후에 확인됐다. 28명(68%)이 변비에 시달렸고, 26명(63%)이 구강 악취를 호소했으며, 21명(51%)이 두통을, 4명(8%)은 탈모증세를 보였다. 게다가 평균 소변으로 배출하는 칼슘의 양이 53%나 증가됐다.

탄수화물은 70%의 수분으로 구성되어 있고 체내에서 수분을 유지시켜 주는 기능을 한다. 따라서 초기에 감량효과가 나타난 것은 탄수화물을 줄이고, 이뇨제를 복용함으로써 단지 몸의 수분을 배출시킨 결과일 뿐이다. 게다가 탄수화물 섭취를 줄이게 되면 에너지인 포도당이 부족하게 되고 그러면 우리 몸은 지방을 케톤으로 전환시켜 에너지를 만든다. 그러나 케톤이 오래 사용되면 혈액을 산성으로 만들고 심각한 탈수현상과 구토, 복통 등을 불러 오는 케톤산증이라는 위험한 증상이 일어나기도 한다.

이런 이유로 WHO, 미국 영양학협회 등에서 심장 질환, 뇌손상, 당뇨병 등을 유발할 위험성을 지적하며 반대 입장을 표명했다. 게다가 애트킨스는 36년간 다이어트를 했지만 116kg의 비만이었고, 72세에 심장마비로 사망했다.[15]

비만 치료제, 각종 부작용 유발 많아

비만 치료제-'M-약품(가명)', 'J-약품(가명) 등

'M-약품(가명)'는 1997년 미국에서 승인을 받은 비만치료제로써 심장병, 뇌졸중 등의 부작용으로 수많은 사람들의 생명을 앗아가면서 2010년 10월 미국 시장에서 퇴출됐다. 그러나 우리나라에서는 현재까지 아무런 제약이 없이 처방되고 있다.

'J-약품(가명)'도 간 기능 장애의 부작용이 보고되어 현재 그 부작용의 위험성을 조사 중이다. 그 외에 처방되는 여러 가지 비만치료제는 대부분 우울증 치료제, 간질 치료제, 고혈압 치료제, 당뇨병 치료제 등이다. 이런 약들의 부작용으로 나타나는 현상이 식욕감퇴와 구토라는데 힌트를 얻어 비만 치료제로 처방하고 있다.

'A-약품(가명)' 라는 비만 치료제를 복용했던 사람들에게서 급성 폐질환 환자들이 급증하며 그중 50%는 사망으로 이어졌다. 1990년대 초반 합성 신경안정제인 'P-약품(가명)'과 다른 'P-약품(가명)'을 복합적으로 처방하는 또 다른 'P-약품(가명)'이 비만치료제로 인기를 끌기 시작했다. 그러나 그 'P-약품(가명)'을 복용한 사람들의 30%에게서 폐농맥 고혈압과 심상반박증의 부작용이 속출하면서 수많은 생명을 앗아가고 나서 1997년에 시장에서 사라졌다.

2000년초부터 미국에서 스테로이드가 함유된 스트레스 성 비만치료제로 엄청나게 팔렸던 'C-약품(가명)'의 제조업체에 대해 2007년 사기와 허위광고를 이유로 2,500만 달러의 벌금을 부과하고, 피해자들에게 450만 달러의 배상금을 지불하기로 합의하고도 'C-약품(가명)'의 판매는 계속되고 있다.[16]

다이어트의 적敵-시판 음료

시판市販 음료에 들어있는 당분 함량을 예로 들어보자. 이온음료 (620ml) 36g(각설탕 12개), 콜라(250ml) 25g(각설탕 8개), 오렌지 주스 (350ml) 35g(각설탕 12개) 등이다. 각설탕을 그만큼 먹는다면 달아서 목이 멜 지경일 것이다.

과일이나 곡류 등 탄수화물 식품에 함유되어 있는 당 성분은 천천히 소화, 흡수되어 천천히 혈당을 올리기 때문에 큰 문제가 없다. 그러나 정제된 설탕은 간단한 소화과정만을 거쳐 흡수되기 때문에 혈당을 빠르게 올린다. 혈당이 갑자기 올라가면 췌장은 인슐린을 평소보다 많이 분비시켜 혈당을 낮추려 한다. 그런데 급하게 혈당을 낮추려다 보니 대부분의 경우 혈당이 정상치보다 낮은 수준까지 떨어진다. 그러면 이번에는 다시 혈당을 올리려고 곧바로 설탕이 듬뿍 들어간 식품을 먹으라고 뇌가 충동질 친다. 그래서 단 음식을 먹으면 또 다시 혈당이 급히 치솟고 하는 상황이 반복된다.

이런 소동이 반복적으로 일어나면 췌장은 업무 과다로 지쳐 버리고, 정교하게 조정되던 혈당관리 시스템에 문제가 생기고, 다른 장기들도 덩달아 너무 많거나 적은 양의 호르몬을 분비한다. 이 과정에서 사용되지 못한 혈당은 엉뚱한 곳으로 운반되어 지방으로 쌓여 비만으로 이어진다. 또한 단맛은 뇌의 쾌감중추를 자극하기 때문에 한번 단맛에 빠지면 갈수록 더 강한 단맛을 원하게 되어, '설탕중독'으로 이어질 수 있다.[17]

탄산음료 내 액상과당은 비만 더 촉발

세계적인 학술지 「네이처」에 '설탕도 술이나 담배처럼 건강을 해치는 기호품으로 규정돼야 한다'라는 내용이 실리기도 했을 정도로 설탕은 중독성이 강하다. 설탕에 대한 비난이 거세지자, 음료 회사들도 제품에서 설탕을 줄이거나 빼기 시작했다. 대체품이 액상液狀과당이다. 액상과당은 고과당高果糖 옥수수 시럽이며, 설탕보다 6배 이상 달면서도 가격은 저렴하므로 음료회사는 손해날 게 없다. 설탕은 체내에서 소화효소에 의해 단당류로 분해되는 과정을 거쳐야 하지만 액상 과당은 별도의 과정 없이 그대로 체내에 흡수되므로 설탕보다 훨씬 더 빠르게 흡수되므로 더 유해하고 비만을 촉발한다.

정상적으로 인슐린이 분비되면 식욕 억제 작용을 하는 렙틴 호르몬의 농도가 증가해서 포만감을 느끼지만, 액상과당이 든 음식을 먹으면 인슐린 분비가 제대로 되지 않아 포만감을 느끼지 못해 과식을 하게 된다. 탄산음료가 비만의 원흉으로 지목되는 이유 중 하나나. 액상과당이 탄산음료에 쓰인 뒤 미국 청소년의 비만율이 6~16% 증가했다는 연구결과도 있다.

또한 다이어트 음료를 마시는 사람들이 일반 탄산음료를 마시는 사람보다 허리 사이즈가 평균 70% 빠르게 늘어났다는 보고도 있는데, 그 이유는 다이어트 음료에 들어가는 합성 감미료^{甘味料} 때문이다. 뇌에서는 진짜 당분이 들어오는 줄 알았는데, 그게 아니다 보니 충분함을 느끼지 못해 계속해서 단맛을 찾게 되어 오히려 체중증가의 원인이 되는 왜곡현상이 발생된다.[18]

이시형 박사가 추천하는 다이어트 원칙

작은 계획을 점진적으로 늘려가며 뇌를 달래야

뇌는 새로운 행동을 하는 것에 강력히 반발한다. 그러면서도 호기심, 탐구심의 본능이 있으므로 이를 잘 활용해야 한다. 그래서 거창한 계획을 세우면 작심삼일^{作心三日}이 되고 실패한다. 따라서 실천할 수 있는 작은 계획을 세워 작은 성공을 이루면서 점진적으로 실행하는 것이 좋다.

고독을 멀리 하라

고독이 비만을 부르는 마음습관이다. 마음이 편치 않으면 그 자체가 식욕을 자극하고, 외로워도 화가 나도 그렇다. 성적^{性的}인 욕구불

만이 있어도 급한 대로 먹기만 해도 좀 나아진다. 입은 소화기관이면서 성적性的인 기관이기 때문이다. 실제로 뇌의 시상하부엔 식욕중추와 성욕중추가 나란히 있다. 한쪽이 충족되면 다른 쪽 욕구가 잠잠해진다.

배고픈 다이어트는 실패

배고픔이 오래 지속되면 비상사태로 알고 우리 신체는 에너지를 아껴야 하는 성력省力 모드로 전환된다. 당장 생명에 중요하지 않은 기관부터 기능을 떨어뜨린다. 신장, 간장의 기능을 떨어뜨린 후, 이 상태가 지속되면 에너지 소비가 많은 근육을 줄인다. 지방을 줄여야 하는데 근육이 함께 줄면 기초대사가 떨어지고 다이어트는 더 힘들어지는 체질이 된다. 아무리 인간의 뇌의 의지가 강해도 본능적으로 뇌의 더 먹어야 한다는 압력을 견뎌낼 수 없어 리바운드 현상이 나타난다. 줄어들 때는 지방 대 근육이 1 대 1로 줄지만, 리바운드 후엔 지방만 먼저 불어나 더 나쁜 체질이 된다.[19]

빨리 식사하면 비만도 3배 높아져
|

먹고 싶을 때 먹어라

'하루 세끼 규칙적인 식사를 !', '배고픈 다이어트는 실패한다.' 이런 말에 다이어트 전문가는 펄쩍 뛴다. 세 끼 규칙적인 식사는 절로 되는 것이지 억지로 되는 것이 아니다. 적당히 먹고 난 후 5~6시간 지나면 절로 배가 고파온다. 시장기가 들면 모틸린이 분비, 위장수축운동을 일으켜 위 속에 남아 있는 음식을 내려 보내도록 촉진한다.

그래도 밥이 안 들어오면 위 점막에서 그렐린이 분비된다. 그렇게 되면 꼬르륵 소리를 내면서 배 속에 비축된 내장지방을 연소하여 에너지로 쓴다. 또한 지방세포에서 아디포넥틴이 분비되어 동맥경화를 예방하고 혈관 청소를 말끔히 해준다.

천천히 먹고 오래 씹기

한국인의 평균 식사시간은 한 끼 10분이 채 안 걸린다. 5분이 안 걸리는 사람의 비만도가 3배나 높다는 보고도 있다. 꼭꼭 씹어 먹으면 음식물과 침이 잘 섞인다. 침 속에는 소화시킬 효소, 소화제, 거기다 살균, 항암제까지 골고루 섞여 있다. 또한 만복 중추가 자극되려면 15~20분이 걸리므로 빠른 식사는 비만의 원인이 된다. 얼마 전까지만 해도 우리는 하루 6,000회를 씹었는데 요즈음은 200회가 고작이라는 식품영양학회 보고가 있다. 리드미컬한 운동이 뇌간에 분포된 세로토닌 신경을 직접 자극한다. 그리고 즐거운 담소가 있어야 부교감신경이 편안해지고, 행복물질인 옥시토신, 세로토닌 분비가 한결 촉진된다. 뿐만 아니라 잘 씹으면 뇌혈류가 증가하여 뇌가 활성화된다.[20]

밤 9시 이후 굶고 아침은 굶지 마라

뇌를 안심 시켜야 한다

일본 스모 선수의 살찌는 비결은 아침을 굶는데 있다. 아침을 굶고 11시쯤 엄청난 양을 먹는다. 굶었으니 더 먹을 수 있다. 내일 아침 먹을 게 확실하다면 신진, 기초대사를 최대로 가동해 에너지 소비가 많아져 살이 찔 수 없다. 그러나 내일 아침 굶는 것을 뇌가 알고 있는 이상 대사를 줄여 내일 점심까지 버텨나갈 수밖에 없다. 또한 우리 몸에는 'BMAL-1' 이라는 지방을 흡수하는 특수 단백질이 있는데 밤 9~새벽 1시 사이가 정점이다. 이때는 먹으면 바로 지방으로 비축된다.

아침 식사하여 당분 부족이 없도록 한다

뇌는 포도당만 에너지로 사용하는 고급 특수기관이다. 뇌는 24시간 무휴로 활동한다. 그런데 뇌에는 포도당 저장 창고가 없기 때문에 필요량을 항상 일정하게 공급해 주어야 한다. 뇌를 많이 쓰는 정신 근로자는 특히 아침에 당 공급을 충분히 해주어야 한다. 뇌는 시간당 5mg을 쓴다. 포도당 공급원은 간장이나 근육에 저장된 글리코겐인데 이 역시 60mg, 12시간 분량밖에 되지 않기 때문에 아침이면 거의 바닥이 난다. 아침에 머리가 잘 안 돌아가는 것은 잠이 덜 깨서가 아니라 당이 부족하기 때문이다. 당이 없으면 세로토닌 생성도 안 된다. 따라서 아침에는 탄수화물 중심의 식사가 좋다. 그러나 당지수Glycemic Index가 높은 흰 설탕 등 정제된 당류는 조심해야 한다.[21]

제1장의 Point

■ 비만은 질병의 출발점이다!!

■ 비만의 원인

  – 비타민과 미네랄 부족

  – 미토콘드리아의 기능 저하

  – 단순당(單純糖) 섭취

  – 스트레스

■ 다이어트

  – 운동만으로는 안 됨 ┐
                      → 2가지 병행해야
  – 小食만으로도 안 됨 ┘

  – 끼니 거르면 안 됨

     (※ 스모선수는 아침 굶는 방법으로 살찌움)

  – 황제다이어트로 인한 불균형 식사는 몸 약화

     ⇒ 요요현상 불러

  – GI 낮은 식품 섭취

  – 시판음료 아닌 물을 충분히 섭취해야

  – 점진적인 계획으로 뇌를 달래야(고통스런 다이어트는 실패)

  – 고독을 멀리하라.

  – 오래 씹어야 포만감을 느낄 수 있다.

혈액·혈관 건강

인슐린의 양이 적거나 제대로 기능하지 못하면 식사 때 섭취한 당분이 제대로 소화되지 못하고, 당분이 다량으로 포함된 혈액이 혈관 속에서 계속 흐르면 혈관이 노화된다.

1. 혈액·혈관 건강

혈관 질환

2009년 보건복지부 자료에 의하면 우리나라 뇌·혈관 질환 사망률은 10만 명 당 77명으로 다른 OECD 국가보다 2배나 높고, 하루 93명이 목숨을 잃고 있는 것으로 발표되었다. 심근경색이나 뇌경색, 뇌출혈은 간단히 말하면 혈관이 막히거나 터져 일어나는 혈관사고이며, 예고 없이 발생하고, '돌연사'로 이어 질 수 있기 때문에 무서운 병이다.

건강한 혈관을 가지고 있던 사람도 과도한 스트레스를 받으면 혈관이 일시적으로 수축하여 혈압이 높아지기도 하는 반면, 단 몇 분 동안의 스트레칭만으로도 순식간에 혈관이 젊어지고 유연해질 수 있다.

몸의 구석구석까지 뻗어있는 혈관을 모두 연결하면 대략 10만km에 이른다.

이것은 지구를 두 바퀴 반 정도 돌 수 있는 길이다. 이렇듯 긴 혈관이기에 혈관의 건강 상태가 온 몸의 건강을 좌우한다.

과식이나 과음, 운동부족 등 바람직하지 못한 생활이 이어지면 혈액과 직접적으로 닿는 '혈관내피'에 혈액 속 지방이나 유해 콜레스테롤이 들러붙고, 이를 청소하기 위하여 '대식세포^{Macrophage}'가 출동하여 지방과 유해 콜레스테롤을 먹어 치운다. 그런데 통통하게 살찐 대식^{大食}세포가 그대로 혈관 내벽에 붙어 '플라크'라 불리는 흐물흐물한 혹을 형성한다. 그러다가 플라크가 벗겨지거나 찢어지면 그 부위를 복구하기 위해 다량의 혈소판이나 백혈구가 모여들어 핏덩어리를 만든다. 이것이 혈관을 막는 혈전血栓이다. 혈전이 순식간에 눈덩이처럼 커져 혈관을 막아 버리므로 매우 위험하다.[1]

당뇨·흡연·고혈압 땐 혈관 위험 27배

혈관질환은 고혈압, 당뇨병, 지질이상脂質異常증, 흡연 중 하나라도 해당되는 사람에게 쉽게 일어난다. 이것을 다카자와 겐지는 '3배의 법칙'으로 설명한다. 즉 고혈압 증상이 있는 사람은 없는 사람에 비해 위험성이 3배 높다. 여기에 당뇨병이 더해지면 3×3으로 9배가 되고, 또 흡연이 더해지면 3×3×3으로 27배가 되고, 네 가지 인자 모두 해당되면 81배에 이른다. 혈압 상승과 염분 농도는 관계가 깊다. 염분의 농도가 높으면 농도를 완화시키기 위해 심장은 많은 혈액을 혈관으로 내보낸다.

혈관 벽에 흡수된 염분은 혈관을 질긴 가죽처럼 단단하게 만들어 저항이 커지게 되어 혈압이 상승한다. 또한 밤낮 없이 일하는 것도 혈관에 좋지 않다. 휴식이나 수면을 취하지 않고 활동을 계속하면 늘 교감신경이 활발한 상태가 되어 혈압도 상승한 채로 있게 된다. 인슐린의 양이 적거나 제대로 기능하지 못하면 식사 때 섭취한 당분이 제대로 소화되지 못하고, 당분이 다량으로 포함된 혈액이 혈관 속에서 계속 흐르면 혈관이 노화된다.

지질이상증은 혈액 속에 중성지방이나 유해 콜레스테롤이 증가하는 것인데, 여분의 지방이나 콜레스테롤을 대식^{大食}세포가 먹어치우고, 이 대식세포가 혈관 벽에 들러붙어 플라크가 되고 이것이 찢어질 경우 그 부위에 혈전^{血栓}이 생겨 혈관을 막게 된다.

고혈압, 당뇨병, 지질이상증은 대표적인 생활습관병이므로 좋은 생활습관을 갖는 것은 혈관 질환 예방을 위한 좋은 방법이다.[2]

혈액의 산성화

예로부터 동양의학에서 자주 거론되어 온 '어혈^{瘀血}', 즉 체내에 괴인 맺힌 피를 제거하면 모든 병은 낫는다는 것이다. 이때의 어혈은 일종의 오염으로서 정체와 산화증 때문에 생긴다. 혈액이 걸쭉해질 정도로 과잉 영양소가 많아지고 있다는 것은 고칼로리 식, 즉 동물성단백질이나 지방을 많이 섭취했다는 증거이다. 이렇게 되면 그 분해과정에서 황산, 인산, 요산, 낙산 등의 유해한 산이 발생돼 혈액을 산성으로 기울게 한다. 혈액이 pH 7.0~7.5의 정상적인 약 알칼리 성 상태에서는 인체의 모든 기능이 정상이고, 효소의 기능이 최대한 발휘되나, pH 7.0 이하인 산성화 상태에서는 인체의 모든 기능이 저하된다. 3대 영양소의 분해과정에서 생기는 유해한 산은 체내에 오래 머물러 있으면 세포에 상처를 입혀 건강을 해치게 된다. 하지만 그대로 배설할 경우 신장이 상하게 된다. 그래서 인체는 칼슘과 유해한 산을 결합시켜 무해한 중성염으로 배출시킨다. 따라서 칼슘이 체내에 풍부하게 있을수록 혈액은 건강한 약 알칼리 성을 유지할 수 있다. 또한 3대 영양소가 분해되어 에너지 원을 만드는 과정에서 산소가 필요하므로, 보다 많은 산소를 받아들이고 보다 많은 탄산가스를 배출해야 혈액의 산성화 및 응집을 막을 수 있다. 좌선하면서 깊고 느긋한 호흡법으로 수행하는 승려들이 건강한 것과 같이 호흡은 중요하다. 반면 스트레스를 많이 받는 현대인의 호흡은 얕은데다가 자세도 새우등과 같은 사람이 많아 산소의 섭취량은 훨씬 적다.[3]

고지혈증

고지혈증이란 콜레스테롤이나 중성 지방 등 지방 성분 물질이 혈액내에 필요 이상으로 많이 존재하는 상태를 이른다. 고지혈증은 초기 증상이 없어 '침묵의 병'으로 불리기도 한다. 그러나 일부에선 합병증이 발생해 상태의 심각성을 사전에 예고해 주기도 한다. 예를 들어 혈액 내에 중성지방이 크게 증가하면 복통을 동반한 췌장염이 발생할 수 있다. 또 어떤 환자는 눈꺼풀에 황색판종이 나타나는 경우도 있다.

그렇지만 고지혈증이 위험한 것은 동맥경화로 대표되는 심혈관계 질환을 유발하기 때문이다. 동맥경화는 혈관 벽에 들러붙은 노폐물 덩어리가 파열되며 만들어진 혈전(血栓, 피떡)에 의해 혈관이 막히는 증세를 말하며, 뇌졸중, 급성 심근경색 등 생명을 위협하는 심각한 질환을 동반한다.

특히 이와 같은 심혈관계 질환은 추운 날씨에 많이 발생한다. 날

씨가 추워지는 겨울에는 몸이 움츠러들고 교감신경 기능이 항진되는데 이로 말미암아 말초동맥이 수축하고 혈관저항이 증가하며 혈압이 상승, 심장과 혈관에 부담도 커진다. 고지혈증은 치매도 유발한다. 최근 연구 결과에 따르면 치매의 약 50~60%가 혈관성 치매로 동맥경화가 주요인이다. 또한, 동맥경화로 인해 성기로의 혈류가 원활하지 못하면 성기능 장애가 발생할 가능성이 크다.

고지혈증은 서구식 습관과 과음, 흡연, 운동부족 등이 원인인 경우가 대부분이나, 일부 선천적, 유전적으로 지질대사에 이상이 생겨 발생하는 경우도 있다.[4]

콜레스테롤

동맥경화 등 심혈관 질환 하면 가장 먼저 떠오르는 유발인자가 바로 콜레스테롤이다. 이에 따라 콜레스테롤에 대한 부정적 인식도 팽배해 있다. 그러나 이는 콜레스테롤의 한 면만 보고 내린 판단이다. 콜레스테롤은 동물의 체내에서만 만들어지는 일종의 지방으로 75% 이상이 간에서 합성된다.

콜레스테롤의 용도는 다양하다. 우선 코티손, 테스토스테론, 에스트로겐과 같은 호르몬 합성시 전구물질로 활용된다. 또 세포막의 구성 성분이며, 골 형성에 관여하는 비타민 D의 생성에도 필요하다. 따라서 우리 몸에는 반드시 콜레스테롤이 필요하다. 사실 문제가 되는 것은 콜레스테롤 자체가 아니라 콜레스테롤 중에서도 몸에 나쁜

LDL(저밀도 지단백) 콜레스테롤의 수치가 높아지는 것이다. 지방인 콜레스테롤은 혈액 속을 이동하기 위해 단백실과 결합제를 이루어야 한다. 이 때 지방에 비해 단백질의 함량이 많은 고밀도 지단백질과 결합하는 것을 HDL 콜레스테롤이라 한다. LDL과 HDL은 역할이 각기 다르다. LDL은 혈액 순환 중에 콜레스테롤을 신체 요소요소에 배급하고, HDL은 그렇게 배분하고도 남아도는 콜레스테롤을 수거해 와 담즙산 등으로 대사해 제거한다.

그러나 잘못된 식습관 등에 의해 LDL 콜레스테롤이 지나치게 많아지면 혈관에 지방이 넘쳐나고, 이를 '고지혈증'이라 부른다. LDL 콜레스테롤은 혈관 벽에서 쉽게 산화돼 혈전 등을 만들어내는 등 각종 부작용을 일으킨다.[5]

스트레스의 악영향

현대인은 자동차나 오토바이의 경적, 붐비는 인파, 소음, 한여름의 심한 무더위, 열대야, 소리 지르는 상사, 격렬한 판매 경쟁 등 많은 스트레스에 노출되어 있고, 정신적·심리적 압박도 크다.

스트레스를 받으면 아드레날린이라는 호르몬이 분비된다. 아드레날린은 혈중의 포도당, 콜레스테롤, 지방산을 증가시킬 뿐만 아니라 혈관 내벽에 혈소판을 점착시켜 동맥경화를 일으키기 쉽게 하거나 혈전 형성을 촉진한다. 혈액의 이런 현상은 뇌혈전, 심근경색 등의 순환기병은 말할 것도 없고 감기, 류머티즘, 암 등의 질병에 걸렸을 때에도 똑같은 상태가 된다.

원시인이 정글에서 맹수와 마주친 상태가 될 때, 혈액 속에 다량의 콜레스테롤과 지방산이 생기게 되면, 맹수로부터 서둘러 도망가는 데 큰 도움이 되는 등 인체에서 있어서 유익한 반응이었다. 오늘날에도 아프리카의 마사이 족은 커다란 슬픔이나 고통, 분노와 같은 심한 스트레스에 직면하면 격렬한 전신 운동으로 콜레스테롤이나 지방산을 소모시켜 혈액의 오염을 제거하는 무의식의 건강법을 지니고 있다. 그런데 현대인은 스트레스를 받아도 맹수의 습격을 당한 것이 아니므로 사무실 안을 뛰어 돌아다니지도 않고 마사이족처럼 미친 듯이 춤을 추며 돌아다니지도 못한다. 격렬한 운동은 고사하고 가만히 스트레스에 견디면서 오직 참기만 한다. 그 때문에 혈액 속의 콜레스테롤과 지방산은 소모되지 않고 누적된 채로 남아 있게 된다.6

담배의 악영향

담배에 대해서는 미국이나 영국에서도 확실하게 유해 표시를 하고 있으며, 심지어는 마약의 일종으로까지 분류하고 있다. 담배는 특히 혈액에 악영향을 주는데, 연기가 내뿜는 일산화탄소가 문제이다.

인체의 각 세포에서 원활한 신진대사가 이루어지기 위해서는 오염되지 않은 혈액이 막힘없이 줄줄 고르게 흘러 영양소를 운반함과 동시에 그 영양소에서 에너지원ATP을 만들어야 한다. 그러기 위해서는 산소가 필요하다. 이 산소를 운반하는 것은 혈액 속의 헤모글로빈이라는 색소이다. 동맥의 혈액이 선명하게 붉은 빛을 띠고 있는 것은 헤모글로빈이 산소를 싣고 흐르기 때문이다.

그런데 담배를 피우면 헤모글로빈이 산소를 운반할 수 없게 된다. 일산화탄소는 헤모글로빈과 결합하는 힘이 산소의 250배이다. 그 때문에 산소는 헤모글로빈과 결합할 수 없게 되어 기능이 저하된다. 이것을 흔히 산소결핍, 또는 일산화탄소 중독이라고 말한다. 담배를 지나치게 피우면 머리가 아프거나 구역질이 나고 의식까지 희미해진다. 담배의 일산화탄소 때문에 산소가 온몸의 세포로 고르게 미치지 않으면 영양소는 완전 연소를 할 수 없게 된다. 그 때문에 불완전연소를 일으켜 온몸의 신진대사가 악화되어 기능이 저하 된다. 암 종양도 산소가 적은 조직에서는 두드러지게 증식한다는 사실이 밝혀지는 등 담배는 온몸에 영향을 준다.

담배는 폐암이나 심장병 같은 특정 질병의 원인이 될 뿐만 아니라 혈액을 오염시켜 간접적으로 온갖 질병의 원인이 되고 있다.[7]

혈전血栓과 아스피린

혈관 내 찌꺼기를 '혈전'이라고 한다. 혈전이 머리속의 모세혈관으로 들어가서 혈관을 폐쇄시키면 뇌경색이 되고, 혈전으로 인하여 뇌혈관이 파열되면 뇌출혈이 된다. 뇌경색과 뇌출혈 모두 치명적인 병이고 시간을 다투는 위중한 병이다. 뇌경색과 뇌출혈을 통틀어서 뇌졸중이라 한다. 또한 혈전이 심장으로 통하는 관상동맥을 폐쇄시키면 심근경색이 일어난다. 아스피린은 100여 년 전에 개발되어 해열제로 사용되었다. side effect로써 혈소판 응집을 억제하는 성질이 있다는 것이 밝혀져 몇 년 전부터 뇌졸중 및 심근경색과 같은 심혈관계 질환 예방약으로 보편적으로 처방되고 있다. 아스피린 중 혈액 응집 억제용으로 만든 약이 판매되고 있으며, 의사의 처방이 필요가 없다.

당뇨 환자에게 복부비만, 고혈압, 이상지혈증이 있거나 경동맥경화증이 발견될 때도 아스피린을 복용하면 효과가 있다. 최근에는 대장암, 전립선암, 난소암 등에서 아스피린을 복용하면 발병률이 떨어진다는 연구 결과가 발표되고 있다. 염증이 생긴 세포를 복구하는 과정에서 암세포가 발생하는데, 아스피린이 염증 자체를 막는다는 분석이 설득력을 얻고 있다. 그러나 아스피린은 부작용도 있다. 위 점막을 손상시킬 수 있으며, 지혈 작용을 방해하므로 출산을 앞둔 여성, 혈우병 환자는 복용에 신중을 기해야 한다.

혈전에 대해서 연구한 결과가 독일에서 발표되었는데, 치주염에 의해서 발생된 고름이 혈관 속으로 들어가 혈전이 되고, 그것이 치아에서 가까운 뇌혈관 쪽으로 이동하여 뇌졸중을 유발한다는 사실이 의학계의 인정을 받았다. 치주염을 예방하기 위하여 양치질을 잘 하는 것도 중요하지만 양치질한 후에 구강세정기와 같은 도구를 사용하여 이와 잇몸 사이에 박혀있는 음식물 찌꺼기를 제거하는 것이 좋은 방법 중의 하나이다.[8]

발기부전-심장병의 경고등 警告燈

심·뇌혈관 질환은 어느 날 갑자기 덮쳐 순식간에 생명을 위협한다. 한편 발기부전은 50대 남성의 50%, 60대 남성의 60%가 가지고 있을 정도로 유병률이 높다. 그런데 몇 년 전부터 발기부전이 심·뇌혈관 질환의 선행증상으로 올 수 있다는 학설이 대두됐다.

심근경색으로 입원한 환자, 뇌경색을 앓은 환자, 또는 협심증으로 관상동맥 우회수술을 받은 환자의 과반수가 발병 이전에 발기부전을 경험했다는 연구 결과가 나왔다. 발기부전이 처음 나타나고 평균 3년 후에 협심증이나 심근경색증이 온다는 연구보고도 뒤따랐다.

발기조직을 포함한 인체의 혈관은 여러 층으로 이뤄져 있다. 혈관의 가장 안쪽 면인 내피세포층은 혈액내의 나쁜 물질이 혈관 벽을 통해 주위 조직으로 빠져나가지 못하도록 막아준다. 혈액 내 물질의 통과를 막는 '이음새 단백질'이 내피세포와 내피세포 사이에 자리 잡은 덕분이다.

혈관 질환이 있는 발기부전 환자의 음경 발기조직은 이음새 단백질 감소가 훨씬 심각한 것으로 나타났다.

당뇨병 쥐를 이용한 실험 결과도 유사하다. 당뇨병 쥐의 음경 조직은 다른 조직보다 혈액 내 독성물질이 잘 빠져나갔다. 이런 쥐의 음경에 이음새 단백질을 강화시키는 물질을 주입해 보니 독성물질 통과가 차단되고 발기력이 정상으로 회복됐다.

이와 같은 현상을 감안하여, 별다른 이유 없이 발기력이 예전만 못한 상태가 계속되면 혈관상태를 체크해 보는 것이 심·뇌혈관 질환

의 위험을 미리 찾아내 막는데 도움이 될 수 있다.[9]

2. 생활 요법

매끈한 혈관 만드는 5가지 생활습관

1. 충분한 수면. 2. 너무 많은 고민 않기. 3. 빨리 걷기. 4. 식사는 야채 먼저, 야채 중심으로. 5. 흡연을 삼간다.

휴식이나 수면 중에는 혈압이 낮아지고 맥박수도 감소하며 혈관이 열려 혈액순환이 활발해진다. 아울러 체내에 축적되어 있던 피로를 해소하고 문제가 일어난 부분의 회복도 기대할 수 있다.

업무나 인간관계로 인해 화가 치밀어 올라 깊이 잠을 잘 수가 없을 때는 잠자기 위해 애쓰지 말고 저절로 졸음이 몰려올 때까지 평온한 마음으로 호흡을 가다듬고 편안히 쉬는 것이 좋다. 머리맡에 치료효과가 있는 아로마 오일, 아로마 양초를 놓아두거나 긴장을 완화할 수 있는 음악을 듣는 등 숙면하기 좋은 환경을 만든다.

'한 주에 2번 정도 건강을 위해 산책한다.'는 생각으로 조금 빠른 속도로 걷자. 식사 시 먼저 야채로 포만감을 느낀 뒤에 밥이나 반찬, 찌개 등을 먹는 게 좋다. 야채에 함유된 식이섬유는 혈관을 단단하게 만드는 나트륨을 없애주어 혈압을 낮춘다. 또 야채에 함유된 비타민이 혈관을 부드럽게 만들어준다. 건강을 위해서는 드레싱도 가급적 피하고 생야채 위주 식단으로 준비하는 것이 좋다.

담배를 피우면 혈관이 단단해지는 현상이 현저히 나타나므로 금연해야 한다. 하지만 담배를 끊어야 한다는 강박관념이 오히려 스트레스로 작용하여 혈관에 악영향을 미칠 수 있으므로 한두 개비라도 좋으니 피우는 담배의 양을 줄이도록 노력해야 한다.[10]

유산소 운동의 효과

심장과 혈관을 위해서는 '유산소 운동'이 좋다. 그중에서도 장소에 구애를 받지 않고 특별한 기구를 사용할 필요도 없는 가벼운 스트레칭이나 걷기가 좋다.

유산소운동은 지방을 분해하고 유익한 콜레스테롤[HDL]을 증가시키며 유해 콜레스테롤[LDL]을 줄이는 효과가 있다. 또 혈관 청소를 촉진시켜 매끈한 혈관을 유지할 수 있도록 돕는다. 유산소운동을 하여 혈액순환이 좋아지면 브래디키닌[bradykinin]이라는 효소가 왕성히 분비되는데, 이것은 혈관 속에 있는 일산화질소[NO]의 기능을 활성화시킨다. 일산화질소는 혈관 중막으로 보내져서 중막에 있는 근육을 느슨하게 만들어 혈관을 넓히고, 혈관이 열리면 혈액 순환이 원활해져 혈압이 낮아지는 효과를 기대할 수 있다. 브래디키닌의 혈관 확장 효과가 3~4일 지속되므로 혈관건강을 위해서는 주 2회 정도가 좋다(다이어트가 목적이면 더 자주).

운동 중에는 혈액을 온몸으로 공급해야 하기 때문에 혈관도 증가하고 가는 혈관도 단련이 된다. 낡은 혈관이 되살아나고 새로운 혈관이 만들어지면서 혈관망도 치밀해지면, 온몸의 혈액순환이 좋아지면 심장이 떠안게 되는 부담이 줄어들면서 혈압도 낮아진다.

아울러 심호흡을 하면 '부교감신경'이 활발해지기 때문에 긴장이 느슨하게 풀려 혈관이 열리고 혈액순환이 좋아진다. 또한 심호흡을 하면 폐에서 만들어진 '프로스타글란딘 1, 2'가 혈액을 따라 온 몸으로 운반되고, 피로에 의해 점도가 점차 높아진 혈액을 깨끗한 상태로 만들어 모세혈관까지 공급한다.[11]

호흡의 효과

혈액의 산성도를 낮춘다는 점에서는 호흡 쪽이 운동에 의한 것보다도 훨씬 효과가 높다. 운동을 하면 혈액 중의 과잉 영양소는 확실하게 소모되는데, 유산乳酸이나 빌리루빈산 같은 피로물질이 많이 발생해, 그것들이 모처럼 내려간 혈액의 산성도를 또 오르게 한다. 이에 비해서 호흡은 그와 같은 피로물질의 발생률이 훨씬 적기 때문에 그만큼 알칼리 화될 확률이 높아진다.

복부에는 태양신경총이라는 자율신경이 집중된 곳이 있다. 정신을 집중해 하단전에 힘을 넣거나 빼면서 호흡을 되풀이하면 스트레스에 의해서 교감신경의 흥분이라는 상태로 치우친 자율신경의 밸런스가 차츰 바로 잡히게 된다.

밸런스가 바로 잡히면 자율신경의 작용으로 몸도 편안히 안정된 상태가 되고, 혈액의 산성도도 내려가 마음도 스트레스를 모르는 안락한 상태가 된다. 물론 거기에는 깊고 긴 호흡에 의해 보다 많은 산소가 혈중에 보내져 각 조직에서 과잉영양이 완전 연소되고, 그것이 탄산가스로 바뀌어져 숨을 내쉴 때 배출된다. 그렇기 때문에 혈액의 산성도가 내려가 스트레스에 강해진다.

이러한 현상은 호흡하면서 집중이라는 정신 및 심리적 작용과 태양신경총이라는 자율신경의 안정 등이 복합적으로 작용하여 하나의 생명리듬을 낳는 것으로 나타난다고 보여 진다. 이와 같은 원리로 심신 모두를 건강하게 하는 작용을 한다고 볼 수 있다.[12]

종아리 단련의 효과

매끈한 혈관을 만드는 체조에는 발목과 발바닥 등 발에 관한 운동이 많다. 이 같은 운동은 '제2의 심장'이라고 불리는 다리 정맥의 기능을 활성화시킨다. 발바닥에는 수많은 경락이 있기 때문에 혈관에 대한 가장 유효한 접근은 종아리를 자극하는 것이다. 주로 심장이 혈액순환의 펌프 역할을 하지만 다리 근육도 펌프 역할을 맡고 있다. 발에 있는 정맥의 곳곳에는 한자 여덟 팔八 자와 같은 모양의 관이 달려있다. 그로 인해 발에서 심장이 있는 방향으로, 즉 중력을 거슬러 아래서 위로 올라간 혈액이 다시 역류하는 것을 막는다.

운동에 의해 종아리 근육이 신축을 거듭하면 정맥이 수축하여 혈액의 흐름이 좋아진다. 발에서 심장으로 되돌아가는 혈액의 흐름이 원활해지면 온 몸의 혈액순환도 좋아져 혈압도 떨어진다. 발에서 심장을 향해 혈액이 정체하지 않고 끊임없이 흐르도록 하기 위한 운동을 밀킹 액션milking action이라고 한다. 종아리 근육을 이용한 걷기 중의 하나로 다리 근육을 잘 이용하면 정맥의 펌프작용이 활발해진다.

일본에서의 연구 결과에 의하면 종아리 근육이 단단한 사람은 혈액순환이 나쁠 뿐만 아니라 고혈압과 같은 증상이 나타날 수 있다고 한다. 따라서 발목돌리기 같은 운동을 통해서 종아리 근육을 부드럽게 풀어주면 혈액순환이 개선되어 고혈압을 예방할 수 있다. 운동을 하면 심장이 단련된다고 생각하는 것은 잘못된 생각이다.

운동을 하는 것은 전신의 혈액순환을 개선하고 심장이 떠안게 되는 부담을 조금이라도 줄여주기 위한 것이다.13

식이 요법

음식의 색깔을 고려하여, 흰색, 검은색, 파란색, 빨간색, 노란색 등 다채로운 색깔의 식품이 식탁에 오르도록 한다. 1) 오렌지 색을 띠는 당근이나 단호박에는 혈관을 젊게 만드는 카로틴이 함유되어 있다. 색소 성분인 알파카로틴이나 베타카로틴은 체내에서 비타민 A로 변한다. 비타민 A는 혈관 벽을 건강하게 유지하는 작용을 하고 혈관이 단단해지는 것을 예방한다. 또한 유해 콜레스테롤의 산화를 막는 효과도 있다. 당근은 기름으로 조리해야 흡수율을 높일 수 있다.

2) 초록색을 띠는 시금치나 브로콜리에는 유해 콜레스테롤의 산화를 막는 루틴 성분이 풍부하다. 3) 검은색을 띠는 미역이나 톳에는 동맥경화를 예방하는 푸코산틴Fucoxanthin이 함유되어 있고, 4) 빨간색을 띠는 토마토나 수박에는 리코펜Lycopene이 들어있어 혈관이 단단해지지 않도록 한다. 빨간 고추에 들어있는 캡사이신capsaicin은 혈전이 만들어지는 것을 막고, 지방이 원활이 배출되도록 작용한다. 또한, 새우, 게, 연어의 살에 들어있는 아스타크산틴astaxanthin은 유해 콜레스테롤의 산화를 막는 작용을 한다.

5) 파란색을 띠는 고등어, 정어리 등 등푸른 생선은 유익한 오메가-3 지방산의 일종인 EPA와 DHA가 풍부하게 들어있다. EPA는 혈액을 굳게 만드는 혈소판이 모여들지 않도록 하고 혈액의 점도를 낮춰 깨끗한 상태를 유지시키고 혈전이 생기지 않도록 한다. DHA는 유해 콜레스테롤이나 중성지방을 줄이는 작용을 한다. 최근에는 뇌졸중 예방에도 상당히 도움이 된다는 연구결과들이 나오고 있다.

등푸른 생선 100g 당의 오메가-3 함량을 측정한 결과, 참치 0.24g, 생태0.5g, 광어 1.0g, 연어 2.2g, 고등어에는 가장 높은 5.3g이 들어 있다.[14]

김치, 청국장 등 한식이 혈관건강에도 좋아

생선을 굽거나 삶아 먹는 사람은 심장질환 발생률이 낮고 혈액순환도 원활한 것으로 나타났으나, 기름에 튀겨 먹으면 튀길 때 몸에 좋은 지방산이 거의 사라지고 산화물질이 생겨 동맥경화와 세포노화를 촉진시키는 문제가 생길 수 있다고 보고됐다. 또한 '혈관을 유연하게' 하는 영양소로 비타민 A, C, E를 들 수 있는데, 비타민 E는 땅콩과 같은 견과류에 많다. 아울러 '혈관을 튼튼하게' 하여 파열을 막는 것도 중요한데, 효과가 있는 음식으로는 아연을 함유한 굴이나, 장어, 마그네슘이 들어있는 두부나 조개, 셀레늄을 포함한 육류나 어류를 꼽을 수 있다. 단 장어나 육류는 열량이 높기 때문에 지나치게 섭취하지 않도록 주의해야 한다.

마그네슘은 혈관이나 심장 근육의 기능을 좋은 방향으로 조정하는 작용이 있어 혈액순환을 개선하는 동시에 혈압도 정상으로 만들어 준다. 그뿐 아니라 신경의 흥분을 진정시키는 기능도 있어 스트레스를 많이 받는 사람들에게 매우 중요한 성분이다.

그러나, 인스턴트 식품이나 가공식품, 청량음료 등에 다량 들어있는 인은 마그네슘의 흡수를 방해한다. 술을 많이 마시는 사람은 마그네슘이 결핍되기 쉽기 때문에 주의해야 한다.

이러한 의미에서 밥과 김치, 어패류와 대두 식품, 야채 중심의 반찬을 조합한 한식韓食이 혈액건강에도 좋다. 또한 청국장은 혈전을 녹이는 효과가 있는 좋은 식품이다. 아울러 튀김요리를 먹는 횟수를 줄이는 것도 중요하다.[15]

레시틴 함유한 현미, 콩, 된장은 혈액건강에 최선
|

백미는 탄수화물이 주성분인 고 칼로리의 산성식품이다. 백미가 좋지 않은 것은 쌀에 있어서 가장 주요한 부분인 배아를 제거해 버

리기 때문이다. 배아가 있는 쌀, 즉 현미야말로 참다운 의미에서 쌀이라고 할 수 있다.

현미의 배아에는 레시틴이 함유되어 있다. 혈액 속에는 콜레스테린 리포이드와 레시틴 리포이드로 불리는 리포이드(유기체)가 있다. 중년부터는 콜레스테린 리포이드가 증가해 혈액을 오염시키는 원인이 된다. 그런데 레시틴 리포이드의 근원인 레시틴을 섭취하면 콜레스테롤을 유화乳化시켜서 줄이고, 또 지방의 대사를 원활하게 하는 효과도 있어 혈액도 맑아진다. 그래서 레시틴은 현미의 생명소로 불린다. 그리고 레시틴이 함유된 콩·된장·콩가루·현미는 대표적인 건강식품으로 분류된다.

영양학적으로도 현미는 완전식이라고 말할 수 있다. 배유는 싹이 자라기 위해 필요한 에너지원인 전분이나 단백질이 함유된 연료 저장소이며, 배아와 외피에 단백질·지방· 비타민 E도 많다.

동물들은 본능적으로 초능력을 가지고 있다. 예를 들면 뱀은 남의 알을 노릴 때 생명이 깃들여 있는 수정란만을 노리고 무정란은 거들 떠보지도 않는다. 마찬가지로 닭도 현미와 백미를 섞어서 먹이를 뿌려주면 현미만 쪼아 먹고 백미는 먹으려고 하지 않는다.

현미를 주식으로 하면 외피가 단단하기 때문에 천천히 충분히 잘 씹어서 먹지 않으면 안 되고, 그렇게 하면 상당히 차진 맛이 나므로 겨우 한 공기 정도밖에 먹지 못해 자연히 소식小食이 된다.[16]

한편, KBS-TV에서 평소 고혈압 증상이 있는 50~60대 남성(수축기 혈압 평균:148) 9명의 지원을 받아 실험을 실시했다. 이들에게 4주 동안 하루에 두 번 100ml 의 자색 고구마즙을 마시게 했다. 실험 결과, 수축기와 이완기의 평균 혈압이 모두 크게 떨어져 있었다. 개별적으로는 혈압이 상승한 사람이 1명, 이완기 혈압만 조금 오른 사람이 2명이었고, 수축기 혈압은 9명중 8명이 눈에 띄게 내려갔다.

한편, 건국대 한성우교수는 "자색고구마에는 안토시아닌이 들어 있어, 고혈압의 발생에 중요한 역할을 하는 안지오텐신 전환 효소를 억제하며, 우리 몸에 혈압을 올리고 혈관에 손상을 입히는 '안지오텐신 II'라는 물질을 생성하는데 중요한 역할을 하는 효소의 기전 때문에 혈압이 떨어진다고 생각한다." 고 말했다.[17]

피해야 할 음식

육류중심의 식생활을 하거나 밀가루나 튀김을 좋아하는 사람은 혈관 내에 플라크와 같은 쓰레기(?)가 쌓여 있을 가능성이 매우 높다. 담배를 많이 피우는 사람도 혈관이 단단해지고 약해져 있을 것이다. 본태성 고혈압은 혈관 노화와 염분의 과도한 섭취 때문에 일어나므로 염분 조정이 중요하며, 건강한 사람이 하루 섭취해야 할 염분량이 10g 미만이다. 고혈압 증상이 있는 사람은 6g 이하로 제한해야 한다. 그런데 식당의 음식이 가정에서 만든 음식보다 맛이 더 진하고 당연히 염분의 양도 많기 때문에(예시: 라면 6.0, 유부우동 5.4, 스테이크 정식 4.9g) 외식을 줄이는 것이 좋다. 또한 가정에서 조미료를 사용할 때도 소금 대신 레몬이나 식초로 신맛을 가미하는 등 염분을 줄이는 방법을 사용하는 것이 좋다. 염분 이외에도 나트륨을 함유한 물질이 많은데, 감칠맛을 내는 고형이나 분말 조미료 안에는 L-글루타민산나트륨이 포함되기 때문에 다량 섭취하면 나트륨 과잉으로 혈압을 높일 수 있다. 또한 가공식품에는 보존료로서 안식향산 나트륨을 사용하고, 발색제로 아초산나트륨과 같은 물질을 사용하므로 이것도 나트륨 섭취량을 늘리는 원인이 되므로 주의해야 한다.

동물의 지질은 동물 체내에서는 액체 상태이지만 상온에서는 굳어버린다. 소고기는 40~45℃, 돼지고기는 36~46℃ 의 융점을 갖기 때문이다. 따라서 인간이 동물의 지질을 과잉으로 섭취하면 혈중 포화지방산의 농도가 증가하여 점도가 높은 혈액이 되어버린다.[18]

혈액·혈관에 좋은 습관

심근경색이나 뇌경색은 그 원인이 심장이나 뇌에 있는 것이 아니라 혈관이 문제를 일으켜 일어나는 것이므로 혈관사고가 일어나지 않도록 전반적인 생활 개선을 위해 노력해야 한다.

온도 변화 회피

혈관은 급격한 온도차에 약하기 때문에, 갑자기 찬바람을 쐬거나 고온의 사우나 실에서 나오자마자 차가운 물로 샤워를 하면 혈관은 갑자기 수축하게 된다. 이때의 충격은 엄청나다. 혈관사고가 일어나기 쉬운 시간대는 이른 아침 6시부터 정오까지이다. 그래서 추운 겨울날 아침에 이부자리를 박차고 나와 산책하는 것은 그다지 바람직하지 않다. 마찬가지 이유로 욕실이나 화장실에서 혈관사고가 자주 일어난다.

전화벨이 울린 뒤 셋을 세고 받는다.

조급한 성격인 사람, 참을성이 없는 사람일수록 혈관사고가 발생할 가능성이 매우 높다.

심근경색으로 쓰러진 사람들을 분석해 보면 전화 건 사람을 기다리게 할 수 없다는 타인에 대한 배려심이 큰 경우가 많은데, 이러한 사소한 동작도 심장, 혈관에 부담을 준다.

무슨 일이든 적당히

남보다 강한 책임감으로 일을 완벽하게 수행하겠다는 욕심이 큰 사람은 옛날 인류의 사냥하던 시대와 같이 항상 긴장상태를 유지한다. 직장에서도 부하의 실수에 불같이 화를 내는 경우이다. 그래서 미국의 심신의학자인 프리드먼 박사 및 심리학자인 나이어 박사는 이런 형의 성격을 [A-Type]으로 분류하였고, 심·혈관병에 잘 걸린다고 한다. 이런 경우는 인재육성 차원에서도 좋지 않을 뿐만 아니라 본인의 혈관에도 악영향이 끼친다. 분노를 치밀어 오르면 그것을 한번 억누르면서 '그럴 수도 있다'고 자신을 달래야 한다. 분노가 '혈관에 나쁘다'는 사실을 반드시 떠올릴 필요가 있다.[19]

긴장 풀기, 웃기, 울기 ▶ 혈관에 도움

장시간 같은 자세로 있지 않는다.

비행기의 좁은 좌석 때문에 생기는 혈관 문제를 '이코노미클래스

증후군'이라고 한다. 이는 자동차나 열차 내에 오래 앉아 있는 경우에도 발생한다. 혈액 흐름의 정체로 혈액의 점도^{粘度}가 증가하고 혈액 내에 혈전이 생긴다. 목적지에 도착하여 몸을 움직이기 시작하면 정체했던 혈액이 다시 흐르고 그로 인해 혈전이 벗겨져 나가 혈류를 타고 이리저리 떠돌아다니다 폐동맥에 쌓이면 호흡곤란이나 가슴통증이 생긴다. 최악의 경우에는 목숨을 잃을 수 있으니 기내를 걷거나 스트레칭을 하고 부지런히 수분을 보충해 주어야 한다.

긴장 풀기

예를 들어 아무 생각 없이 느긋하게 목욕시간을 즐기는 것도 효과적인 방법이며, 38~40도 정도의 물 온도가 혈관에 부드럽게 작용한다. 온도가 42도를 넘으면 오히려 혈관을 수축시켜 혈압을 상승시킨다. 너무 오랫동안 욕조에 몸을 담그면 심장에 부담을 주기 때문에 입욕시간은 30분으로 제한한다. 목욕 전후에는 수분을 충분히 보충해야 한다.

많이 웃고 많이 울기

웃으면 뇌 내에 '베타 엔도르핀'이 증가하여 신체적 고충이나 심리적 아픔을 없애는 효과가 있다. 그 결과 스트레스가 해소되고 혈압이 내려가며 면역력도 강화된다. 스트레스가 지속되면 '코티솔^{cortisol}'이 분비되는데, 우리가 울 때 스트레스를 받아 체내에 축적된 화학물질이 눈물에 섞여 나오므로 스트레스도 해소된다. 마찬가지로 웃을 때와 같이 혈관이 열리고 혈압을 낮춰준다.[20]

3. 고혈압

고혈압은 생활습관병

고혈압은 동맥경화증을 일으키는 음식을 먹을 때 쉽게 발생하며, 그런 음식의 섭취를 삼가면 고혈압이 차차 내려가게 된다.

부모가 고혈압이면 자녀들도 고혈압이 될 가능성이 높다. 자녀들은 부모의 식성에 절대적으로 영향을 받는다. 따라서 식구^{食口}, 즉 한 솥밥을 먹는 사람들 사이에 발생하는 경우가 흔하다. 유전적인 요인으로 인한 고혈압도 있지만 나쁜 식생활 습관인 경우가 훨씬 더 많다.

일반적으로 경제적 형편이 좋아져서 동물성 식품을 많이 먹는 나라에서 많이 발생하지만, 어렵게 사는 나라에서는 그다지 많이 발생하지 않는다.

고혈압을 만드는 식습관

1) 동물성 단백질을 즐겨 먹는다.

고기, 생선, 계란, 우유와 같은 동물성 식품을 자주 먹으면 고혈압이 잘 생긴다.

2) 많이 먹는다.

비만은 고혈압의 중요한 이유 중 하나다.

3) 채소와 과일을 먹지 않는다.

일반적으로 동물성 식품과 가공식품은 고칼로리 식품이다. 대부분의 채소와 과일은 칼로리가 낮고 미네랄과 비타민이 충분히 들어있어 고혈압 예방에 좋은 식품이다.

4) 짜게 먹는다.

우리나라에서 고혈압 환자수가 많은 이유 중 하나가 김치, 된장, 고추장, 간장, 젓갈 등과 같은 염장식품과 발효식품을 즐겨 먹기 때문이다.

5) 몸에 해로운 음식을 더 좋아한다.

몸에 유익한 음식을 싫어하는 생래적인 습관을 가진 사람이 많다.[21]

자율신경에 의한 혈압의 조정

다른 자율신경과 마찬가지로 혈압도 몸이 자율적으로 결정한다. 높아져야 할 필요가 있을 때는 몸이 알아서 혈압을 올린다. 혈압이 상승해야 하는데도 불구하고 올라가지 않으면 몸에 심각한 해가 된다.

혈압에 영향을 미치는 요소로는 심장, 혈관, 혈액이 있다. 심장이 얼마나 힘차게 수축하고 얼마나 빨리 펌프질을 하느냐에 따라 혈압에 영향을 준다. 동맥이 어느 정도 수축하느냐에 따라 혈압에 변동이 생기고, 정맥이 어느 정도 수축하느냐에 따라 심장으로 되돌아가는 혈액의 양에 영향을 끼쳐서 혈압에 영향을 준다.

또한 콩팥에 있는 모세혈관에서 수분과 염분을 얼마나 배설하느냐에 따라, 창자의 모세혈관에서 염분과 수분을 얼마나 흡수하느냐에 따라 혈액의 양이 결정되고 결과적으로 혈압이 정해진다.

위기상황이 되면 혈압이 올라간다. 대항해 싸우거나 도망가야 할 상황이 되면 뇌와 팔다리 근육에 피를 많이 보내주어야 하기 때문이다. 운동을 할 때도 혈압이 올라간다. 팔다리를 빠르게 움직이기 위해서는 포도당과 산소가 더 많이 필요하고, 그러기 위해서는 혈액 공급이 늘어나야 하기 때문이다.

하루 중에는 아침에 혈압이 올라간다. 활동을 시작할 시간이 되었으므로 그만큼 혈액 공급이 더 필요하므로 때를 맞추어 몸이 혈압을 높이기 때문이다.

이와 같이 혈압은 변동 요인이 많으므로 약간의 높고 낮음에 너무 민감할 필요가 없지만, 조금 높은 것을 인위적으로 끌어내릴 경우에는 부작용이 생길 수 있다.[22]

고혈압 십계명

「고혈압, 약을 버리고 밥을 바꿔라」라는 책의 저자 황성수 박사가 제안하는 고혈압 10계명을 소개한다.[23]

1. 동물성 식품을 금하라.
2. 자연에 가까운 식물성 식품을 먹어라.
3. 땀이 나게 걸어라.
4. 일찍 자고 깊이 자라.
5. 싱겁게 먹어라.
6. 술과 담배를 멀리하라.

7. 용서하고 관용을 베풀어라.

8. 이웃을 너그럽게 대하라.

9. 긍정적으로 생각하라.

10. 마음의 평화를 잃지 않도록 노력하라.

제2장의 Point

■ 혈관 질환예방은 혈액을 깨끗하게 하고, 혈관을 강하게 만드는 것

　– 육식을 줄여 산성화를 막아야

　– 당뇨, 흡연, 고혈압 중복땐 혈관질환위험 27배 증가

　– 유산소 운동으로 혈관 강화

　– 호흡 → 자율신경 안정 → 혈액 산성도 저하

　– 종아리(제2의 심장) 단련시키면 혈액 순환 원활화

■ 발기부전은 → 심혈관질환의 경보등(警報橙)

■ 심장병, 뇌졸중 위험있는 사람은 아스피린 섭취로 예방

■ 식이요법

　– 피토케미컬

　– 현미, 김치, 청국장, 등푸른 생선 좋음

■ 고혈압은 전형적인 생활습관병

　– 식습관, 유산소운동, 호흡등으로 조절 가능

　– 좋은 수면

　– 마음 다스리기 필요

소화기
건강

빨리 먹는 식습관 때문에 한국인은 소화기 질환이 많다.
오래 씹기만 실천해도 큰 효과를 볼 수 있다.

1. 소화기 질환

우리나라 소화기 질환

우리나라 사람들에게 가장 많이 발병되는 암이 위암이다(2008년 통계). 특히 남자의 경우 위암의 발생률이 전체 암의 20.3%로 가장 높았다. 또한 보건사회연구원의 2009년 의약품 소비량 및 판매액 통계조사 결과에 따르면 우리나라 약국에서 가장 많이 팔리는 약품은 소화기관 및 신진대사 분야였다.

우리나라 사람들은 너무 많이 먹는 경향이 있다. 또한 세 끼 식사 이외에도 피자 나 햄버거 같은 인스턴트 식품, 삼겹살 구이, 프라이드 치킨, 콜라와 같은 탄산음료, 스넥류를 과다섭취하고 있다. 질 낮은 포화지방, 나트륨이 지나치게 많이 포함된 음식으로 인해 당뇨나 고혈압, 비만과 같은 생활습관 질환을 앓고 있을 뿐만 아니라 쉴 새 없이 들어오는 음식물(건강하지도 않은)을 소화해 내느라 우리의 위는 분주하다.

또한, 한국인의 식사 시간은 전쟁과 오랜 가난 덕분에 선진국에 비해 3배 이상 빠르다.

대한 헬리코박터 연구학회가 2006년에 역류성 식도염, 위궤양, 위암 등의 유병률을 조사한 결과 모든 질환에서 남성이 여성보다 2배 높았고, 남성 가운데 역류성 식도염이 11.2%로 가장 높았다. 남성에게 위장질환 유병률이 더 높게 나타나는 이유는 담배와 술, 비만, 스트레스 등의 위험요소가 여성보다 더 많기 때문이다.

회식이나 야근 시 섭취하는 음식물들은 대개 열량이 높고 소화하는데 오랜 시간이 걸리는 경우가 많다. 그런 음식물이 위에 남아있는 상태에서 잠자리에 들기 때문에 문제가 발생하는 것이다.[1]

왜 잘 씹어 먹어야 하는가?

「뉴욕 타임즈」에 공룡 티라노사우루스에 대한 기사가 실렸다. 육식공룡 중에서도 가장 힘도 세고 덩치가 컸던 이 공룡의 평균수명은 불과 30년으로, 이는 다른 공룡의 절반 수준이었다. 그 원인이 '너무 빨리 먹어서'라는 것이다. 이 공룡은 14세에서 18세 사이에 엄청난 속도로 많은 양을 먹어 체중이 하루 평균 2kg씩, 최고 5,000kg까지 증가했다고 한다. 결국 먹는 속도에 비례해 성장하다가 그만큼 빨리 죽었던 것이다.

문제는 빨리 먹는 습관이 현재 한국인에게도 보편화되어 있다는 것이다. 이로 인하여 현재 전 인구의 5~10%가 역류성 식도염을 앓고 있는 것으로 알려져 있다. 음식물을 잘 씹지 않고 빨리 먹게 되면 천천히 먹을 때보다 더 많은 공기를 음식물과 함께 삼키게 되는데, 이때 들어간 공기가 위를 급속히 팽창시킨다. 팽창된 위는 압력을 낮추기 위해 다시 공기를 밖으로 내보내게 되고, 이때 위산이 함께 역류하는 것이다.

오랫동안 씹는 것의 효력을 연구해 온 가나카와 치과대학의 오노

스카 미노루 교수는 60명의 여대생을 중심으로 10주간 식사 전 10분 동안 껌을 씹게 한 결과, 평균 3~4kg의 체중 감소효과를 나타냈다는 내용의 논문을 발표했다. 뇌의 시상하부에는 포만중추나 섭식중추와 같이 식욕을 담당하는 기관이 있는데, 씹는 활동을 하게 되면 배부름을 느끼는 포만중추가 자극되는 반면 식욕을 일으키는 섭식중추가 억제된다. 이런 원리로 천천히 씹으면 체중이 감소하게 되는 것이다.[2]

타액은 위궤양·당뇨병 등 막아

입속에는 귀 밑둥 언저리에 '항아리 손님'때에 붓는 이하선耳下腺과 하악골로 둘러쌓여 있는 악하선顎下腺, 혀 밑에 있는 설하선舌下腺이라는 3개의 타액선이 각각 좌우에 있는데, 이 모두에서 탄수화물의 소화효소인 '프티알린'이 분비된다. 밥을 오래 씹고 있으면 달콤해 지는 것은 타액에 의한 소화의 결과 맥아당이 생기기 시작했기 때문이다. 녹말의 소화효소는 타액 외에 췌액이나 장액에도 함유되어 있는데 위액에는 함유되어 있지 않으므로 밥을 잘 씹지 않고 삼키면 위의 부담이 심해져서 속이 거북하거나 쓰린 증상이 생기고, 위산과다, 위궤양의 원인이 된다. 동양의학에서는 타액을 '흰 피'라 부르는 등 그 작용을 중시했다.

익힌 음식은 효소가 죽지만, 잘 씹어서 타액을 충분히 혼합시키면 풍부한 효소 등의 작용에 의하여 일단 죽은 음식도 활성화되어 되살아난다.

타액에는 '파로틴'이라는 타액선 호르몬이 함유되어 있어 그것이 씹을 때 이하선에서 다량으로 분비되고, '선조부'라는 곳에서 재흡수되어 림프관을 거쳐서 혈관내로 들어가 뼈와 치아의 단단한 조직을 튼튼하게 하고 노화를 예방한다. 또 혈관의 신축성을 높이며 세균과 싸우는 백혈구를 증가시키는 효과가 있고, 모발이나 피부의 발육도 돕는다. 또한 세크레틴 분비를 촉진하여 당뇨병 예방·개선, 멜라토닌 분비 촉진에 의한 불면 예방, 콜레시스토키닌에 의한 스트레스 저감효과를 유발시킨다.[3,4]

오래 씹기, 위, 췌장 강화…적게 먹어도 든든

'양명 위경'이라는 위에서 췌장을 잇는 길에서 경락의 하나가 턱에 있다. 씹어서 턱의 경락을 자극함으로서 위와 췌장의 기능도 활발해진다. 잘 씹어서 음식의 맛을 음미하면서 먹으면 위액이 다량으로 분비되고, 췌장에는 진한 췌액이 다량으로 준비되어 음식이 오면 기다렸다는 듯이 충분히 소화를 시킨다. 그 때문에 소식을 하더라도 모든 영양소가 완전 연소되어 충분한 에너지를 얻을 수 있다.

잘 씹지 않아 위의 상태가 나빠져 소화제를 오랫동안 복용하면 본래 가지고 있던 인체의 소화기능이 불필요해져 점차 작용이 둔화된다.

일반적으로 산성식품이며 과잉섭취 되고 있는 육류는 별로 씹지 않고 대충 삼켜버리기 때문에 맛있게 느껴지는 것이다. 고기는 오래 씹으면 형편없이 맛이 없어진다. 반면 잘 씹어서 맛이 좋아지는 것은 야채와 해초류이다. 생야채는 씹으면 씹을수록 입속에서 싱그럽고 신선한 것이 되고, 해조류도 갯내음으로 입속을 가득 채운다. 특히 해조류는 칼슘의 함유량이 많은 알칼리성 식품이다. 채소나 해조류를 잘 씹어 먹는 것을 습관화하면 육류를 멀리하게 된다. 또한 오래 씹어 먹으면 만복 중추를 자극하여 적은 식사로도 배를 든든하게 하는 효과가 있다.

그저 씹는 것만으로도 건강해질 수 있다. 남미의 인디언이 '사보라'라는 나무의 수액으로 만든 츄잉 껌을 만들어 늘 씹으면서 건강하게 살고 있는 것도 '파로틴' 효과인 것으로 밝혀졌다.[5]

씹기, 뇌활성화에 도움

세인트로렌스 대의 연구팀에서 159명의 학생에게 난해한 퍼즐도 주고 무작위의 숫자를 하나하나 거꾸로 다시 기억해 내라는 기억력 테스트도 진행했다. 껌을 씹은 팀과 씹지 않은 팀으로 나누어 시험한 결과 껌을 씹은 팀의 성적이 훨씬 우수한 것으로 나타났다.

아래턱에 붙어 있는 저작근을 신축운동으로 해서 아래턱 운동을 하게 하고, 운동피질(대뇌반구에 있는 신피질 영역)을 크게 자극하고, 씹는 행위를 통해 뇌의 혈류가 늘어나고 뇌가 활성화되기 때문에 씹으면 뇌가 좋아지는 것이다. 또한 미각과 후각을 더욱 자극하여 결과적으로 뇌를 폭넓게 자극하는 것이 된다.

베타아밀로이드는 뇌의 신경세포를 파괴하는 독성물질로 알츠하이머 병과 같은 치매를 유발하는 단백질로 알려져 있다. 연구결과를 통해 씹는 횟수가 적어질수록 베타아밀로이드가 늘어난다는 사실이 밝혀짐으로써, 씹을수록 알츠하이미 병과 같은 치매에 걸릴 확률이 낮아진다고 할 수 있다. 그뿐만 아니라 씹는 행위는 뇌 기능을 활발하게 만들어 반사신경이나 기억력, 인지능력, 판단력, 집중력까지 높여주는 것이다. 또한 잘 씹으면 침 속에 있으면서 활성산소를 제거하는 퍼록시다아제^{peroxidase}를 활성화시킨다. 그런데 퍼록시다아제가 활성산소 제거뿐만 아니라 심근경색, 동맥경화, 당뇨병 등 생활습관병도 예방하는 것으로 알려졌다.

그 외에도 씹는 힘이 약해지면 헛발질을 하거나 넘어질 위험이 커지고 얼굴 근육이 약해지므로 노안^{老顔}도 초래한다고 한다.[6]

위와 먹을거리 관계

위 건강을 위해서 가장 신경써야 할 것은 먹을거리다. 첫째, 일단 흰쌀이나 흰 밀가루 같은 정제된 곡류는 피하는 것이 좋다. 그 대신 통밀과 현미, 콩, 귀리 같은 통곡류와 잡곡류를 섭취하는 것이 좋다. 특히, 현미는 알칼리성 식품으로 백미에는 없는 쌀겨 속에 쌀눈과 섬유질, 비타민, 유기미네랄 등 인체에 유익한 성분이 풍부하게 들어 있다.

또한, 양질의 섬유질이 다량 포함되어 있어 숙변을 없애고 변비를 사라지게 하는데 탁월하다. 또한 쌀눈에 들어 있는 '이노시톨'과 '휘친산'이 위장의 자연치유력을 높여준다. 위장병 외에도 고혈압, 당뇨, 암 등에 효과가 있다.

둘째, 짜게 먹는 습관을 고치는 것이 중요하다. 짜고 매운 음식을 즐기는 경우에는 위암을 비롯한 각종 위장 질환을 일으킬 수 있다. 음식을 짜게 먹으면 우리 몸은 더 많은 수분을 요구하게 되고, 혈액량이 많아지면서 고혈압을 유발할 수 있다. 짜게 먹는 습관이 오래 지속되면 만성위염이나 위암에 걸리기 쉬운데, 이는 위 점막에 작용해 암이 발생하기 쉬운 환경을 만들기 때문이다.

셋째, 무작정 식사량을 줄이기보다는 채소, 과일, 버섯과 같은 섬유질이 풍부한 음식을 섭취하고 비타민과 미네랄이 많은 해조류 등 저열량 음식으로 전체 섭취 열량을 맞추는 것이 좋다.

넷째, 알코올은 적정량이 우리 몸에 들어오면 신진대사를 촉진하고, 적포도주와 같은 경우 항산화작용을 하므로 우리 몸에 좋다. 한 연구에 의하면 하루에 1~4잔 정도의 음주는 심장 발작 확률을 40%가량 줄여준다고 한다.[7]

양배추, 브로콜리, 단호박 ▶ 위 건강에 최고

토마토

비타민과 무기질 성분이 위 점막을 보호하고 위염을 예방한다. 특히 토마토 속의 리코펜 성분은 위의 염증을 가라앉히는 데 효과적이다. 리코펜이 니코틴을 해독하는 역할을 하므로 담배를 끊기 어려우면 토마토라도 먹는 것이 좋다. 위가 약한 사람은 삶아서 먹는 것이 좋다.

당근

비타민 A 성분은 위의 기능을 강화한다. 특히 위를 보호하는 베타카로틴 성분이 듬뿍 들어있다. 식물성 기름에 살짝 익혀 먹으면 비타민 A의 체내 흡수율이 더 높아진다.

양배추

항궤양 성분인 비타민 U와 비타민 K가 들어있어 위를 보호한다. 비타민 U는 다른 야채에는 거의 없다. 다른 야채에 비해 섬유질이 부드럽고 삶아서 먹으면 위에 부담이 적기 때문에 좋다.

브로콜리

비타민 U 성분이 풍부하며 비타민 A와 C, 철분, 칼슘도 많이 들어있다. 또 항산화물질인 베타카로틴, 셀레늄이 풍부해 위암을 예방하는 데 효과적이다. 위암과 위궤양의 원인으로 알려진 헬리코박터 파일로리를 죽이는 성분도 들어 있다.

단호박

섬유질, 탄수화물, 무기질, 비타민이 풍부하다. 특히 베타카로틴이 풍부하게 들어있어 위의 점막을 보호하면, 항산화작용이 뛰어나 위암을 예방하는 효과도 있다. 영양 손실 없이 섭취하려면, 그대로 쪄 먹는 것이 좋다.

생강

소화불량, 설사, 구토에 효과가 좋다. 위를 따뜻하게 해주기 때문에 찬 음식을 잘 못 먹는 사람에게 도움이 된다. 특히 회와 같은 날것과 함께 먹으면 해독작용을 한다.[8]

김, 검은 콩, 감자 ▶ 위 보호

|

김

항궤양 성분인 비타민 U가 풍부하게 들어 있다. 위궤양 또는 십이
지장궤양 등에 김을 먹으면 효과적이다. 약해진 위를 튼튼하게 하고
장운동을 활발하게 해 원활한 배변활동에 도움이 된다.

검은 콩

검은 콩은 체내 독소를 없애고 위궤양과 위염을 예방한다. 또 위염
이나 소화불량으로 식욕이 부진할 때 섭취하면 좋다. 검은 콩은 신
장 기능을 강화해 배뇨를 원활하게 하고, 위암 등 소화기 암을 예방
해 준다.

찹쌀

위를 튼튼하게 만들고 소화와 흡수가 잘 되어 위장병이 있는 사람
에게 좋은 재료이다.

고추

매운 성분의 캡사이신이 위 세포를 자극해서 위의 활동성을 순간
적으로 높여준다. 소화가 잘 안 되는 돼지고기나 회와 같이 먹으면
도움이 된다. 그렇다고 너무 매운 음식을 지속적으로 먹으면 위를
자극해서 오히려 위에 생긴 상처를 크게 할 수 있기 때문에 자주 먹
는 것은 좋지 않다.

꿀

포도당, 과당 같은 당분 이외에 단백질, 미네랄, 비타민 B_1, B_2, B_6,
E, 아미노산 등이 다양하게 들어 있다. 소화가 잘 되기 때문에 위가

약한 사람에게 좋다.

시금치

소화가 잘 된다. 잎에는 철분이 들어있고, 뿌리의 붉은 부분에는 조혈성분인 코발트가 들어 있어 위를 튼튼하게 한다. 특히 술 때문에 위와 장에 쌓인 열과 독을 푸는 효과가 탁월하다.

감자

점막을 튼튼하게 하므로 위의 기능이 약하거나, 위염, 위궤양 등이 있는 사람에게 좋다. 특히 알기닌 성분이 위벽에 막을 만들어 위를 보호한다.[9]

마늘, 청국장 ▶ 위·장 활동성 증진
|

마늘

위를 튼튼하게 하고 식욕을 돋운다. 위의 활동성을 증가시키고 위를 따뜻하게 해 소화를 돕고, 특히 고기와 함께 먹으면 좋다. 온몸의 신진대사를 도와주는 비타민 B_1을 완전히 흡수하게 하는 성분이 있기 때문에 쌀밥이 주식인 우리에게는 아주 중요하다.

무

무에는 소화효소가 많이 들어 있기 때문에 과식했을 때 무즙을 먹으면 소화가 잘 되며 위산을 중화시키기도 하다. 밀가루 음식이나 돼지고기를 먹을 때 같이 먹으면 소화장애를 예방할 수 있다.

두부

두부는 콜레스테롤이 없고 소화, 흡수 능력이 뛰어나며, 위에 대한 자극이 적다.

깻잎

방향성 정유 성분이 많아서 해독작용이 있다. 육류나 회의 독성을 제거하고 장을 깨끗하게 만드는 작용을 한다.

양파

기름진 음식의 소화를 돕고 따뜻한 성질로 위의 활동성을 좋게 한다.

청국장

살아있는 효소와 유익한 균이 풍부하므로 장운동을 촉진해 신진대사에 도움을 주고 피부미용에 좋다. 발효되면서 소화하기 좋은 상태가 되기 때문에 대부분의 발효음식은 소화에 도움이 된다.

흰살 생선

흰살 생선에는 위장세포를 튼튼하게 만드는 데 효과적인 비타민 B_1 성분이 풍부하게 들어 있다.[10]

2. 장腸 건강

장腸의 중요성

장은 음식물 속에 있는 영양분을 흡수하고 혈관을 통해서 그 영양소를 각 장기로 공급해주는 체내 에너지 기관으로써 '자동차의 엔진'과 같은 기능을 한다. 장은 몸에 불필요한 노폐물과 독소를 대변으로 배설하거나 세균이나 바이러스 등의 침입자를 무찌르고 산화예방을 위해 면역력을 높이거나 효소나 비타민을 합성하는 일로 24시간 내내 쉴 틈이 없다.

따라서, 장을 세심하게 유지·보수를 해주는 정장整腸 활동이 중요하다. 깨끗이 하는 데 가장 중요한 것은 우리들의 생활습관이다. 충분한 수면, 적절한 운동, 바람직한 식사, 이 3박자가 조화롭게 이루어지면 깨끗한 장을 가질 수 있다. 깨끗한 장이란 점막이 분홍색으로 움직임이 부드럽고 오래된 변이 모여 있지 않아야 한다. 장내에 양질의 영양과 산소가 없으면 호르몬 제조원인 간장에서 호르몬이 충분히 만들어지지 못하고, 호르몬이 부족해지면 혈중 호르몬 농도도 불충분해지기 때문에 장 내의 정보를 뇌로 정확히 전달할 수 없게 된다. 그러면 장내 환경과 뇌내 환경은 함께 열악해 진다.

또한 만성적인 변비가 지속되면 장내에 몸을 좀먹는 활성산소가 충만하고, 양질의 산소가 뇌에 공급되지 않아 뇌는 산소부족을 일으켜 뇌 기능 저하가 일어난다. 뇌기능이 나빠지면 쉽게 화를 내거나 초조해져 지나친 스트레스를 느끼게 되고 결국 EQ가 낮아지고 성격 또한 나빠질 수 있다. 또한 활성산소는 몸을 갉아먹기 때문에 노화가 촉진되고 기미나 주름이 쉽게 생겨 피부 미용의 적이 된다. [11]

위상胃相, 장상腸相

신야 히로미는 미국 알버트 아인슈타인 의과대학 외과교수로서, 약 35년 전 세계 최초로 대장내시경을 사용하여 개복開腹수술을 하지 않고 폴립을 절제하는데 성공한 일본 출생의 의사이다. 세계적으로 이름이 나서 30만 명 이상을 진료하였으며, 더스틴 호프만 등 유명 인사들을 정기적으로 진료하였고, 레이건 대통령 재임 중에 주치의 사단에서 고문역할을 맡기도 했다. 지금까지 암재발율 0%라는 신야 교수는 '건강한 사람의 위와 장은 아름답고, 건강하지 않은 사람은 그렇지 않다.'며, 사람의 '인상人相'에 빗대어 '위상胃相', '장상腸相'이라 이름을 붙였다.

위상 · 장상이 좋은 사람과 나쁜 사람의 식사와 생활습관에는 확연한 차이가 있으며, 한마디로 말하면, '미러클 엔자임'을 소모하지 않는 생활을 하는 사람이 건강하게 오래 산다고 주장한다. 미러클 엔자임은 인간의 생명활동을 책임지고 있는 5천 종 이상의 체내 효소의 원형이 되는 효소로서, 필요에 의해 특정 엔자임으로 만들어 지기 전의 것으로, 어떠한 엔자임도 될 수 있는 가능성을 가진 원형 엔자임을 의미한다. 이러한 주장은 일생동안 만들 수 있는 엔자임의 총량은 정해져 있다는 하웰 박사의 가설과도 잘 부응하는 이론이다.

그러나 현대사회는 술이나 담배와 같은 기호 식품, 식품 첨가물, 농약, 약물이나 스트레스, 환경오염, 전자파 등 소중한 미러클 엔자임을 소비하는 요인으로 가득 차 있다.[12]

동·서양인 장腸의 차이

동양인의 대장의 길이는 1.5m 전후다. 서양인의 장이 1m 전후인 것과 비교하면 꽤 긴 편이다. 길이뿐만 아니라 장의 상태도 서양인의 장에 비해 신축성이 있고 부드럽다. 동양인은 천년 이상 농경생활을 유지하며 육류보다는 곡물이나 야채를 중심으로 식생활을 해왔기 때문이다. 육류에 비해 단백질이나 지방 성분의 영양소가 적고 소화흡수가 더딘 채소류의 통과시간을 최대한 늘려 영양소를 더 많이 흡수하기 위해 유전적으로 길어진 것이다.

그런데 제2차 세계대전 이후 동양인들은 고기나 유제품 등 '서구 스타일의 음식물'을 빈번히 먹게 되었다. 그런 식생활의 변화 때문인지 다리가 길고 키도 큰 체형의 사람이 부쩍 늘어났다. 하지만 60년 만에 장의 길이가 서양인과 같이 짧아질 수 없으므로 문제가 생기는 것이다. 또한 체온이 높은 동물의 지방성분은 인간의 몸에는 그다지 좋지 않다. 지방 성분을 분해하는 수단을 충분히 갖추고 있지 못했기 때문이다. 또 소와 같은 고온동물이 만들어낸 유제품이 몸에 맞지 않는 '젖당불내증'을 가진 사람들이 많은 것도 같은 맥락이다.

이처럼 동양인의 장에 맞지 않은 식생활을 계속해 온 결과 여러 가지 문제가 발생한다. 첫째, 육식중심의 식생활을 하게 되면서 변비가 많이 증가하였고, 둘째, 대장암 환자가 급증했다. 대장의 길이가 길기 때문에 변이 모이게 되면서 음식물에 포함되어 있는 발암물질이나 부패한 영양소가 대장의 점막과 접촉하는 시간이 길어지고 있으며, 이것이 암을 일으키는 원인중의 하나가 된다.[13]

대변의 모양과 냄새

이상적인 대변의 색깔은 황토색이나 짙은 갈색이며, 형태는 바나나와 같고, 약 70~80%의 수분을 함유한 변이다. 이와 같은 '바나나변'의 재료가 되는 것은 섬유질이 많이 들어있는 채소나 해초류, 버섯류 등이다. '나쁜 변'은 수분이 90% 이상인 '설사'나 '진흙같은 변'이다. 이는 동물성 단백질이나 지방이 많이 함유된 음식을 섭취했을 때 이를 소화하기 위한 담즙이 제대로 나오지 않아 나타나는 현상이다.

그 외에 붉은 색의 혈변血便이나 검은 코르타르와 같은 변이 나올 때는 위장에 문제가 생긴 것이니 주의해야 한다. 물론 붉은 변은 항문 근처의 출혈 때문일 가능성이 높다. 검은 변은 위나 십이지장에서 나온 혈액이 위산에 의해 산화되어 검어진 것이다. 하얀 색깔이라면 간장이나 췌장의 질병, 담낭의 질환에 의한 소화불량이거나, 담즙이나 췌액이 제대로 분비되지 않은 상태이다. 만약 녹색을 띨 때는 반대로 담즙이 지나치게 많이 나온 상태다. 주로 지나친 음주 뒤에 나타난다.

S상 결장 부근에 정체해 있는 동안 만들어진 가스의 절반은 장의 혈관을 통해 체내로 흡수되어 체취가 되고 나머지는 방귀가 되어 몸밖으로 배출된다. 매일 아침 쾌변을 보는 사람은 변이 S 상 결장 부근에 정체하는 시간이 짧기 때문에 가스도 잘 차지 않는 반면 변비인 사람은 자주 방귀를 뀌게 된다.

유해균의 먹이가 되는 고기나 지방 성분을 많이 섭취한 사람의 방귀는 냄새가 심하고, 유익균의 먹이가 되는 섬유질을 많이 섭취한 사

람은 냄새가 거의 없다.[14]

어떤 동물의 고기를 먹어야 하나?

신야 식사 건강법에서는 곡물과 채소 중심의 식사를 하고, 육류·생선·유제품·달걀 등의 동물성 식사는 되도록 전체의 15% 이하로 줄이도록 권장한다. 동물성 단백질도 필요하다. 그러나 아무리 좋은 식품이라도 필요 이상으로 많이 섭취하면 몸에는 독이 된다. 동물성 식품에서 발생하는 독소의 주요 성분은 황화수소, 인돌, 메탄가스, 암모니아, 니트로소아민 등이며, 활성산소도 만들어진다.

단백질은 체중 1kg 당 약 1g이 적정량이다. 과잉 섭취된 몸에 불필요한 단백질은 소화 엔자임에 의해 아미노산으로 분해되고, 아미노산은 간장에서 다시 분해되어 혈액으로 흘러든다. 그러면 혈액이 산성을 띠게 되는데 이것을 중화하기 위해 뼈 사이에서 다량의 칼슘이 빠져 나오고, 이것이 몸에서 배출되는 것이다.

또한 동물성 식사에는 식이섬유가 함유되어 있지 않아 고기를 많이 먹으면 대변의 양이 줄어 변비나 숙변의 원인이 되며 장상腸相이 나빠진다. 이러한 상태가 지속되면 장벽에 주머니 모양으로 움푹 파인 '게실'이 생기는데, 이곳에 독소나 숙변이 쌓여 폴립이나 암이 생길 수 있다. 생선을 많이 먹는 사람은 장상腸相이 나빠도 게실은 생기지 않는다.

소, 돼지, 새와 같이 사람보다 체온이 높은 동물(38.5~40℃)의 지방은 사람 몸속에 들어가면 굳어지고, 생선과 같이 체온이 낮은 동물의 지방은 혈액의 점성을 낮춰 나쁜 콜레스테롤 수치를 낮춘다.[15]

3. 해독Detoxification

해독Detoxification이 필요한 사람

1. 감기에 쉽게 걸린다. 2. 꽃가루병, 비염 등 알레르기성 질환이 있다. 3. 피부가 가렵거나 여드름이 난다. 4. 두통이 자주 일어난다. 5. 잠을 잘 못 이룬다. 6. 눈 밑에 다크 서클이 있다. 7. 식후에 속이 더부룩하다. 8. 배에 자주 가스가 찬다. 9. 구취가 나거나 몸에서 악취가 난다. 10. 아침에 일어나면 혀 안쪽 깊은 곳에 백태가 낀다. 11. 설탕, 탄수화물이 들어간 음식이나 유제품에 집착이 강하다. 12. 얼굴이나 몸에 부어 있는 부분이 있다. 13. 다이어트와 운동을 해도 살이 빠지지 않는다. 14. 관절이나 근육이 아프거나 경직된다. 15. 의욕이 없고 피곤하다. 16. 기분이 가라앉거나 정신이 흐릿하다. 17. 뭔가를 잊어버리고 집중하기가 힘들거나 적당한 단어가 떠오르지 않는다. 18. 다른 사람보다 자동차에 주유할 때 전보다 더 속이 메스껍다거나, 드라이클리닝을 한 옷 등의 냄새에 민감하다. 19. 약이나 보조제에 특이한 반응을 보인다. 20. 마취나 임신 후에 고질적인 증

상이 악화됐다.

위 항목에 한 두 가지라도 해당되지 않는 사람은 없을 것이다. 이러한 증상은 우리 일상생활에서 흡수된 독소가 몸에 축적되어 나타나는 현상이기 때문에 어느 누구도 여기에 자유로울 수 없다. 우리는 너무나 많은 독소에 노출되어 있고, 심지어 독소가 들어있는 음식을 탐닉하고 있기 때문이다.[16]

독소의 원천

'독소'라 하면, 독극물이나 중금속만을 연상하는데, 우리 몸에 영향을 미치는 독소는 훨씬 범위가 넓다. 독소 가운데서 '균체내 독소endotoxin'는 정상적인 세포활동으로 배출되는 노폐물이다. 요산, 암모니아, 젖산, 호모시스테인(단백질 소화 과정에서 생기는 부산물)과 같은 것인데, 이런 독소들이 체내에 늘어나면 병이 생긴다. 예를 들어 혈중 요산尿酸 농도가 증가하면 통풍에 걸린다.

원천 별로 살펴보자. 피부로 침입하는 독소는 화장품과 세안洗顔제품이다. 음식과 마찬가지로 화장품도 결국은 피를 타고 온 몸을 돈다. 또한 입을 통해서 치과 치료에 사용하는 은색 아말감에 함유된 수은이 혈액으로 침투하며, 구강 세정제, 구강 스프레이에도 독성 화학물질이 들어 있다.

많은 양약洋藥이 그 자체로 독성 화학 물질이다. 예를 들면 심장 부정맥과 고혈압 약으로 쓰이는 베타차단제는 코엔자임 Q_{10}(심장기능과 정상 혈압 유지 기능)을 크게 감소시킨다. 콜레스테롤 저하제인 스타틴statin은 코엔자임 Q10과 칼슘, 베타카로틴을 고갈시킨다.

한편 고속도로 옆이나 공장 근처에서 발생하는 카드뮴, 수은, 비소, 크롬 등 중금속이 생활환경과 소비재에 들어가서 고농도로 오랜 시간 존재하면 우리 몸의 지방 조직에 축적될 수 있다. 이렇게 쌓인 중금속은 지방과 친화력이 있는데, 우리 뇌의 90%가 지방이기 때문에 뇌에 나쁜 영향을 주고, 뇌 기능을 중단시킬 수 있다.[17]

수입 농산물, 가공식품 ▶ 독소

우리가 접하는 것 중에서 화학물질에 가장 빈번하게 노출되는 것은 바로 음식이다. 특히, 외국에서 수입한 식품은 긴 기간의 운송이 필요하므로 방부제 처리를 하고, 강과 바다에서 수확한 식품은 우리 식탁까지 오르는 과정에서 비료 및 농약, 살충제에 함유된 화학물질과 호르몬, 항생제에 노출될 수밖에 없다. 알다시피 농산물을 갉아 먹는 벌레를 죽이기 위해 살충제를 뿌리고, 동물을 더 빨리 살찌우고 우유를 더 많이 얻어내기 위해 호르몬을 투여하며, 면역력이 약한 동물들이 병에 걸리는 것을 막기 위해 항생제를 쓴다.

이 뿐만 아니라, 눈에 보이지 않는 다양한 처리 과정을 거친다. 박테리아를 없앤다고 X-레이 검사, 즉 '식품 방사선 조사照査'를 하는가 하면, 병원균을 죽이려고 과도한 열로 '저온 살균'을 해서 인체에 유익한 효소까지 모조리 죽인다. 액상의 식물성 지방은 유통과 보관이 용이한 고체로 만들기 위해 수소를 첨가하는 '경화과정'을 거치는데,

이렇게 만들어진 트랜스 지방산은 몸에 해롭다. 또한 과일은 더 먹음직스럽게 보이기 위해 '왁스 처리'를 하기도 한다.

가공된 인스턴트 식품에는 프탈레이트phthalate라고 알려진 화학물질이 들어가 있다. 이것은 플라스틱을 부드럽게 하기 위해 사용하는 화학첨가제로서 물병과 음료수병을 통해서 자주 접한다. 프탈레이트는 몸의 메시지를 전달하는 호르몬의 성질과 흡사하다. 시간이 흐르면서 몸에 프탈레이트가 많이 쌓이면 호르몬 기능이 깨질지도 모른다.18

나쁜 음식에 끌리는 현상

동양의학에서는 우리 몸의 점액을 독성 노폐물로 본다. 또한 인도의 아유르베다 전통에서는 몸속에 쌓여 있는 무겁고 독성이 있는 물질을 '암마amma'라고 부르는데, 독소가 들어있는 음식에서부터 나쁜 생각까지 전신에 가해지는 모든 스트레스 요인들 때문에 몸에 점액질이 나오며, 이것을 질병의 첫 번째 단계로 여긴다.

음식에서 비롯되는 독성은 우리를 계속 곤경에 빠뜨리고 병들게 만든다. 그런데 여기에는 또 다른 측면이 있다. 우리가 먹는 정제된 곡식과 설탕이 다량 들어간 가공식품은 '갈망과 에너지의 변동'이라는 롤러코스터 현상을 만들어 낸다.

독성이 있는 음식에 자꾸만 끌리는 것은 몸이 독성에 찌든 상태라는 것을 알려주는 전형적인 신호이다. 우리 몸에서 독소가 바로 처리되지 못하고 순환계에 계속 남아 있으면 금세 조직에 갇혀서 점액으로 뒤덮인다. 이것은 세포가 스스로를 방어하는 방법이다. 점액은 조밀하고 끈끈한 성질이 있기 때문에 복잡하고 해로운 생각과 감정을 불러일으키고 그것을 끌어 들인다. 그 반대로 복잡한 생각과 감정은 조직에서 점액이 생성되도록 촉진한다. 점액이 있음을 알려주는 신호는 '부기浮氣'다. 우리가 부황을 뜨면 검은 피와 점액질이 나오고 시원해지는 것을 경험할 수 있는데, 서양 의학에서는 이 증상에 대해 이름조차 없으며 대개 무시된다. 점액을 제거하면 독소를 남기는 음식을 먹고 싶다는 생각이 들지 않게 된다.[19]

해독

독소가 몸속에 쌓이면 면역 기능과 호르몬 기능이 저하되면서 각종 생활습관병 과 신경, 정신계통의 질환, 암등을 유발하게 된다. 따라서 몸속에 쌓인 독소를 제거하지 않고 계속해서 잘못된 식생활과 환경을 유지하면, 화장을 지우지 않고 그 위에 다시 화장을 하는 것처럼 몸속 상태도 엉망이 되므로, 독소 배출(해독)이 중요하다.

| **반단식(半斷食)** | 식사를 마치고 약 8시간이 흐른 후에 우리 몸은 해독 모드로 들어가는데, 중간에 식사나 간식을 하면 소화에 동원되기 때문에 해독 작용이 이루어지지 않는다. 따라서 저녁 식사 후 12시간 동안은 물 이외에 아무 것도 먹지 않음으로서 체내에서 저절로 해독작용이 일어나도록 하여야 한다. 일본에서는 이런 방식을 '반단식'이라 부르며 많은 사람들이 실행한다.[20]

| **독소의 배출 돕기** | 우리 몸의 대사과정에서 생긴 노폐물과 독소를 대소변이나 땀과 눈물, 기체 등으로 밀어내는데, 독소는 체온이 36.5도 이상이 될 때 배출되기 때문에 손발이 치갑고 몸이 냉한 사람은 독소가 제대로 배출되지 않는다. 숙변을 제거하고 탄산음료나 커피, 술이 아닌 순수한 물을 많이 마셔서 소변이 원활하게 잘 배출되도록 한다. 복식호흡 등의 방법으로 숨을 깊이 들이 마시면 몸속의 독소를 효과적으로 배출시키고, 장기를 마사지해 주는 것 같은 효과가 있어 소화기능과 배설기능이 좋아진다. 또한 유산소운동을 하여 땀을 흘려 몸속의 독소와 노폐물을 배출시킨다.[21]

제3장의 Point

- **오래 잘 씹기**

  - 타액은 위궤양, 당뇨병 막아

  - 씹기는 뇌활성화에도 도움

  - 오래 씹어야 포만 중추 자극 가능하여 식욕 조절 가능

- **식이요법**

  - 양배추, 브로콜리, 단호박 → 위 기능 강화

  - 김, 검은콩, 감자 → 위 보호

  - 마늘, 청국장 → 위, 장 활동성 증진

- **장 건강**

  - 장은「자동차엔진」과 같은 곳

    – 노폐물과 독소 제거

  - 동양인(1.5m)의 장은 서양인(1m) 장보다 길기 때문에 육식에 불리 → 대장암 증가

  - 수입 농산물의 방부제, 가공식품

    ⇒ 독소로 작용 ⇒ 반단식(半斷食), 물, 야채 섭취하여 해독(Detoxification)가능

암치유

암이 식습관과 깊은 연관이 있다는 것은 잘 알려진 사실이다. 하와이로 이민 간 일본인들을 몇 대에 걸쳐 조사해 보니, 일본 본토의 일본인들이 잘 걸리던 위암 발생률은 많이 줄어들고 미국 현지 백인들이 잘 걸리는 대장암과 유방암의 발생률은 백인과 비슷한 수준으로 증가했다는 결과가 나왔다.

1. 암

암과의 전쟁

인류는 암과의 전쟁중이라 해도 과언이 아니다. 1971년 닉슨 미국 대통령은 '암과의 전쟁'을 선포하고, 5년 내에 암을 퇴치하겠다며 250억 달러를 투입했다.

하지만 이후 40년 동안 큰 효과가 없었다. 심장병으로 인한 사망률이 40년 동안 현저하게 감소한 것과 대조적으로 암으로 인한 사망률은 오히려 약간 증가하는 추세이다. 암환자는 전 세계에서 3000만 명이 투병하고 있고, 우리나라도 약 50만 명이 암으로 고통받고 있다. 우리나라 사망통계상 사망 원인으로 암이 압도적인 1위를 차지하고 있다. 암 중 1위는 위암, 2위 대장암, 3위 유방암, 4위 갑상선암, 5위 간암, 6위 폐암의 순서로 암환자 수가 많다. 그리고 남자는 3명 중 1명(32%), 여자는 4명 중 1명(26%) 이 평균 수명을 사는 동안 암이 생길 수 있는 것으로 추정되고 있다. 또한 두드러진 특색은 식생활 관련 암환자가 급증하는 추세를 보이고 있다는 것이다.

암과의 전쟁에서 패하는 7가지 원인 및 대책

1) 자포자기와 절망감 ⇒ 내가 주도권을 갖는다.

2) 무지(無知) ⇒ 치료법은 널려 있다. 좋은 방법을 총동원 하라.

3) 면역력 저하(폐렴이나 패혈증) ⇒ 면역력을 유지하면 암도 피해 간다.

4) 상실감 ⇒ 일에 열정을 쏟아라. 하지만 스트레스 관리는 필수.

5) 영양실조 ⇒ 좋아하는 음식을 몸에 좋은 음식과 함께 먹어라.

6) 스트레스와 압박감 ⇒ 상한 감정을 치유하라.

7) 무의미 ⇒ 삶은 기적이다. 경외감을 가져라.[1]

암환자의 유형

암환자는 크게 A, B, C의 3가지 유형이 있다.

| **A 그룹(자포자기형)** | 무의식적으로 죽음을 소망한다. 자신이 원하는 대로 도피처인 암에 걸린 것이다. 약 20% 차지.

| **B 그룹(고분고분형)** | 의사에 순응적이다. 의사가 지시하는 대로 행동하는 환자 그룹이다. 정기적으로 진료실을 방문하여 의사의 마음에 들고 싶어 한다. 약 60% 차지.

| **C 그룹(꼬치꼬치형)** | 몸의 자연치유력을 최상으로 회복시키기 위해 자신이 결단하여 의사나 약물치료를 활용하는 창조적 유형으로서, 스스로 삶을 변화시켜 이전과 다른 새로운 생활을 시작하는 타입. 약 20% 차지. 결과를 보면 놀랍게도 A 그룹은 확실히 죽고, B 그룹은 반반이고, C 그룹은 확실히 살아남는다. C 그룹은 치료의 주도권을 가지고 치료하기 때문이다. 가끔 불친절한 의사에게 야단맞으면서도 자기가 주도적으로 의사결정을 하면서 치료를 받기에 면역체계가 높아지는 것이다. 예를 들면 위암, 대장암, 간암, 담도암, 췌장암은 항암제가 잘 반응하지 않는다. 이런 암들은 항암제 사용여부에 신중해야 하고 반드시 환자의 동의를 구해야 한다. 또한 의사도 유

전자 검사나 떼어낸 암조직에 대한 항암제 감수성 검사를 해서 효과
가 확실한 경우에만 써야 한다. 따라서 '나는 담도암이라 수술만 하
고 항암제는 맞지 않겠다. 면역력을 떨어뜨리고 몸만 망가뜨리면서
효과가 없으니, 나는 식이요법과 운동만으로 면역력을 높이겠다.'고
하는 등 스스로 판단·결정할 수 있어야 한다.[2]

성격과 질병의 관계

미국의 심신의학자인 프리드먼 박사 및 심리학자인 나이어 박사는
각각 성격 타입 을 제시했는 바, 'A형 성격(감정 발산형)'은 급하고 화
를 잘 내며 경쟁적이고, 적개심이 강하며, 심장병에 잘 걸리는 성격이
고, 'C 형 성격(감정 억제형)'은 순종적이고 온화하며, 가슴에 맺힌 것
을 풀지 못해 안팎으로 갈등이 심한 성격으로써 암에 잘 걸리는 경
향이 있다. 암환자와 함께 오는 사람들이 이구동성으로 하는 말이 있
다. '이처럼 착한 사람이 어떻게 암에 걸렸는지⋯⋯' 하는 것이다.

암환자는 대체로 착하고 온유하고 순종적이다. 내면에 맺힌 것, 즉
감정의 응어리를 풀지 못해 고통을 받는 사람들이다. 이들에겐 내면
의 문제를 드러내는 것, 상한 감정과 숨겨진 분노를 치유하는 것이
필수적이다.

스탠포드 대학병원에서 항암치료를 받는 말기 유방암 환자들을
두 그룹으로 나누어, 한 그룹(대조군)은 표준적인 항암치료만을 받
고, 다른 그룹(치료군)은 표준 항암치료와 함께 보조적 심리치유 프로

그램을 실시했는데, 1년 동안 암환자끼리 상호 격려하거나, 죽음에 대한 공포나 걱정을 표현하는 등 나눔의 기간을 가진 그룹은 일반적인 치료만 받은 그룹에 비해 평균 2배 이상(36.6 / 18.9개월) 오래 살았고, 암 재발률도 월등히 낮았다. 그 원인은 1) 환자의 자긍심이 높아져 식욕증진, 쾌적한 수면, 적절한 운동 등 자기 관리 가능, 2) 내면의 문제가 해결되어 대인관계 개선, 3) 스트레스 해소로 NK 세포기능이 회복된 것으로 추정된다.[3]

식습관과 암의 관계

암이 식습관과 깊은 연관이 있다는 것은 잘 알려진 사실이다. 하와이로 이민 간 일본인들을 몇 대에 걸쳐 조사해 보니, 일본 본토의 일본인들이 잘 걸리던 위암 발생률은 많이 줄어들고 미국 현지 백인들이 잘 걸리는 대장암과 유방암의 발생률은 백인과 비슷한 수준으로 증가했다는 결과가 나왔다.

국내 암환자의 발병 추세도 마찬가지다. 예전에는 짜고 자극적인 음식이 주가 되는 우리 전통음식의 영향으로 위암의 발생률이 높았으나 근래 들어서는 서구식 식습관의 영향으로 대장암과 직장암, 유방암, 전립선암 등 고지방식이 원인이 되는 암의 발병률이 급격히 증가하고 있다. 이렇게 암의 발병과 성장에 식습관이 큰 영향을 미치는 것처럼 암을 치료하고 예방하는 데에도 식습관은 중요한 역할을 한다.

음식은 발암물질이 되어 암을 발생시키기도 하고 여러 단계에 걸쳐 암을 억제하고 치료하기도 한다. 예를 들면 고기를 즐겨 먹는 경우에는 조리과정에서 생성되는 헤테로사이클릭아민 같은 발암물질에 의해 체내에 돌연변이 세포가 생겨 암의 발병이 시작되고, 고지방식을 즐길 경우에는 체내에서 암세포의 성장을 차단하는 아디포넥틴의 분비가 줄어들어 암의 성장을 적절히 제어하지 못하는 등 악영향을 받는다. 반대로 과일과 채소에 들어있는 피토 케미컬은 암세포의 성장을 차단하는 단백질을 자극해 암세포를 스스로 죽게 만들고, 혈관 생성을 차단해 암세포가 자라는 것을 억제하는 동시에 다른 부위로의 전이도 막아 준다. 따라서 암 진단을 받고나서 식습관을 암 치유에 도움이 되는 방향으로 전환한 사람은 효과가 좋고 전이도 막을 수 있다.[4]

2. 식이요법

암치유 식품

암 생존자의 식탁에서 빠지지 않고 등장하는 식품은 현미, 콩과 채소, 그리고 과일이다.

현미

현미는 볍씨에서 왕겨만 벗겨낸 상태의 쌀을 말한다. 즉 재배하면 바로 싹이 돋는 살아있는 씨앗 상태의 쌀이다. 씨앗상태의 쌀이므로 영양분은 많이 함유하고 있지만 백미에 비해 밥맛이 떨어진다는 단점이 있다. 일본 야마구치 현에 있는 하시모토 쓰요시 박사는 악성 임파선 종양과 신장암, 위암을 가진 암환자이면서 의사인데, 하루 세 끼 현미밥을 먹되 오래 씹고 천천히 먹는 식습관을 들여 결국 암을 치유했다. 현미의 영양성분을 분석해보면 식이섬유를 비롯하여 각종 비타민과 미네랄이 풍부한데, 특히 항산화성분으로 잘 알려진 비타민 E도 백미보다 4배 이상(0.9/0.17~0.25mg/100g) 많다. 또한 GABA도 많이(0~50/228mg/100g) 들어 있다. 이 중에서 항암효과로 가장 먼저 주목받기 시작한 것은 백미의 2배에 달하는 풍부한 식이섬유다. 식이섬유는 몸에서 소화작용을 할 때 인체에 누적된 당이나 발암물질 등을 같이 체외로 가져가기 때문이다. 최근에는 현미의 감마오리자놀이 면역세포인 NK 세포(Natural Killer Cell, 자연살해세포)를 활성화시켜 암을 억제시키는 데 중요한 역할을 한다는 연구결과가 나왔다. 일본의 류큐의대 이토 에쓰오 박사는 RBF와 RBA라는 현미의 신성분이 암세포를 억제하고 파괴한다는 것을 발견했다.

아울러 현미의 씨눈에 포함된 피틴산 등의 성분은 몸에 쌓인 중금속을 배출하는데 매우 강력한 작용을 한다.[5]

현미, 콩 ▶ 암 치유 식품

|

콩

전문가들에 따르면 유방암의 가장 큰 위험인자는 바로 여성 호르몬인 에스트로겐이다. 에스트로겐은 그 자체가 암의 위험인자이기도 하고 활성산소를 증가시켜 암의 성장을 돕기도 한다. 에스트로겐은 세포가 가진 특정 수용체와 결합해 세포의 핵으로 들어가 암이 자라도록 신호를 보낸다. 그런데 콩에 들어있는 에스트로겐과 비슷한 물질인 이소플라본이 세포의 수용체와 먼저 결합하게 되면, 체내의 에스트로겐은 결합할 수용체를 잃게 되고, 결국 암의 발생이나 성장이 억제되는 것이다.

또한 콩에 들어있는 사포닌 성분은 암의 전이를 막아주는 것으로 숙명여대 성미경 교수 팀에 의해서 밝혀졌다. 최근 발표된 논문에 따르면 콩을 많이 먹는 여성들은 전체 여성암 발생률이 40% 정도 낮았고, 특히 난소암에 걸릴 위험은 절반이나 낮다고 한다.

우리나라의 된장과 청국장, 일본의 미소와 낫토, 중국의 두시와 루푸, 인도의 스자체 등 이름과 모양은 달라도 세계 여러 나라에서 콩으로 만든 전통 발효식품을 가지고 있다. 부산대 박건영 교수 팀은 실험실에서 배양한 인체의 위암세포에 된장 추출물을 저농도와 고농도로 각각 처리하고, 그 차이를 확인하는 실험을 해 본 결과, 고농도의 된장을 위암세포에 처리했을 때 암세포의 형태가 변하며 스스로 사멸하는 아폽토시스 현상이 일어났다. 또한 된장이 특정한 단계에서만 효과가 있는 것이 아니고 암이 형성되고 자라는 모든 단계에 걸쳐 있다는 것과, 오래된 된장일수록 암세포 성장억제효과가 뛰어나다는 것을 밝혀냈다.[6]

피토케미컬 ▶ 하늘의 선물

피토 케미컬

과일과 채소는 한번 뿌리를 내리면 움직일 수 없기 때문에 스스로를 방어하기 위해 항산화물질을 몸속에 지니고 있다가 외부의 자극으로부터 자신을 방어한다. 미국 다트머스 대학교 마이클 스폰 박사가 1976년 세계 최초로 '화학적 암예방'이라는 용어와 개념을 발표하였고, 현재 세계의 많은 학자들이 주요한 연구과제로 삼으며 미래에 암과 싸울 수 있는 가장 강력한 무기 중 하나로 피토 케미컬을 꼽는다.

한림대 윤정한 교수 팀의 실험에 의하면 인위적으로 유방암을 유발시킨 쥐에게 양배추와 브로콜리의 추출물을 투여한 뒤, 그렇지 않은 집단과 비교해보니 추출물을 투여하지 않은 쥐는 실험 3주 만에 유방암 덩어리가 크게 자라 있었다. 반면 추출물을 투입한 쥐의 암세포 덩어리는 눈에 띄게 줄어 있었다.

암은 발암물질이나 활성산소에 의해 세포 속 DNA가 손상을 입으면서 발생하는데, 피토 케미컬은 이 돌연변이 세포에서 시작된 악성종양에 달라붙어 암세포의 성장을 차단하고 암세포가 스스로 죽게 만든다. 뿐만 아니라 다른 부위로의 침범을 막아줌으로써 전이의 위험성도 낮춰진다. 이런 효능 때문에 피토 케미컬이 함유된 다섯 가지 색의 채소와 과일을 골고루 섭취한다면 암의 재발을 예방함은 물론이고 암의 치료에도 효과를 기대할 수 있다.

이렇게 항암효과와 항산화효과 및 피토 케미컬의 효능이 밝혀지면서 탄수화물, 단백질 및 식이섬유 등 '6대 영양소'를 잇는 '일곱 번째 영양소'라고 규정하는 학자들도 나타나고 있다.[7]

색깔에 따른 피토 케미컬의 성분과 역할
|
청보라 그룹

- 포도, 가지 등의 안토시아닌, 라스베라트롤 성분
- 항산화작용 및 발암물질을 억제하고, 해독하는 역할을 한다.

붉은색 그룹

- 토마토, 수박등의 리코펜 성분
- 전립선암과 폐암 억제에 효과적이다.

녹색 그룹

- 브로콜리 등의 설포라판 성분
- 대장암의 생성과 발달을 막아준다.

노란색 그룹

- 오렌지 등 플라보노이드 성분
- 유방암 재발 방지에 효과적이다.

흰색 그룹

- 마늘 등의 알리신 성분
- 강력한 살균효과 및 위암 예방에 탁월하다.[8]

※ 제1편 제5장 1. "항산화제" 참조

암 치유 식단

토마토

실험결과 토마토의 리코펜 함유량을 1로 볼 때, 가열한 토마토는 2배, 가열하고 올리브 기름을 첨가한 토마토는 무려 4배나 리코펜 함유량이 높았다. 리코펜은 기름에 녹는 성분을 갖고 있기 때문에 올리브 기름을 첨가했을 때 쉽게 녹아 나왔기 때문이다.

마늘

일반적으로 마늘에 열을 가하면 몸에 좋은 효과가 떨어진다고 알려져 있는데, 그 이유는 마늘 껍질 밑에 있는 효소인 알리나제의 특성 때문이다. 우리가 마늘을 씹으면 알리나제 효소는 알리인과 결합해 피토 케미컬인 알리신을 만든다. 그런데 알리나제 효소는 열에 약해 가열하면 쉽게 파괴된다. 알리나제가 파괴되면 알리인이 알리신으로 바뀔 수 없다. 이런 이유로 생마늘이 가지고 있는 강한 매운맛과 자극성이 없어 먹기에 좋으면서도 생마늘이 가지고 있는 생리활성기능을 대부분 가지는 마늘장아찌가 좋다. 게다가 스테미너를 증진시키고 인체를 건강하게 하는 설파이드 화합물이 생마늘보다 더 많이 들어 있어, 가장 좋은 조리법이다.

사과

미국 코넬 대의 루이하우리우 교수가 쥐를 이용한 실험을 했다. 발암물질을 투여한 쥐에게 사람이 한 개, 세 개, 여섯 개를 먹었을 때와 같은 비율의 사과를 먹이고, 대조군에는 사과를 먹이지 않았다. 시간이 흐른 후 사과를 먹인 쥐가 그렇지 않은 쥐에 비해 유방암 발생률이 크게 낮아졌음이 확인됐다. 즉 대조군 71.4, 사과 1개 59.3, 사과3개 43.3 사과 6개 40%의 발생률을 보였다. 또한 사과 속에 케르세틴과 캠퍼롤 같은 강력한 항암성분이 풍부해 암을 억제하고 예방하는 능력이 뛰어나다는 것을 밝혀냈다.[9]

감귤, 포도, 녹차 ▶ 암 치유 식품

감귤

제주대학교 배종면 교수는 유난히 제주도 지역의 암발생률이 낮은 이유를 감귤 속의 노란색을 내는 피토케미컬 성분인 베타클립토키산틴에서 찾았다. 베타클립토키산틴은 폐암을 비롯한 여러 암에 대해 항암효과를 가진 물질로 밝혀졌다.

포도

포도는 심혈관 질환 예방, 기억력 향상과 항암효과가 있는 다방면으로 유익한 과일이다. 자외선과 곰팡이의 공격을 이겨내기 위해 포도는 스스로 자기 방어물질을 만들어내는데, 그 대표적인 물질이 레스베라트롤이다.

서울대에서 레스베라트롤과 암의 상관관계를 연구했다. 연구 팀은 쥐의 난소에 생긴 암 종양에 레스베라트롤을 투여했을 때 종양이 작아진 것을 확인할 수 있었고, 대장암 역시 마찬가지였다. 또한 우리나라에서 가장 많이 소비되는 캠벨 포도를 분석한 결과, 한 알의 껍질에 0.74㎍, 송이 줄기에 14.1㎍, 씨에 0.27㎍의 레스베라트롤이 함유되어 있었다. 따라서 포도를 먹을 때 포도 알맹이뿐만 아니라 껍질과 씨까지 함께 먹는 것이 좋다.

녹차

미국 럿거스 대학의 존 박사 팀이 선천적으로 대장암 발생 위험이 높은 쥐를 대상으로 녹차의 카테킨 성분인 EGCG를 투여한 것과 하지 않은 대조군의 쥐를 비교한 결과, 녹차 추출물을 투여하지 않은 쥐들은 암세포 증식을 나타내는 단백질의 수치가 높은 반면 투여한 쥐들은 암세포 증식을 보여주는 단백질의 수치가 낮았다. 또한 마시는 녹차에 비해 먹는 녹차가 영양을 2~8배 많이 섭취할 수 있으므로 녹차를 마시는 것보다 먹는 쪽으로 섭취방법을 바꾸는 것이 좋다.

고구마

예로부터 구황 작물로 큰 역할을 했던 고구마는 식이섬유가 풍부해 변통便通을 좋게 하며, 발암 물질과 장관벽과의 접촉시간을 단축시켜 주기 때문에 대장암 예방에 좋다. 또한 껍질에서 전분질을 분해하는 효소와 암과 노화를 예방해 주는 보라색의 플라보노이드 성분이 함류되어 있어서 껍질째 먹으면 암 예방 효과가 상승한다.[10]

블루베리, 김치 ▶ 암 치유 식품
|
그 외의 항암 식품

2004년 미국 농무부는 우리 몸속의 활성산소를 제거하는 능력을 수치화한 항산화 지수, 즉 '오락(ORAC, 활성산소 흡수능력) 리스트'를 발간했다. 블루베리의 항산화지수는 100g 당 2,400 오락, 딸기는 1,540으로 과일 중에서 상위권을 차지하고 있다. 채소 중에서는 시금치가 1,260, 싹양배추가 980 오락으로 항산화능력이 뛰어나다. 이 밖에도 팥과 강낭콩 등의 콩류와 체리, 자두, 건포도, 케일 등의 과일과 채소가 상위권을 차지하고 있으며, 보통 색깔이 선명하다는 공통점을 가지고 있다. 미국 농무부는 하루에 3,000 오락 이상 먹을 것과, 과일과 채소마다 각각 효과가 다르기 때문에 다양한 색깔의 과일과 채소를 먹을 것을 권장하고 있다.

김치

부산대 박건영 교수 팀의 실험에서 김치 추출물의 항암효과가 밝혀졌다. 쥐를 두 그룹으로 나누어 한 쪽에만 김치 추출물을 주사한 뒤, 전이속도가 빠른 암세포를 양 쪽 쥐의 꼬리에 투여한 결과, 암세포는 불과 4일 만에 폐까지 전이됐지만, 두 그룹의 반응은 크게 달랐다. 사전에 김치 추출물을 주사한 쥐의 경우 그렇지 않은 쥐보다 암세포의 수가 적었고 발생범위도 좁게 나타났다.

김치의 재료인 배추, 마늘, 생강, 고추 등에는 다양한 파이토 케미컬이 함유돼 있고, 이 피토 케미컬이 인체에 들어가 발암물질을 몸 밖으로 배출시키는 한편, 암 세포 성장을 억제하고 암세포를 스스로 죽게 만드는 것으로 알려졌다. 발효된 김치의 유산균이 요구르트의 4배에 달하며, 유럽 미생물협회에서 유산균이 유방암 세포의 성장을 억제시킨다는 연구결과를 내놓기도 해 김치가 여러모로 항암효과가 있는 것으로 밝혀졌다.[11]

암 치유 식사법

암예방학회는 우리나라 고유의 전통적인 밥상에 채소와 과일이 더해지면 암을 예방하는데 더할 나위 없이 좋은 식단이 된다고 강조한다. 우리나라 고유의 식단은 자연에서 얻은 재료만을 쓰기 때문에 면역력을 길러줄 뿐만 아니라 항암 식단으로의 가치가 높다. 어떻게 먹는 것이 우리 몸에 좋은지 살펴보자.

소식(小食)은 근원적으로 만병을 예방한다

미국 위스콘신−메디슨 대학에 있는 국립영장류센터에서 영장류를 대상으로 한 소식 실험을 20년째 진행하고 있다. 76마리의 리서스 원숭이를 두 그룹으로 나눠 한 그룹에는 평소 먹는 양대로, 다른 그룹은 평소 양의 70%만을 먹도록 했다. 29세와 30세가 된 두 원숭이, 사람으로 치면 환갑을 훨씬 넘긴 나이인데, 소식을 한 원숭이는 겉모습도 훨씬 젊어 보이고 정상적인 식사를 해 온 원숭이는 움직임도 둔하고 얼굴과 몸에 주름도 더 많이 생겼다.

정상적인 식사를 한 원숭이는 실험 개체의 37%가 노화로 사망했지만, 소식을 해 온 원숭이의 사망률은 13%에 불과했다. 또 종양과 심혈관질환 발생률도 정상적인 식사를 한 원숭이가 1,5 배나 높았고, 정상적 식사를 한 원숭이들의 절반 정도가 당뇨에 걸린데 반해 소식을 한 원숭이는 단 한 마리도 당뇨에 걸리지 않았다.

그러나 항암치료 기간에는 소식小食보다 단백질이 풍부한 음식을 많이 섭취해 체력을 비축하고 암과의 싸움을 벌여야 한다. 하지만 항암치료 기간이 끝난 후에는 식이 섬유가 풍부한 음식으로 소식하

며 암의 재발을 막아야 한다.[12]

'Eat 5 a day!'

|

매일 다섯 가지 이상의 과일과 야채를 섭취하라

미국의 유기농 매장에는 채소와 과일 진열대마다 'Eat 5 a Day'라는 팻말이 꽂혀 있다. 이른바 채소와 과일을 하루 다섯 접시 이상 먹자는 것이다. 이 캠페인은 1991년 미국 국립암센터를 중심으로 시작된 암 예방과 질병 예방 캠페인이다. 우리나라에서도 가족 건강을 위해 하루에 세 번, 여섯 가지 채소와 과일을 다섯 가지 색상별로 먹자는 '채소과일 365 가족건강 365' 캠페인을 시작했다.

채소와 과일에 들어 있는 피토 케미컬의 효능과 효과가 각각 다르기 때문에 최대한 여러 종류의 과일과 채소를 섭취해 암을 비롯한 여러 가지 병원균이 들어올 틈을 원천적으로 차단하기 위해서다.

위암에는 자극이 없고 소화 잘 되는 식단으로

본인도 위암 수술을 받은 환자인 일본의 미우라 원장은 환자들의 입장에서 최대한 항암식단을 전파하고 있는데, 미우라 원장이 권하는 항암 식단은 어찌 보면 간단하다. 기름진 음식이나 자극이 강한 음식은 가급적 먹지 말 것, 소화에 좋은 음식을 먹을 것, 흰 살 생선이나 기름이 많지 않은 닭고기, 채소류를 먹을 것, 많은 양을 먹지 말고 음식을 꼭꼭 씹어 먹을 것 등이다.

특정 식품의 집중적 섭취는 나쁘다

미국 국립암연구소 등의 여러 연구에 따르면, 유방암 환자의 경우 여성 호르몬인 에스트로겐이 유방암을 촉진시기는데 호르몬 수용체가 양성인 유방암 환자들에게는 과잉 공급된 이소플라본이 약한 에스트로겐 역할을 함으로서 암 성장을 촉진시킨다고 한다. 따라서 식품으로의 콩 섭취는 적극 권장하지만 알약 등 이소플라본이 농축된 보충제로서의 섭취는 피하는 것이 좋다고 발표했다.[13]

3. 생활 요법

NK 세포를 강화시키는 좋은 습관

버섯을 즐겨 먹는다

미국 터프츠 대학 연구진은 흰 양송이버섯의 항 바이러스와 면역력 증가 효과를 입증했다. 버섯 속의 베타글루칸이 NK 세포의 증식을 돕는 물질인 사이토카인을 생성하기 때문에 버섯을 자주 섭취하는 것이 좋다.

많이 웃는다

미국 켄터키 대학의 연구 결과에 따르면 비관적인 사람보다 낙관적인 사람에게서 NK 세포가 더 활발하다는 결과가 나왔다. 스트레스가 NK 세포의 활동력을 떨어뜨린다는 연구결과에서 보듯이 웃음으로 스트레스를 날리는 것이 좋다.

일본 오사카 대학에서 20명의 건강한 남성에게 75분간 코미디를 보여 주고 웃음을 유도한 후 혈액 속의 면역세포의 변화를 확인하는 실험에서 면역세포의 활성도가 증가하는 것으로 나타났다. 마음이 우울할 때 억지로라도 웃으면 기분이 점점 좋아진다.

명상을 한다

스트레스는 NK 세포의 가장 큰 적敵이다. 조급함과 초조함으로 스트레스가 생기는 경우가 많으므로 명상을 통해 스트레스에서 벗어나자. 명상은 이외에도 만성두통, 우울증 등에도 효과적인 치료법이다.

미국 마하리시 대학 연구소에서 명상을 한 사람 202명을 18년 동안 추적 조사해 보았는데, 명상을 꾸준히 한 사람들은 하지 않은 사람에 비해서 건강하고 오래 살았으며, 특히 암으로 인한 사망률이 일반 사람에 비해 49%나 적었다.

명상을 생활화하는 사람들에 대해 NK 세포의 혈중 활성도를 측정한 결과 일반인 평균에 비해 높았으며, 20년 이상 계속해 온 실험 참가자는 일반인에 비해 두 배 이상 높았다. "스트레스를 받으면 코티졸이라는 스트레스 호르몬이 분비되는데, 명상을 하면 스트레스 호르몬이 억제되어 면역계가 활성화되기 때문에 명상이 질병 예방에 효과가 있다고 말 할 수 있다."는 경희대 심인섭 교수의 말이 의미가 있다.

거친 현미를 먹는다

백미보다 현미를 먹는 것이 NK 세포를 활성화시키는 데 도움이 된다. 현미의 미강에 많이 들어 있는 아라비녹실란과 피탄산이 암세포의 이상 증식을 억제해 항암효과를 준다.

숙면을 취한다

불규칙한 생활이 계속되면 NK 세포가 파괴된다. 밤은 회복의 시간으로 잠을 잘 자지 못하면 신체능력이 떨어져 면역력에 이상이 온다. 숙면은 양과 질이 모두 중요하고, 수면 호르몬이라 부르는 멜라토닌의 분비가 가장 많은 새벽 2시 이전에 잠자리에 드는 것이 좋다.

숲을 가까이 한다

일본의 니혼 의과대학의 조사 결과 삼림욕을 시작한지 이틀 후 NK 세포가 8%까지 증가했다는 결과를 얻었다. 이는 피톤치드 등 숲에서 내보내는 물질이 인체에 긍정적인 영향을 미친 것으로 보고 있다.

'암을 이길 수 있다.' 는 자신감

미국 펜실베니아 주에서 암 회복재단을 운영하고 있는 그렉 앤더슨 씨는 폐암으로 한 달밖에 살 수 없다는 시한부 진단을 받았으나, 암센터로부터 암을 극복한 사람들의 연락처를 알아내어 500여 차례의 면담 끝에 암을 극복한 사람에게는 '암이 곧 죽음이 아니다.'라는 긍정적인 믿음이 있으며, 그들에게는 '딸의 결혼식'까지 등 꼭 살아있어야 한다는 뚜렷한 목적의식이 있었다는 것을 알아냈다.[14]

제4장의 Point

- **미국, 암과의 전쟁에서 패배**
  - 닉슨대통령(1971)
    - →$250억 투입하고도 실패
  - 우리나라 사망률 1위 = 암
- **암 발생 요인**
  - 「온순한 감정 억제형」 사람이 암에 잘 걸림
  - 서구화된 식습관에 따른 변화
    - 위암 → 대장암, 직장암, 유방암, 전립선암 증가로 변화
- **식이요법**
  - 현미, 콩, 피토케미컬
  - 미국의 캠페인
    'Eat 5 a day' – 5가지 색깔의 접시(야채, 과일 섭취) ⇒ 항산화 작용
- **생활요법**
  - 웃음
  - 명상
  - 숙면
  - 숲
  - 자신감(긍정적 mind)

뇌·정신 건강

먹은 음식이 생체촉매인 효소에 의해 영양소로 분해된 뒤 장에서 흡수되어 혈액으로 녹아 들어가고, 영양소가 혈액을 통해 뇌 속으로 운반되어 형태를 바꿔 뇌를 만들고 몸을 만든다.

1. 뇌건강

인생의 질質 좌우하는 뇌건강

우리의 뇌와 몸은 우리가 매일 먹는 것이 형태를 바꾼 결과라고 할 수 있다. 먹은 음식이 생체촉매인 효소에 의해 영양소로 분해된 뒤 장에서 흡수되어 혈액으로 녹아 들어가고, 영양소가 혈액을 통해 뇌 속으로 운반되어 형태를 바꿔 뇌를 만들고 몸을 만든다. 따라서 무엇을 먹느냐가 인생의 질을 좌우하는 요인이 되는 것이다.

우리 몸의 맨 꼭대기에 위치하는 뇌는 무게가 1,400g 정도 나가는 두부와 같은 장기臟器다. 이 뇌가 활동하면서 마음이 생겨난다. 이 마음을 명확하게 표현한 것이 언어이며, 언어를 구체화한 것이 행동이다. 모든 것이 뇌의 활동에서 비롯되는 것이다.

자동차가 연료를 엔진에서 연소시켜 주행하듯이 뇌는 음식물에서 얻은 에너지를 소비해서 활동한다. 뇌 속에는 약 1,000억 개나 되는 신경세포가 밀집해 있고, 이들은 서로 연결되어 네트워크를 이루고 있는데, 이 신경 네트워크 사이의 의사소통을 담당하는 것이 신경전달물질이다. 따라서 뇌에 기본적으로 필요한 것은 뇌의 에너지인 당류, 신경세포를 만드는 원료인 단백질과 지방, 신경전달물질을 만드는 원료인 아미노산이다.

또한 아미노산을 신경전달물질로 전환하는 것은 단백질로 이루어진 효소다. 또한 효소가 제대로 작용할 수 있도록 도와주는 비타민이나 미네랄도 중요하다.

따라서 뇌를 충분히 활성화하기 위해서는 뇌에 좋은 음식을 섭취하고, 한편으로는 뇌에 나쁜 음식을 멀리하여 뇌를 건강하게 유지함으로써 인생의 질을 높일 수 있다.[1]

뇌에 중요한 6가지 영양소

뇌는 에너지 소비량이 많은 장기다. 뇌는 무게가 체중의 2%에 불과하지만, 전체 에너지의 20%를 소비한다. 이 에너지의 원료는 우리가 먹는 것, 그중에서도 당류에서 얻은 포도당이 연소해 발생하는 ATP다. 즉 포도당은 뇌의 연료인 셈이다.

신경전달물질은 뇌 속의 신경 네트워크를 분주히 이동하는데, 어떤 신경전달물질이 어느 정도 흐르는지에 따라 마음 상태가 달라진다. 이 신경전달물질을 만드는 원료가 아미노산이며, 단백질이 분해되어 만들어진다.

네트워크를 이루고 있는 신경세포도 단백질이 주성분이다. 신경세포는 막으로 감싸여 있는데, 이 막을 만드는 것이 '필수지방산'과 '인지질'이다. 신경세포에서 신경세포로 정보가 전해지는 것은 케이블처럼 길게 뻗어 있는 신경세포의 축색돌기를 통해 정보가 전기신호의 형태로 전달되기 때문이다. 전기가 축색돌기 주변에서 새어 나가는 것을 방지하기 위해 인지질로 만들어진 절연체가 감고 있는데, 이 절연체를 미엘린수초라고 한다.

신경전달물질이 아미노산에서 만들어지는 과정

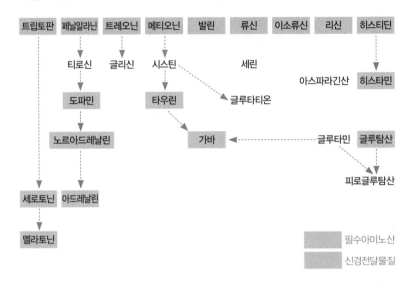

출전: 「음식을 바꾸면 뇌가 바뀐다」, 이쿠타 사토시, 이아소 刊, p82

　이와 같은 영양소에 더하여 아미노산을 신경전달물질로 전환시키고, 포도당을 ATP로 만드는데 결정적인 역할을 하는 효소가 제대로 작동할 수 있도록 하기 위해서는 '지능 영양소'라고 불리는 비타민과 미네랄이 필요하다.

　이러한 원리 때문에, 뇌가 최적의 상태에서 활동하려면 6가지 영양소인 포도당, 아미노산, 필수지방산, 인지질, 비타민, 미네랄이 전부 골고루 갖추어져 있어야 한다.[2]

비타민C, DHA ▶ 지능 높임

|

지능은 선천적인 지성에 좌우되는 부분도 있지만 사물을 어느 정도 신속하게 생각할 수 있느냐, 즉 머리회전이 얼마나 빠른가, 기억력이나 집중력이 얼마나 오랫동안 유지되는가에 따라서도 크게 바뀐다. 이것은 최적의 영양소를 섭취함으로써 대폭 개선할 수 있다. 영양소가 지능에 영향을 미친다는 사실을 처음 보고한 것은 1960년 미국의 쿠발라 박사와 카츠 박사의 연구팀이었는데, 혈중 비타민 C 농도가 높을수록 아이들의 지능지수^{IQ}가 높다는 사실을 발견했다.

영국 스완지 대학교의 데이비드 벤튼 교수 팀은 종합 비타민과 종합 미네랄을 섭취한 아이들의 지능지수가 높아진다는 연구결과를 보고했다. 12~13세의 아이들 90명을 30명씩 무작위로 세 그룹으로 나누어 이중 맹검법으로 실험한 결과, 8개월 후 아이들의 비언어적 지능지수와 언어적 지능지수를 측정했다. 그 결과 영양보조제를 섭취한 아이들의 비언어적 지능지수는 약 10 포인트 상승했고, 언어적 지능지수는 차이가 나지 않았다.

이 결과가 1988년 세계적인 의학 전문지 〈란셋^{THE LANCET}〉에 발표되자, 각국이 떠들썩했고, 이후 유사 연구에서도 다소나마 상승하는 것이 밝혀졌다.

또한 노르웨이 오슬로 대학교 영양연구소 잉글리드 헬란드 박사 팀은 임신 중 여성을 대상으로 DHA가 들어있는 대구지방과 DHA가 없는 옥수수 기름을 먹는 그룹으로 나누어 실험하고, 태아가 4세가 된 후 지능을 측정한 결과 DHA를 섭취한 그룹의 지능지수가 4포인

트 높은 것을 밝혀냈다.[3]

뇌에 나쁜 요소

| **스트레스** | 흡연이나 꽃가루로 우리 몸이 스트레스를 받으면 평소보다 많은 비타민 C가 소비된다. 스트레스에 대처하기 위해 우리 뇌나 몸이 노르아드레날린, 코티솔, 세로토닌 등의 신경전달물질이나 호르몬을 대량으로 만들어내기 때문이다. 그러면 이러한 물질의 원료인 트립토판이나 티로신 같은 아미노산이 소비되고, 아미노산이 대사할 때 비타민C, 나이아신, 엽산, 비타민 B6, 마그네슘, 망간, 아연, 철의 손실이 발생된다. 즉 스트레스가 많을수록 영양소는 더 많이 소모된다.

우리 뇌가 최적의 영양상태를 유지하지 못하는 것은 영양 면에서 부실한 식사를 하기 때문이기도 하지만 스트레스로 영양소가 더 많이 필요해진 것도 또 다른 원인이라 할 수 있다.

| **백설탕** | 미국 M.I.T 공대의 알렉스 샤우스 교수는 아이들을 백설탕 소비량별로 다섯 그룹으로 나누어 지능지수를 비교한 결과 백설탕 소비량이 가장 많은 그룹은 소비량이 가장 적은 그룹보다 지능지수가 25 포인트나 낮았다.

영국 스완지 대학교의 데이비드 벤튼 교수는 혈당치가 급격하게 떨어지면 주의가 산만해지거나 기억력이 떨어지고 공격적인 행동을 할 수 있다고 말한다. 이것은 아이들뿐만 아니라 어른에게도 그대

로 적용되지만, 아이들의 뇌가 어른보다 혈당치 변화에 더 민감하다. 이와 관련한 유사한 연구는 일본에서 80년대 학교 폭력 원인을 밝히는 연구 결과에서도 밝혀졌다. 또한 백설탕은 우리 몸의 비타민과 미네랄을 소모하므로 뇌에 나쁘다.[4]

트랜스 지방산, 뇌에 치명적

| **트랜스 지방산** | 고지방식 식단은 학습장애나 기억장애를 일으키는데, 이중에서도 뇌에 가장 치명적인 것은 트랜스 지방산이다. 트랜스 지방산은 상온에서 액체 상태인 불포화지방산에 수소를 첨가해 고형으로 만드는 과정에서 생성되는 부산물이다. 즉 '비정상적인 지방산'이다. 이것이 함유된 식품에는 마가린, 쇼트닝, 마요네즈, 케이크, 크래커, 감자칩, 샐러드드레싱, 치킨너겟, 슈크림 등과 패스트푸드점에서 판매하는 음식에 많이 들어 있다.

트랜스 지방산이 뇌에 치명적인 이유는 섭취한 트랜스 지방산은 뇌로 운반될 뿐만 아니라 DHA 바로 옆으로 끼어들어가 뇌의 사고 과정을 혼란시키기 때문이다. 게다가 트랜스 지방산은 효소의 작용도 방해하므로 필수 지방산인 감마리놀렌산, DHA, 프로스타글란딘처럼 뇌에 반드시 필요한 물질이 생성되는 데도 지장을 받는다.

사우스캐롤라이나 의과대학 연구 팀은 트랜스 지방산이 뇌에 손상을 입힌다는 사실을 쥐를 통해 밝혀냈다. 연령이 인간의 60세에 해당하고 체중이 같은 쥐들을 두 그룹으로 나눈 다음, 한 쪽에는 섭취 칼로리의 10%의 트랜스 지방산과 2%의 콜레스테롤을, 다른 한

쪽에는 12%의 콩기름을 먹인 뒤, 물 위에 대피장소를 띄워 이것을 발견하는데 소요한 시간을 비교했다. 그 결과 트랜스 지방산을 먹은 쥐 그룹은 콩기름을 먹은 쥐 그룹보다 다섯 배나 시간이 걸렸다.

이러한 해악 때문에 미국 정부는 2006년부터, 한국 정부는 2007년부터 트랜스 지방 함량표시를 의무화하고 있다.[5]

흡연 ▶ 지능지수 떨어뜨림

| **흡연** | 담배를 피우면 머리가 개운해져서 막혔던 생각이 떠오른다고 말하는 사람도 있다. 물론 소량의 니코틴을 흡수할 경우에는 뇌가 자극을 받아 각성, 피로 회복, 주의력 증진 같은 효과를 볼 수 있다. 그러나 이 효과는 일시적인 것으로 장기적으로는 뇌에 나쁜 영향을 미쳐 두뇌 활동을 저하시킨다.

일본 아이치 현에 있는 국립장수의료센터에서 40세~79세의 아이치 현 주민 1,824명을 대상으로 조사한 결과, 현재 담배를 피우고 있는 사람의 경우는 102.5, 예전부터 담배를 피우지 않은 사람은 106.8로 나타나서, 지능지수가 5 포인트 정도 차이가 났다.

흡연자의 지능지수가 떨어지는 원인은 흡연으로 발생한 일산화탄소가 혈액 속의 헤모글로빈에 달라붙어 뇌가 산소 결핍 상태가 되면서 뇌에 일과성 장애가 일어나는 현상과 흡연으로 발생하는 아세트알데히드가 뇌 속의 신경전달물질과 화학반응을 일으켜 만들어지는 유해물질이 신경세포에 손상을 입히기 때문인 것으로 설명된다.

담배 한 개비를 피우면 3,000개 이상의 화학물질과 대량의 활성산소가 발생한다. 따라서 담배를 피우고 몇 초 뒤에는 활성산소가 뇌에 침입해 신성세포의 막을 형성하는 DHA가 조금씩 산화된다. DHA가 산화되면 신경세포의 막은 낡은 고무줄과 같이 유연성이 떨어져 신경전달물질을 원활하게 주고받을 수 없게 된다. 또한 활성산소는 콜레스테롤을 산화해서 쉽게 파열되는 불안정한 산화 콜레스테롤로 바뀐다. 미국, 영국에서는 알츠하이머 병이 흡연자와 튀긴 음식을 자주 먹는 사람에게 나타난다는 연구결과도 있다.[6]

2. 알츠하이머 병

알츠하이머 병

우리는 누구나 장수를 꿈꾼다. 그러나 장수 인구가 늘어날수록 알츠하이머 병이 발생할 확률도 높아진다. 미국 알츠하이머 병 협회에 따르면 미국내 알츠하이머 병 환자 수는 1975년 50만 명에서 2007년 510만 명으로 폭발적으로 늘어났으며, 2050년에는 1,100만~1,600만 명이 될 것이라고 발표했다. 이 병은 본인의 존엄성을 추락시키고 가족을 괴롭히지만 특효약이 없는 고질적인 병이다. 이 병은 약 40개의 아미노산으로 이루어진 베타아밀로이드라는 소형 단백질이 뇌 속에 축적되면서 일어나는 것으로 추측된다. 베타아밀로이드의 축적은 대부분 40세 전후부터 시작되어 노화와 함께 가속된다. 위험인자가 있어 특정한 사람에게 빠르게 나타난다.

| **위험인자 1 - 에너지 과잉 섭취** | 미국 솔크 생물학연구소의 데이비드 슈베르트 박사 팀의 연구 결과, 당뇨병에 걸린 어린 쥐의 뇌를 해부했더니 혈관이 고혈당 때문에 손상을 입은 데다 농도는 낮지만 베타아밀로이드가 축적되어 있었다. 또한 규슈 대학교 연구결과에 따르면 당뇨병과 당뇨병 예비군은 그렇지 않은 사람에 비해 알츠하이머 병이 일어날 위험이 4.6배나 높았다. 즉, 에너지 과잉섭취(과식)로 인한 비만으로 인슐린이 제 기능을 하지 못하는 당뇨병이 발병하고, 이것이 알츠하이머 병으로 이어지는 경우가 많다. 40세가 넘으면 대부분의 사람들은 혈액 속에 극소량의 베타아밀로이드가 흐르게 되는데, 당뇨병에 걸리면 고혈당과 베타아밀로이드 축적이 서로 상승작용을 일으킨다.[7]

음주, 흡연, 알츠하이머 병의 주원인
|

| **위험인자 2 - 과도한 음주와 흡연** | 미국 마운트시나이 병원의 란잔두아라 박사가 알츠하이머 병이 의심되거나 초기 단계라고 진단받은 60세 이상 938명을 조사, 분석한 결과 음주, 흡연자에게 알츠하이머 병이 빨리 발생한다는 것을 밝혀냈다. '1) 술을 많이 마시는 사람은 그렇지 않은 사람에 비해 4.8년, 2) 담배를 많이 피우는 사람은 2.3년, 3) 술도 많이 마시고 담배도 많이 피우는 사람은 6~7년 빨리 발병한다.'고 발표했다.

| **예방법** | 1주일에 한 번이라도 생선을 먹는 사람은 전혀 먹지 않는 사람보다 알츠하이머 병에 걸릴 위험이 절반이나 낮다고 한다. 그 중에서도 DHA를 많이 함유하고 있는 삼치, 고등어, 정어리, 꽁치, 청어 같은 등푸른 생선이 효과가 좋다. DHA는 뇌 속에 가장 많이 존재하는 필수지방산으로 부족해지면 기억력이 떨어진다고 알려져 있다.

2008년 미국 UCLA 의학부 그랙 콜 교수팀은 DHA가 알츠하이머 병을 예방하는데 도움이 된다는 연구결과를 발표했다. 연구팀은 DHA에 의해 만들어지는 LR11이라는 단백질이 베타이밀로이드를 분해하는데, 쥐에게 DHA가 첨가된 먹이를 먹이면 뇌 신경세포에서 LR11이 증가한다는 사실을 밝혀냈다. 이 결과에 고무된 미국 국립보건원은 알츠하이머 병 환자를 대상으로 대규모 임상실험을 진행하고 있다. 하지만 콜 교수는 알츠하이머 병이 진행한 환자는 효과가 없으므로 발병 초기단계의 환자를 대상으로 예방에 대한 실험을 하는 것이 바람직하다고 한다.[8]

유산소운동, 알츠하이머 병 예방

운동으로 뇌에 근육을 만들자

운동을 하면 근육과 뼈, 심장이 튼튼해진다고 생각하지만 운동의 또 다른 수혜자는 뇌다. 심장에서 뿜어져 나오는 혈액의 20%가 뇌로 집중되기 때문이다. 운동하면 뇌로 가는 혈류량이 증가하고 뇌세포와 영양이 충분히 공급된다. 또한 뇌세포를 보호하며 신경세포를 원활히 연결함으로써 뇌의 기능을 개선시킨다. 삼성서울병원 나덕렬 교수는 "운동을 하면 운동중추뿐 아니라 기억센터와 전두엽이 좋아진다. 규칙적인 운동은 알츠하이머 병에 걸릴 확률을 약 30% 낮춘다."고 한다. 또한 운동을 하지 않으면 고혈압, 당뇨병, 고지혈증, 심장병을 피할 수 없고, 고혈압, 당뇨병, 고지혈증 등은 뇌 피질, 특히 전두엽을 얇게 만들어 동기 센터를 쇠퇴시키므로 만사를 귀찮아하고 게으른 사람을 만든다. 그러면 운동을 더 안 하는 악순환이 반복된다.

미국 조지아 대학 연구에 따르면, 하루 20분의 운동도 정보처리와 기억기능을 촉진한다. 조깅이나 자전거같이 활동적인 운동이 아니라 잘 걷기만 해도 뇌기능의 상승효과를 얻을 수 있다. 걷거나 움직이기 위해 일어서면 발바닥에 압력이 가해진다. 발바닥에 촉감과 압력이 가해졌다는 신호가 뇌로 보내지면 뇌는 몸에 운동 명령을 내린다. 나덕렬 교수는 "1주일에 3회 이상 걸으면 인지장애 확률이 33% 낮아지며, 치매 걸릴 위험은 약 30% 낮출 수 있다. 매일 3km 이상 걷는 사람은 치매 걸릴 위험이 70% 낮아진다는 연구 결과가 있다."고 한다.[9]

머리쓰고, 활동해야 알츠하이머병 예방

끊임없이 뇌를 자극하자

신문이나 잡지, 책을 읽으면 인지장애 발생률이 20% 정도 낮아진다. 뇌는 사용할수록 좋아지고 사용하지 않으면 나빠진다. 뇌는 늘 새로운 자극을 원한다. 새로운 공부를 하면 기억력이 좋아진다. 단순 암기보다는 사고가 필요한 수학이나 철학을 공부하든지, 전공이나 직업과 상관없는 공부를 하자. 이과 계통 사람은 인문학을 공부하는 등의 시도가 필요하다.

퍼즐 맞추기처럼 머리를 쓰는 오락이나 게임 활동은 뇌의 인지기능을 유지하는데 도움을 준다. 끝말잇기, 숫자 짝 넣기, 꽃 이름 외우기 등 다양한 과제를 통해 뇌의 각 영역을 골고루 자극한다.

TV 시청과 같은 수동적인 두뇌 활동은 인지장애를 10% 정도 높이지만 생각하며 듣게 되는 라디오는 인지기능의 저하를 막아준다. TV를 보더라도 드라마보다는 뇌를 능동적으로 쓸 수 있는 다큐멘터리나 기행물, 추리물, 퀴즈 프로그램을 시청한다. 차량 네비게이션은 초행 길 갈 때만 쓰고, 다음에 찾아갈 때는 기억을 되살려 운전하는 습관을 들이고, 목적지까지 가는 길을 머릿속으로 시뮬레이션하거나 직접 약도를 그려보는 것도 좋은 방법이다. 노년에 혼자 지내는 것보다 친구를 사귀면 인지기능 저하가 가능성이 30% 정도 낮아진다.

영화나 연극, 전시회 관람 등의 여가 활동과 정원일, 뜨개질, 요리 등의 활동은 치매 확률을 40% 이상 떨어뜨린다는 연구결과도 있다. 친구를 사귀는 일과 여가 활동 등을 같이 하면 치매 발생 확률을 최대 90%까지 낮출 수 있다.[10]

3. 식이요법

뇌에 좋은 당류(탄수화물)

탄수화물, 단백질, 지방의 3대 영양소는 효소의 작용으로 연소해서 최종적으로 에너지를 만든다. 그중에서도 최고의 원료는 단연코 당류(탄수화물)이다. 다른 영양소와 달리 연소된 후 유해물질이 남지 않기 때문이다. 당류 중에서도 가장 좋은 것은 뇌의 연료인 포도당을 혈액 속에 천천히 방출하는 '슬로 릴리스Slow Release' 당류다. 대표적인 슬로 릴리스 당류에는 채소, 두부, 통밀, 해조류, 어패류, 현미 등이 있다.

이러한 식품은 주성분이 거의 정제되지 않은 녹말이므로, 효소에 의해 포도당이 천천히 혈액 속에 방출된다. 과일 속에 들어 있는 과당도 백설탕이나 정제된 녹말보다 포도당으로 변환되는데 시간이 많이 걸리므로 슬로 릴리스 당류이다.

반면에, 백설탕, 포도당, 시럽, 콜라나 주스처럼 고도로 정제된 당류는 먹은 직후 혈당치를 급격하게 상승시키는 패스트 릴리스 당류로써 몸에 나쁘다. 혈당치가 급격히 상승하면 우리 몸은 우선 포도당을 세포 속에 받아들여 연료로 사용한다. 그러나 세포가 더 이상 필요로 하지 않으면 포도당은 근육과 간에 글리코겐 형태로 저장되고, 이후에도 남는 포도당은 지방 형태로 전환되어 축적됨으로서 비만의 원인 된다.

어떤 식품을 섭취한 후 혈당이 올라가는 정도를 수치로 나타낸 것이 GI(Glycemic Index, 혈당지수)다. 식품의 GI 지수는 포도당을 기준(100)으로 나타낸다.

GI 지수가 55 이하인 슬로우 릴리스 식품을 중심으로 식단을 짜는 것이 좋다.[11]

※ 제 2편 제1장 p.185 GI 지수표 참조

뇌에 좋은 지방

우리가 새로운 상황에 적절하게 대처하기 위해서는 유연하게 대응하는 '부드러운 뇌'가 필요하다. 부드러운 뇌는 단순한 비유가 아니다. 물리적으로도 뇌는 우리 몸에서 가장 부드러운 장기다. 수분을 제외하면 뇌는 70%가 지방으로 이루어져 있기 때문이다. 따라서 지방을 충분히 섭취해야 하는데, 어떤 지방을 섭취하느냐에 따라 유연성이 달라진다.

뇌에 필요한 다섯 가지의 지방산은 포화지방산, 단일불포화지방산, 콜레스테롤, 그리고 탄소와 탄소의 이중결합이 두 개 이상인 다중불포화지방산 오메가-3와 오메가-6이다.

앞의 3개는 몸속에서 만들어지지만, 오메가-3와 오메가-6는 몸속에서 만들 수 없기 때문에 반드시 음식으로 섭취해야 하므로 필수지방산이라고 부른다.

지방이 뇌에 중요한 이유는 신경세포나 축색돌기를 감싸고 있는

막의 주성분이 지방이고, 뇌의 어느 부분에서 발생한 정보가 전기 신호의 형태로 축색돌기를 통해 뇌의 다른 부분으로 전달되는데, 이 축색돌기를 덮고 있는 것이 거의 지방으로 이루어진 미엘란수초이기 때문이다.

또한 뇌 속의 정보는 신경세포 사이의 연결부위인 시냅스에 이르면, 시냅스 사이의 틈을 지나기 위해 신경전달물질로 형태를 바꿔야만 한다. 전기신호가 신경전달물질이라는 '공ᵇᵃˡˡ'으로 모습을 바꾼 다음 표적인 다른 신경세포에 붙어 있는 수용체라는 '포수의 글러브'에 무사히 들어가야 정보가 전달될 수 있는데, 포수의 글러브를 받치고 있는 이 막이 부드러워야 한다. 지방이 필요한 것은 이 때문이다.[12]

오메가-3 : 오메가-6 = 1 : 1이 바람직

신경세포의 막이 부드러우면 수용체가 신경전달물질을 쉽게 받아들일 수 있다, 그것을 바꾸어 말하면 '머리가 좋다.'고 말하는 것이다. 부드러운 지방산 중에서 대표적인 것이 필수 지방산인 오메가-3와 오메가-6이다. 하루 섭취 에너지 중 지방의 적정 비율은 20%이다. 일본에 비해 미국이나 영국에서 심장병 환자가 많이 발생한 것은 일본(26%)에 비해 미국과 영국(40%)의 지방 섭취율이 높았기 때문이다. 그렇다면 지방 섭취량이 적을수록 좋은 것은 아니다. 지방 섭취율이 9% 밖에 되지 않던 1950년대에는 지방이 부족한 탓에 뇌혈관이 손상되는 사람이 많았다.[13]

영양학자들은 포화지방산의 섭취량은 지방 전체 섭취량의 3분의 1

이하로 하고, 오메가–3와 오메가–6 등의 다중불포화지방산은 3분의 1 이상 섭취할 것을 권한다. 오메가–3 와 오메가–6의 비율은 1:1이 바람직하다. 현재 이 비율은 미국이나 영국인은 1:20~30이다. 미국이나 영국에서 알츠하이머 병이 폭발적으로 늘고 있는데, 그 원인 중 하나로 지적되고 있는 것이 오메가–6에 극단적으로 편향된 지방 섭취이다. 하지만 이것은 서양인에게만 해당되는 이야기가 아니다. 현대인은 대부분 오메가–3은 너무 적게 섭취하고, 오메가–6, 포화지방산 및 뇌의 기능을 떨어뜨리는 트랜스 지방산은 지나치게 많이 섭취하고 있다. 등푸른 생선을 먹을 때는 뇌졸중 위험이 줄지만, 오메가–3를 약제 형태로 복용했을 때는 뇌졸중 예방에 별 효과가 없다는 연구 결과가 있으므로 생선을 섭취하는 것이 좋다.**14**

미국 국립 보건원에서 80명의 전과前科가 있는 지원자들을 상대로 엄격한 이중맹검법으로 약과 가공식품을 금지시키고 채식과 과일을 위주로 한 식사를 공급되는 실험을 실시했다. 그 결과 실험자들에게서 폭력성과 우울증이 크게 줄어드는 것을 확인했다. 이 연구에서 실험자들에게서 오메가–6가 크게 줄고, 반면에 오메가–3가 크게 늘어나 비율이 1:1~1:2가 되는 것을 확인했다. 오메가–6는 약과 가공식품. 특히 액상과당에 많이 들어 있으며, 세로토닌과 도파민의 교란을 불러 우울증과 폭력성의 원인으로 작용한다.**15**

등푸른 생선, 뇌에 좋은 지방

오메가–3는 아주 중요한 지방산이다. 신경세포의 막을 만드는 일

뿐만 아니라 프로스타글란딘 3형(PG-3)이라는 강력한 생리활성물질로 바뀌기 때문이다. PG-3 는 혈관을 확장해서 혈압을 내리고 면역력을 높이며, 염증이나 통증을 억제하고, 인슐린의 작용을 돕는 등 우리 몸에 이로운 여러 가지 활동을 한다. 예를 들면 오메가-3 가운데 가장 간단한 구조인 알파리놀렌산에서 효소가 작용해 수소가 제거되면서 복잡한 불포화지방산이 된 다음 EPA 및 DHA로 전환 된 후 마지막으로 PG-3가 만들어진다. 아마인유, 유채 기름, 호박, 호두, 잎채소에는 알파리놀렌산이 많이 들어 있다.

EPA와 DHA는 삼치, 고등어, 정어리, 참치처럼 등푸른 생선에 많이 함유되어 있고, 성인 1명에게 필요한 하루 섭취량은 300~400 mg이다. 또한 몸속에서는 알파리놀렌산 에서 DHA로 전환되는 효율이 낮기 때문에 채식주의자들은 EPA나 DHA가 부족해지기 쉽다.

특히 태아가 성장하는 시기나 수유기의 여성은 알파리놀렌산, EPA, DHA를 많이 섭취하는 것이 좋다.

육류나 유제품에 많은 오메가-6 지방산은 효소의 작용에 의해 몇 단계를 거쳐 프로스타글란딘으로 전환되는데, 오메가-3와 달리 감마리놀렌산을 경유해서 아라키도닉산을 거쳐 염증을 일으키는 프로스타글라딘^{PG-2}형으로, 또는 염증을 막아주는 PG-1 형이 만들어진다. 즉 오메가-6에서는 좋은 PG와 나쁜 PG도 만든다.[16]

※ 제1편 제1장 p.22 만성병 발생 메커니즘 중 "식품과 염증발생의 관계" 도표 참조

뇌에 좋은 인지질

정보는 뇌 속을 전기신호의 형태로 이동해 가는데, 이때 정보가 다른 곳으로 새지 않도록 하는 절연체가 미엘란수초이고, 이것의 주성분이 인지질이다. 레시틴[PPC]과 포스파티딜세린[PS]이 대표적인 인지질이며, PPC와 PS는 기억력을 향상시키는 아세틸콜린이라는 신경전달물질의 원료로 뇌에 중요한 역할을 한다.

아울러 인지질은 기분을 고양시키고 의욕을 불러일으키며, 노화에 의한 기억력 감퇴나 알츠하이머 병의 발병을 예방하는 효과도 있다. 인지질은 달걀이나 내장, 콩식품에 특히 많이 들어 있다. 살쾡이나 치타처럼 육식을 하는 야생동물이 사냥한 먹이의 장기나 머리를 가장 먼저 먹는 것은 여기에 인지질이 풍부하다는 것을 본능적으로 알고 있기 때문이다. 그런데 달걀을 콜레스테롤 함량이 높아서 피하는 경향이 있지만, 캘리포니아 대학 연구결과에 따르면 혈중 콜레스테롤 수치가 정상인 25명에게 식사 외에 달걀을 하루 두 개씩 8주간 먹게 했는데 혈중 콜레스테롤 수치가 올라가지 않았다. 따라서 식사 시 조금 먹는 달걀은 걱정하지 않아도 된다.

한편 콜레스테롤도 부정적인 면이 강조되는 경우가 많지만 콜레스테롤은 뇌와 마음의 건강에 반드시 필요한 영양소이다. 뇌에 대량으로 존재하며 신경세포막의 유연성을 적절하게 유지하며, 몸속에서 남성 호르몬인 테스토스테론, 여성 호르몬인 에스트로겐, 스트레스에 맞서 싸우는 코티솔을 만드는 등 중요한 역할을 한다.[17]

신경전달물질

뇌가 활동한다는 것은 어떤 신경세포에서 분비된 신경전달물질을 다른 세포가 받아들이는 것이다. 신경전달물질을 만드는 아미노산이 부족하면 심신이 늘 긴장하고 집중력이 떨어지며 우울증, 무기력, 기억 장애가 일어나기 쉽다. 예를 들면 필수 아미노산인 트립토판이 부족하면 세로토닌 분비가 부족하게 되어 우울한 기분이 들게 된다.

지금까지 발견된 뇌 속의 신경전달물질은 100개가 넘는데, 그 중 핵심 역할을 하는 몇 가지만 소개한다.

1) 아드레날린, 노르아드레날린, 도파민은 뇌를 흥분시키는 '흥분성 신경전달물질' 이다. '뇌의 가속페달' 역할을 하며, 집중력을 높이고 기분을 좋게 하며, 의욕을 불러 일으키고, 스트레스에 대처하게 한다.

2) 흥분성 신경전달물질과 정반대 역할을 하는 것이 '억제성 신경전달물질'인 가바GABA와 타우린이다. 이들은 뇌의 흥분을 억제하는 '뇌의 브레이크' 역할을 한다. 심신을 안정시키고 스트레스로 인한 긴장을 풀어주는 '마음을 진정시키는 물질'로 알려져 있다.

3) '행복물질'인 세로토닌은 기분을 안정시키고 우울함을 가시게 한다. 세로토닌이 부족하면 우울해지고 식욕이 늘어나 마구 먹게 되고 쉽게 살이 찐다.

4) '기억물질'인 아세틸콜린은 뇌를 민감하게 해서 기억력이나 주의력을 높인다.

5) '타이밍 물질'인 멜라토닌은 낮과 밤을 구별해서 생체리듬을 관장한다. 멜라토닌은 어두운 밤에 분비되면 수면 유도 작용을 한다.[18]

※ 제2편 제5장 p.276 "신경전달물질이 만들어지는 도표" 참조

비타민, 미네랄

식품 분해 시 가장 큰 역할을 하는 것이 효소이고, 효소를 도와주는 보인자補因子가 비타민과 미네랄이다.

비타민 B₁(티아민)

포도당에서 에너지를 생산하는 효소의 작용을 돕는다. 따라서 비타민 B1이 부족하면 가장 먼저 심신의 피로가 나타나고, 주의력이나 집중력이 오래 지속되지 않는다. 돼지고기, 현미, 배아미, 김, 명란, 고등어, 해바라기씨에 많다.

나이아신(B₃)

나이아신이 결핍되었을 때 펠라그라라는 질병이 나타나는데 정신질환, 피부염, 설사를 일으킨다. 나이아신을 매일 141mg 섭취했더니 나이에 관계없이 기억력이 10~40% 상승 했다는 연구결과가 있다. 간, 현미, 참치, 닭고기, 대구, 버섯, 땅콩 등에 많이 있다.

비타민 B₆ 비타민 B₁₂, 엽산

비타민 B₆가 부족하면 세로토닌이 잘 만들어지지 않는다. B₆는 스트레스를 완화하지만, 스트레스는 B₆를 소비한다. B₁₂가 부족하면 감각이 둔해지고 사고력이 떨어진다. 정신과환자는 B₁₂, 엽산이 부족한 경우가 많다. 임산부가 B₆, B₁₂, 엽산을 충분히 섭취하면 척수 수막염 같은 발달장애를 예방할 수 있다. 태아의 지능 발달에도 반

드시 필요하다. B_6는 고등어, 게, 바나나, 브로콜리, 시금치, 부추에 B_{12}는 대합, 성게, 치즈, 메추리 알, 소·돼지·닭의 간에 많고, 엽산은 효모, 소·돼지의 간, 배아, 시금치, 콩, 감자, 팥에 많다.[19]

칼슘, 마그네슘 ▶ 천연 신경 안정제

|

판토텐산

스트레스 호르몬인 코티솔이나 기억에 관여하는 아세틸콜린의 생산에 반드시 필요하다. 효모, 간, 땅콩, 두부, 브로콜리, 청어, 버섯에 많다.

비타민 C

백혈구의 작용을 강화하고 인터페론 농도를 높이며, 갑상선 호르몬의 분비를 촉진해 면역력을 증강시킬 뿐만 아니라 신경전달 물질을 만드는 등 뇌에서도 중요한 역할을 한다. 우울증이나 정신분열증 개선에도 도움을 준다. 귤, 딸기, 키위, 참외, 파슬리 등에 많다.

칼슘과 마그네슘

부족하면 불안해지거나 짜증이 나고 공격적이 되기 쉽다. 이러할 때 복용하는 칼슘이나 마그네슘은 '천연신경안정제'로 신경이나 근육의 세포를 안정시킨다. 칼슘은 정어리, 삼치 등의 어류와 대합 등 조개류, 다시마, 김 미역 등의 해조류, 요구르트, 치즈등 유제품에 많다. 마그네슘은 녹색 잎채소, 땅콩, 깨 종류, 호박씨 등에 많다.

망간

너무 많아도, 적어도 건강에 나쁜 영향을 미친다. 망간이 부족하면 불안해지거나 불면증, 경련, 고혈압 같은 증상이 쉽게 나타난다. 녹차나 홍차의 잎, 김, 도정하지 않은 곡류, 조개류 등에 많다.

아연

부족하면 정신분열증, 우울증, 주의력 결핍, 과잉행동장애를 일으킬 수 있다. 인스턴트 식품에 다량으로 함유되어 있는 피트산이 아연과 결합해 아연의 흡수를 방해 하므로 현대인에게 가장 부족하기 쉬운 미네랄이다. 굴에 많이 들어있다. 또한 아연과 카드뮴은 라이벌 관계인데, 담배를 피워 카드뮴이 몸속에 축적되면, 아연이 배설되어 우리 몸에 아주 나쁜 영향을 미친다.[20]

비행非行 학생과 음식의 관계

영국 맥카리슨Robert Maccarrison 박사의 쥐 실험에 의하면 "영국의 빈민층이 먹는 음식을 먹인 쥐 그룹에서는 쥐들끼리 서로 물어뜯는 약육강식의 아수라장이 되었다." 고 한다. 이것은 음식이 정신적인 면에 영향을 미친다는 것을 분명하게 이야기 하고 있다.

오늘날 미국을 비롯한 서구 선진국 사회 전반에서 볼 수 있는 일종의 태만怠慢 현상이나 젊은이들의 변덕스러운 행동 패턴, 노이로제 증상, 청소년 범죄, 흉악 범죄 등이 크게 증가한 이유는 단순한 사회적 문제나 사상적인 문제가 아닌 식생활, 특히 정제된 백설탕의 과다 섭취의 원인이 크다. 즉, "백설탕 과다 섭취 – 인슐린 과잉 분비 – 저혈당 – 뇌에 미치는 영향 – 정신생활의 변화"로 이어지는 문제를 간과해서는 안 된다.

우리나라는 요즘 학교폭력 문제가 사회 문제로 대두되고 있지만, 일본은 1980년대부터 학교폭력과 식생활과의 관련에 대한 연구를 해왔다. 시즈오카 현 후로쿠이 시[*]의 목장에서 등교거부아들을 맡아 함께 생활하는 활동을 펴온 다카하시 요시오미 씨는 「어린이들의 부활—등교 거부를 뛰어넘어」라는 책을 썼는데, 여기서도 식생활에 대해 언급하고 있다.

아침밥을 먹지 않는 등교거부아가 많았다. 아침을 제대로 먹는다고 대답한 등교거부아는 433명 가운데 27명뿐이었다. 그것뿐만 아니라 대부분의 아이들이 편식을 해서 햄, 소시지, 캔 음료, 콜라를 좋아해서 하루에 몇 캔씩 마신다.

수의사 다카하시 씨는 소의 '저칼슘혈증'과 비슷한 상태가 등교거부아의 몸속에서 일어나는 것 같아서, 아이들의 식생활에서 칼슘을 체외로 배출하는 요인이 없는지에 주목하고 연구를 진행했다. 아이들이 싫어하는 것은 푸른 잎채소, 낫토, 생선, 토마토 주스, 식초가 들어간 음식, 미역과 같이 미끈거리는 식품 등 이고, 좋아하는 식품은 가공식품이 대다수로, 집에서 요리한 것은 그다지 좋아하지 않았다. 연구결과, 햄, 소시지, 단맛이 강한 캔 주스, 콜라가 칼슘을 체외로 배출하는 작용을 하기 때문에, 아이들에게서 소의 '저혈증칼슘증'과 비슷한 상태가 나타났던 것이다. 체내에 칼슘을 보급하는 푸른 잎 채소, 생선, 해조류 등은 거의 입에도 대지 않았기 때문에 신체에 이상이 발생된 것으로 보인다.

이이노 세쓰오 씨는 1982년에 「교내 폭력, 가정폭력은 음식으로 고칠 수 있다.」라는 책을 썼는데, 여기에서 S 군이라는 고등학교 2학년 학생을 예로 들고 있나.

S 군은 매일같이 별 것도 아닌 일을 구실로 부모나 누나, 여동생에게 트집을 잡고, 저녁밥을 먹을 때에는 식탁을 뒤집고 밥그릇을 내던졌다. ——— (중략) ——— 본격적으로 식이요법을 시작한 후 불과 1주일 만에 S 군은 눈에 띄게 차분해졌고, 1개월 후에는 난폭한 언동은 전혀 찾아 볼 수 없었다.

이이노 씨가 주장하는 건뇌식(健腦食)의 5가지 포인트는 1) 백설탕을 섭취하지 않는다. 2) 지방(불포화지방산)을 대량으로 섭취한다. 3) 칼슘을 대량으로 섭취한다. 4) 비타민 C 를 대량으로 섭취한다. 5) 자연식에 들어있는 글루타민산을 대량으로 섭취한다.[21]

4. 생활요법

뇌에 좋은 습관

맥아더 재단의 10여 년의 연구결과, 노년의 건강과 활력은 젊은 시절에 어떤 생활 습관을 택하느냐에 따라 결정되며 그 영향력은 유전보다 더 큰 바, 유전의 영향은 1/3밖에 되지 않고, 나머지 2/3는 환경이 결정하는데, 환경의 대부분을 차지하는 것은 우리가 선택한 생활방식인 것으로 밝혀졌다.

운동

운동을 하면 엔도르핀이 많이 순환되기 때문에 뇌 및 정신상태도 좋아진다. 많은 전문가들이 권하는 유산소 운동은 걷기다. 하루 45분씩 주 3~4회 걷기 운동을 1년간 계속한 노인들은 지구력이 2배로 늘어난 것을 맥아더 재단의 연구결과에서도 밝혀졌다. 동물들을 쳇바퀴나 러닝 머신에서 운동시킨 결과 뇌에서 정보를 전달하는 시냅스의 숫자가 늘어나고 혈관이 새로이 생성되는 사실이 밝혀졌다. 활발한 활동을 한 사람들은 나중에 알츠하이머 병에 걸릴 확률이 그렇지 않은 사람들에 비해 1/3에 불과한 것으로 나타났다.

담배 끊기

컬럼비아 대학의 연구 결과, 흡연자는 비흡연자에 비해 알츠하이머 병에 걸릴 위험이 2배나 높다는 사실을 알아냈다.

적당한 음주

네덜란드에서 행한 8년간의 연구결과, 하루에 1~4잔 정도의 가벼운 음주는 기억력 저하를 예방하는 효과가 있는 것으로 밝혀졌다.

밖에 나가 즐겁게 지내기

운동, 취미활동, 자선활동 같은 의미 있는 행위를 계속하고 가까운 사람들과 친하게 지내면 인체내의 스트레스 호르몬인 에피네프린, 코티솔 수치가 뚜렷하게 내려간다.[22]

SEX, 수면 ▶ 뇌건강에 필수

섹스

성에 대한 인간의 태도와 관심은 평생 동안 큰 변화 없이 일정한 것으로 밝혀졌고, 건강하고 활동적으로 성생활을 하는 사람들은 뇌 기능이 더 활발해 진다.

만성적 수면부족 피하기

만성적인 수면부족과 불면증은 우울증이나 정신적 스트레스 혹은 양자 모두의 원인이나 결과가 될 수 있다. 수면부족은 뇌의 코티솔 수준을 높이고 인슐린 저항성을 증가시켜 혈당치를 높이고, 코티솔과 당뇨병은 모두 기억력 손상과 관련이 있다.

기분전환을 위한 약물 피하기

장기간 마리화나를 사용하면 기억력과 주의력, 그리고 정보처리능력이 손상될 수 있다. 근래에 나온 엑스터시는 동물실험 결과 세로토닌을 생산하는 뇌세포를 손상시키는 것으로 나타났다.

화학물질 노출 피하기

납이나 살충제, 기타 독성 화학물질에 노출되면 뇌세포가 해를 입을 가능성이 크다. 살충제는 특히 파킨슨 병을 일으킬지도 모른다는 우려 때문에 최근 상세한 조사대상이 되었다.

머리 부상 피하기

프로 권투 선수는 머리를 얻어맞기 마련이고, 헬멧을 쓰지 않고 오토바이를 타는 사람들은 두개골 부상을 입을 위험을 안고 달리는 법이다. 머리의 부상은 젊은 시절에 약한 충격을 받았어도 노년에 치매

로 연결되므로 머리를 보호해야 한다.[23]

화火 냄

웃음이 부교감신경을 활성화하고 자율신경의 균형을 조절하는 몸에 좋은 습관이라면, 교감신경을 과도하게 흥분시키고 자율신경의 균형을 깨뜨리는 최악의 습관은 화火다. 화가 나면 우리 몸 안에서는 어떤 일이 벌어질까?

무척 화가 나면 손이나 몸이 벌벌 떨리고 심하면 쓰러지기도 한다. 이는 교감신경이 과도하게 긴장해 혈관이 수축하기 때문이다. 혈관이 수축하면 혈구가 파괴되어 혈액이 걸쭉해진다. 즉 화를 낼수록 체내에서는 혈액이 오염된다. 그러면 말초 혈관의 혈류가 나빠지고, 혈류가 원활하지 않으면 실신하기도 한다.

이것만으로도 치명적인데 분노가 몸에 미치는 악영향은 호르몬 조절기능이 저하되는 문제이다. 교감신경이 자극을 받으면 우리 몸에서는 도파민dopamine, 에피네프린epinephrine 등 다양한 호르몬이 분비되는데, 이런 호르몬에는 피드백 기능이 있어서 과도하게 분비되면 그 반동으로 정작 필요할 때 호르몬이 분비되지 않기 때문이다. 화를 내는 것이 주요 원인은 아니지만 호르몬의 조정 기능 부조로 도파민 분비가 부족해 발병하는 것이 파킨슨 병이다. 즉 시도 때도 없이 화를 내는 것은 스스로 수명을 단축시키는 행위다. 하지만 화를 내면 나쁘다는 것을 알면서도 또 화를 내게 된다.[24] 이럴 때 대처하는 몇

가지 방법을 소개한다.[25]

1) 느리고 긴 심호흡을 몇 분간 실시한다.

2) 화를 내고 있는 자신을 제3자적 위치에서 바라본다. 이 방법은 베트남 출신으로 프랑스에서 활동하는 유명한 틱낫한 스님이 제시한 방법이다.

3) 화가 나는 상황에서 우선 자신에게 '지금 화를 내도 좋을까?'라는 질문을 던져본다. 그리고 그 질문에 대해 '예'라는 확실한 답이 나오면 화를 밖으로 표출해도 좋다.

3) 웃음요법, 소설가 다이앤 존슨은 '웃음은 인생이라는 토스트에 바른 잼이다.' 라고 했던 것을 생각하면서 억지로라도 웃는다. 웃을 때는 한 번에 10초 이상, 그리고 하루에 10회 정도 큰 소리로 웃는 것이 신체건강에 도움이 된다.

4) 차를 마신다. 녹차나 허브 차를 마시면 마음이 안정되어 화가 누그러지는 효과가 있다고 한다. 화병이 있는 사람은 화를 더욱 쌓이게 하는 설탕이나 소금이 많이 들어간 음식을 피하는 게 좋다. 평소 식사 시 비타민과 미네랄을 충분히 섭취하면 신경안정에 도움이 되어 화를 다스리는데 도움이 된다.

5) 스트레스를 받아 화가 나면 가슴이 답답해지면서 통증으로 나타날 때, 지압요법을 쓴다.

6) 눈물 요법을 쓴다. 스트레스가 많이 쌓이거나 슬픈 일이 생기면 우리 몸에 카테콜라민이라는 해로운 호르몬이 증가된다. 그리고 이 호르몬이 몸속에 쌓이게 되면 질병에 대한 저항성이 약해질 수 있는데, 이 호르몬이 눈물로 배출된다. 그래서 울화가 치밀거나 슬픔이

커져 눈물이 나면 참지 말고 마음껏 울어 카테콜라민이 배출되도록 하는 것이 좋다.

7) 산책한다. 마음을 가라앉혀 보려고 산책을 시작해보면 처음에는 머리와 가슴속의 답답함이 쉽게 가라앉지 않는다. 화나는 생각을 하면서 걸을 것이 아니라 발자국 수를 하나 둘 큰 소리로 세면서 걷는다. 걸으면서 숨을 깊이 들이 마시고 천천히 내쉬면 우리 몸의 교감신경과 부교감신경이 차례로 자극되어 몸과 마음이 안정된다.

사람마다 개성이 다르기 때문에, 자신만의 방법을 찾아서 실천하는 것이 현명한 일이다.

명상

뇌가 사물을 인식하고 그 사물에 대한 과거 정보를 자극해 그와 관련된 이미지나 소리, 촉감 등을 다시 상기시킨다. 그게 다시 연쇄 반응이 돼 뇌에서 호르몬을 분비하는 메커니즘을 활용하는 것이 명상瞑想,meditation이다. 뇌는 오감을 통해 반응하고 그 반응은 뇌에서 호르몬을 만들어낸다. 이로 인해 안정감을 주는 알파^a 파가 증가하고 면역력이 높아진다.

명상은 어디서나 가능하다. 안방, 사무실은 물론이고 버스 속에서도 가능하다. 다만 명상의 효과를 높이려면 숲이나 계곡과 같은 자연 속에서 하는 것이 좋다. 피톤치드, 물소리, 새소리, 나무 냄새 등이 명상의 효과를 훨씬 높여준다.

우울하거나 짜증나는 뉴스가 넘치고, 경제적 삶이 팍팍해 지면서 '치유', '쉼'에 대한 관심이 높아지고 있다. 분당차병원 이상혁 교수는 "명상이 정신적인 안정을 가져와 삶의 질을 높여준다." 며 "특별한 질환이 없어도 건강관리 차원에서 해볼 만하다."고 말한다.

암 통증 조절, 혈액순환 개선 등 신체적인 만성질환에 효과가 있다는 연구결과도 잇달아 발표되고 있다. 덕성여대에서 고혈압 약을 복용하고 있는 중년 여성 17명을 두 그룹으로 나눈 뒤, 한 그룹만 8주간 명상을 시켰다.

8주 후 명상 그룹은 수축기혈압이 127에서 124mmHg, 이완기 혈압이 82에서 79mmHg로 낮아진 반면, 다른 그룹은 수축기 혈압이 126.94에서 127.49mmHg, 이완기 혈압은 78.44에서 80.89mmHg로 오히려 높아졌다.[26]

명상이 주는 건강 효과

영남대 허동규 교수 팀은 평균 연령 71세의 노인 30명을 두 그룹으로 나눈 뒤, 한 그룹만 하루 50분씩 8주간 명상을 하게 했다. 그 결과 스트레스 반응도가 명상 그룹은 17.13점에서 7.93점으로 떨어졌고, 명상을 하지 않은 그룹은 20.47점에서 26.67점으로 높아졌다. 점수가 낮을수록 스트레스를 덜 받는다는 뜻이다. 스트레스 반응도는 공격성, 긴장, 분노, 좌절 등 정신적, 신체적 스트레스와 관련된 문항에 점수를 매긴 것이다. 고대안암병원 이성재 교수는 이 같은 결과에 대해 "명상을 하면 부정적인 생각을 억누르는 전전두엽과 긴장을 풀어주는 뇌파인 알파^a 파가 활성화 되고. 스트레스 호르몬인 코티솔 수치가 낮아지기 때문"이라고 설명했다.

분당차병원 이상혁 교수 팀은 범^{汎}불안 장애나 공황장애를 앓는 19명에게 8주간 명상을 시키고 인지치료를 시킨 결과, 불안 점수가 실험 전 17.1점에서 실험 후 3.1점으로 낮아 졌고, 우울 점수도 9.57점에서 4.31점으로 떨어졌다. 명상을 하면 '우울하다', '걱정된다' 등의 생각을 하지 않게 되는 심리적 '탈중심화' 현상이 일어나기 때문이다.

삼성서울병원 홍경표 교수 팀이 최소 2년간 명상을 한 사람 20명과 안한 사람 20명에게 심장초음파 검사를 실시한 결과, 명상 그룹은 숨을 쉴 때마다 대정맥 지름이 48% 줄었고, 일반인은 26% 줄었다. 특히 명상 그룹이 검사 중 단전호흡을 했더니 대정맥 지름이 62% 줄었다. 즉 혈액순환이 더 잘 된다는 것을 의미한다.[27]

행복을 가져다 주는 명상

명상을 하면 교감신경계가 억제되고 부교감신경계가 활성화된다. 또 혈압이 내려가고 혈관이 확장돼 뇌혈류가 증가한다. 강동 경희대병원 김종우 교수는 "뇌에 일시적으로 혈액과 산소를 공급하는 수준을 넘어서 뇌의 특정 부분을 강화시킨다. 명상 수행자는 뇌의 전전두엽, 대상회 등 긍정적 사고와 관련되는 부분의 혈류량이 증가한다.

대뇌 회백질이 두꺼워지며, 신경세포 생성에 관여하는 물질이 증가하는 등 다양한 결과가 증명됐다."고 말했다.[28]

스트레스 호르몬 감소

우울증, 불안장애, 강박증 환자들은 현실에서 지속적으로 부정적 자극을 받는다. 자기 자신이나 주위의 현실을 있는 그대로 보지 못하고, 자신에 대해 부정적으로 생각하고, 세상을 불안함을 주는 대상으로 인식한다. 부정적인 생각을 자동적으로 반복함으로서 스스로 질환을 악화시킨다. 이러할 때 호흡과 명상은 부정적이고 불안함을 일으키는 자동적 사고를 차단하고 호흡이나 신체에 집중하게 함으로서 안정감을 줄 수 있다. 명상을 하면 스트레스 호르몬이 감소하고 신경영양인자^{BDNF}가 올라가면서 기억력이 좋아지고 정신건강까지 좋아진다.

집중력을 높인다.

기존 명상 수행자의 정보처리 기능이 향상되고 집중력이 향상된다는 연구 보고가 있다. 아주 짧은 시간이라도 반복적으로 명상하면 집중하는 힘이 증가한다. 김종우 교수는 "명상은 신체적·정신적 압박을 없애지 못해서 신체 증상이 나타나는 사람에게 주로 권한다. 어떤 일에 능동적으로 집중하고, 그 상태에 머물러 있는 수동적 집중상태가 되면 명상적 삶을 살 수 있다. 그렇게 되면 뇌 기능이 좋아질 뿐 아니라 행복한 삶을 살게 된다."고 말한다.[28]

필자가 1년 여 동안 경험한 바에 의하며, 피가 맑아져서 몸이 젊어진다는 것을 느낄 수 있으며, 잠을 적게 자도 깊이 잘 수 있어서 피로도가 훨씬 줄어들었다. 또한 골프 시 비거리가 늘어 동반자를 놀라게 했으며, 항상 즐거운 기분이 들어 전보다 효율적이고 명랑한 직장생활을 할 수 있게 되었다.

5. 세로토닌

'세로토닌'이란?

뇌 속의 신경전달물질이 50종이 넘지만, 우리의 마음에 관련되는 주요한 것으로는 노르아드레날린, 도파민(엔도르핀), 세로토닌이 있다. 이 세 가지는 모두 화학 구조식도 비슷하고 같은 각성제로서의 기능을 갖고 있지만 그 기능은 아주 다르다.

가령 술을 한두 잔 마시면 적당히 기분 좋고 즐거운 담소를 나누면서 스트레스와 긴장이 눈 녹듯 풀린다. 이는 '세로토닌' 상태이다. 여기서 끝나면 축복인데 한 병, 두 병으로 넘어가면 고성방가에 호기를 부리기 시작한다. 책임도 못질 일에도 큰 소리를 친다. 객기도 나온다. 이게 '엔도르핀' 상태이다. 더 마셔 만취가 되면 몸도 제대로 가누지 못할 뿐더러 말에 논리도 없다. 괜한 일에 시비를 걸고 쌍소리를 해 댄다. 술상을 엎기도 한다. 이런 공격적이고 파괴적인 상태가 '노르아드레날린' 상태다. 세로토닌이 주목을 받는 것은 이 물질의 분비가 부족하면 우울증으로 발전하고, 심화되면 자살로 이어진다는 것이다. 자살 관련 보도가 나면, 흔히들 '자살할 용기가 있으면, 그 용기로 살지.' 한다. 그런데 그게 그렇게 쉬운 것이 아니다. 세로토닌의 부족이 뇌를 움직이기 때문에 마음이 끌려가고 실행에 옮기게 된다는 것이다. 마치 원격조정을 당하는 로봇 같이 된다.

항우울제인 프로작prozac에서 마약성분인 엑스터시ecstasy에 이르기까

세로토닌과 노르아드레날린 생성

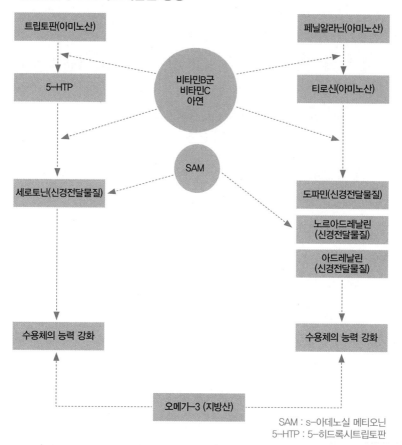

트립토판(아미노산)

5-HTP

세로토닌(신경전달물질)

수용체의 능력 강화

비타민B군
비타민C
아연

SAM

오메가-3 (지방산)

페닐알라닌(아미노산)

티로신(아미노산)

도파민(신경전달물질)

노르아드레날린
(신경전달물질)

아드레날린
(신경전달물질)

수용체의 능력 강화

SAM : s-아데노실 메티오닌
5-HTP : 5-히드록시트립토판

출전: 「음식을 바꾸면, 뇌가 바뀐다」이쿠타 사토시 지음, 이아소 刊, p.193

지 기분을 상승시켜 주는 약품들은 모두 세로토닌의 양을 증가시키는 효력을 가진다. 29, 30

세로토닌이 왜 각광을 받고 있는가?

스트레스와 날씨, 계절 등이 기분을 저하시키고, 두통을 불러오고,
또 과식하게 만들기도 하지만, 사실 근본적인 원인은 우리 몸 안의
세로토닌 분비량에 좌우된다. 세로토닌은 우리의 기분이나 식욕, 수
면 또는 통증을 조절하는 신체의 가장 핵심적인 요소이다.

이 물질은 음식물에 있는 영양소 섭취를 통해 사람과 동물의 신경
조직과 뇌에서 생성된다. 이 물질이 두뇌에서 올바른 기능을 하지 못
할 때 우울이나 불안, 불면, 폭식, 두통, 기타 일상생활을 어렵게 만
드는 여러 가지 장애가 나타난다.[31]

장애 유형

기분의 불안정과 편집 증상, 계절성 우울증[SAD], 생리전후증후군[PMS],
불안, 강박충동행위, 음식장애(식욕 이상항진증, 폭식), 불면증, 과민성
대장증후군, 통증에 대한 고도의 민감성, 충동조절능력 약화, 약물
및 알코올 중독에 빠진다.

우리는 엔도르핀을 행복물질로 알고 있지만 그건 큰 오해다. 엔도
르핀은 강력한 쾌감을 동반하지만 문제는 중독성이다. 엔도르핀이
가져다주는 절정의 환희나 격정적인 순간이 우리 일상에 늘 있을 순
없다.

이게 문제다. 누구나 이런 순간을 기대하는데 충족되지 않으면 허
전하고 불행해한다. 이게 엔도르핀의 금단禁斷 현상이다. 마약, 도박,
술, 컴퓨터 게임, 마라톤 등 무엇이든 좋다고 자주 하면 좋건 나쁘건
중독이 된다. 화끈한 것을 추구하는 한국인의 특성상 엔도르핀이 한

국 사회에서 행복물질로 회자^{膾炙}된 것은 문제이다.**32**

세로토닌 생성

　나이가 들면 세로토닌 활동은 줄어든다. 알츠하이머 병에 걸리면 훨씬 더 심각하게 줄어든다. 한편 스트레스가 오래 진행되면 그것이 신체의 질환이든, 감정적 억압이든, 또는 소음과 같은 환경에서 오는 것이든, 모든 스트레스는 우울증의 징후를 불러 온다. 따라서 스트레스를 많이 받을 수밖에 없는 우리 생활환경 하에서 세로토닌의

세로토닌의 균형을 돕는 음식들

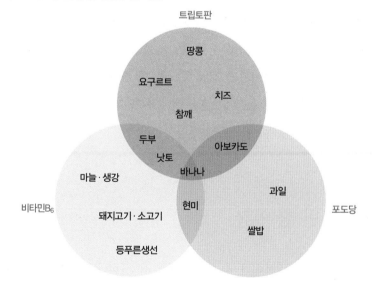

출전: 「세로토닌 이펙트」, 이시형, 중앙Books, p.11

관리는 중요하다.

또한 날마다 우리가 느끼는 식욕은 세로토닌의 지휘 하에 있다. 세로토닌 양이나 활동이 증가되면 음식섭취량이 줄어들고, 낮아지면 섭취량이 늘어나는 등 비만에도 영향을 미치는 것으로 밝혀졌다.[33]

세로토닌은 어떻게 만들어질까? 세로토닌은 두뇌와 신체의 각기 다른 위치에서 합성되고 거기서 저장되거나 분비된다. 세로토닌의 가장 중요한 원료는 '트립토판'이라 불리는 아미노산이다. 트립토판은 참깨, 치즈, 두부, 요구르트, 바나나에 많으며, 세로토닌 합성을 돕는 비타민 B_6(마늘, 생강, 등푸른 생선, 바나나, 두부, 현미등에 함유)와 트립토판이 혈류를 타고 뇌로 들어가는데 필요한 포도당(과일, 쌀밥, 바나나, 현미등), 이 3요소의 역할이 중요하다.[34] 바나나가 3가지 요소를 다 갖고 있기 때문에 골프장에서 그렇게 비싸도 팔리는가 보다. 트립토판을 제거한 음식을 먹은 동물들의 행동양식이 더 공격적인 성향을 보이는 실험 결과가 음식의 중요성을 일깨워준다.

일단 뇌 속으로 들어가면 제일 중요한 게 햇빛, 그리고 씹기, 걷기, 심호흡의 3대 리듬운동이다. 충분한 수면과 휴식, 사랑, 군집 본능 등이 충족되면 세로토닌으로의 전환이 활발히 일어난다.

세로토닌 형 인간

세로토닌 형 생활이나 사고를 함으로서 사회나 가족에게 인정받고, 열심히 생활하면서도 스트레스를 슬기롭게 극복하고, 자신의 건강을 지켜나가는 사람을 말한다.

| **합리적으로 조절한다.** | 외유내강형의 균형잡힌 사람이다. 겉보기에는 유^柔한 것 같지만 속으로는 불타는 열정과 힘을 소유하고 상황에 따라 동^動과 정^靜, 강약^{强弱}을 조절할 줄 아는 균형잡힌 삶을 영위한다. 경쟁을 하되 공정하게 하고, 치열한 삶을 살되 다음 순간 적절히 휴식을 취할 줄 안다. 이게 그들의 건강비결이다.

| **무섭게 집중한다.** | 주의가 산만한 청소년기의 학생에게 집중력이 중요하듯이, 정신노동자의 성과 거양에 중요한 요소이다. 세로토닌 상태는 잡념, 근심 등 부정적인 마음을 철저히 억제시킴으로써 기분 좋은 긍정적인 것이 상대적으로 활성화 된다. 머리가 좋다는 것은 곧 세로토닌 상태를 잘 만들 줄 안다는 뜻이다.

| **목표가 분명하다.** | 바쁜 생활을 하고 있지만 한 가지 목표에 초점이 맞춰져 있다. 목표가 분명하므로 웬만한 고충이나 갈등, 스트레스는 문제가 되지 않는다. 장애가 닥쳐도 힘겨워하지 않고 꾸준히 밀고 나가며 무모한 짓을 하지 않는다.

| **쓰라린 경험에서 교훈을 얻는다.** | 이순신 장군이 억울한 옥살이에서 풀려 나왔을 때, 병사의 사기나 전함은 형편이 없었지만, '아직 열두 척의 배가 남았다.'고 한 것과 같이 어떤 경우에도 낙담하지 않는다. 세로토닌 형 인간은 실패의 아픔에서도 회복이 빠르다.[35]

창의적, 인간적 ▶ 세로토닌 형 인간

| **우뇌형이다** | 공간 파악 능력이 뛰어나다. 활을 잘 쏘고 골프를 잘 치는 것도 이 능력 덕분이다. 지성적이거나 이성적이기보다 감성적이다. 노래와 춤을 즐기고 신나게 잘 노는 것도 우뇌형이기 때문이다. 논리적이고 합리적이기보다는 직감적이다. 치밀한 준비 없이 감만 잡히면 일단 저지른다. 중간에 문제도 많이 생기지만 기막힌 유연성과 융통성으로 문제를 해결해 나간다.

| **사람 냄새가 난다** | 산업사회의 살벌한 경쟁은 인간성을 말살시켰다. 세로토닌 형은 인간적이고 훈훈한 정이 묻어나는 등 사람냄새가 난다. 입가에 가벼운 웃음과 함께 온화한 기운이 감돈다. 물 흐르듯 자연스럽고 무리를 하지 않고 부딪히거나 충돌이 없으니 적이 없다.

| **베풀어 행복하다** | 뇌 속 '거울 신경세포'의 기능에 의해 '내가 베풂으로써 그가 행복해하고 좋아하는 모습을 보면 나도 덩달아 그렇게 된다.' 섹스도 기본적으로 상대를 즐겁게 해주는 행위이므로 즐거워하는 상대를 보면서 나도 즐거워지는 것과 같은 이치로 설명이 가능하다. 세로토닌 적 삶을 살다보면 이타적 본성이 더욱 강화된다.

| **자연친화성 지능이 높다** | 정원의 나무 한 그루, 길가의 가로수, 미니 공원, 사방의 산, 우리는 천혜의 자연을 타고난 축복받은 민족이라는 것을 깨닫고, 자연을 느껴 본다. 온몸에 잔잔한 전율이 일어난다. 자연에서 얻는 감동은 온몸의 세포에 전달되고, 노쇠한 세포 하나하나가 신선한 활력으로 넘치게 된다.[36]

「세로토닌 walking」

걷기는 우울증에 효과가 있다. 우울증이 있는 사람들은 공원 산책 정도의 운동도 잘 하지 않으며, 심한 경우에는 아예 집 밖으로 나오지도 않는다. 30분 정도의 활발한 유산소 운동은 200~300 칼로리를 즉각적으로 연소시킨다. 규칙적인 운동은 혈청의 콜레스테롤 수치를 떨어뜨리고 혈압을 낮추어 준다.[37]

야콥스 박사는 동물들의 반복적인 움직임을 하고 있는 동안은 세로토닌 활동이 증가한다는 것을 알아냈다. 씹는 행동, 물어뜯는 행동, 또 혀로 털을 더듬는 행동도 포함되어 있다. 이와 같이 리듬적이며 반복적인 동작은 세로토닌 분비를 좋게 한다. 뜨개질, 그림그리기, 도예, 목공예 또는 악기 연주도 동일한 효과가 있다. 심지어 단순히 껌을 씹는 행위만으로도 세로토닌의 활성을 높일 수 있다. 이외에도 댄스, 체조, 수영, 인라인스케이트, 러닝 머신, 스테퍼 등도 효과가 있다. 걷기는 리듬감과 강도가 적당해서 뇌를 자극하는데 매우 좋다. 세계 장수촌은 250m 고지 비탈길에 있는 것으로 알려져 있다. 만보기를 차고 '기를 쓰고' 걷고, 칼로리를 계산 하고, 이렇게 하는 것은 스트레스다. 이른바 '소크라테스 워킹'이 좋다. 무리하면 근육 피로가 쌓여 젖산이 대량 생산된다.

젖산은 세로토닌 분비를 억제한다. 그리고 운동이 끝난 후 사지四肢 근육으로 간 혈류가 내장기관으로 돌아 올 때 많은 활성산소가 발생하고, 이게 노화를 촉진하는 것을 유념해야 한다.[38]

6. 우울증

우울증

2011년에 발표된 '정신 질환상태 역학조사'에 따르면 우리나라 인구의 27.6%는 평생 한 번 이상, 16%는 최근 1년 내에 하나 이상의 정신질환을 경험한 것으로 나타났으며, 우울증 환자는 지속적으로 증가하고 있다.

우울증과 우울감은 다르다. 우울감은 누구에게나 있을 수 있는 '기분'이지만, 우울증은 자신의 의지만으로 증상을 없앨 수 없는 '질병'이다. 이유 없이 우울해지는 가장 큰 원인은 기분을 좋게 하는 신경전달물질이 부족하기 때문이다. 우리 뇌에서는 세로토닌, 도파민, 노르에피네프린 등 감정을 조절하는 화학물질이 생성되는데, 이 물질의 생성·분비 과정에 이상이 생기면 우울증이 생긴다. 에스트로겐 같은 여성호르몬이 과다분비 되어도 우울증이 생길 수 있다.

우울증 판정

1) 우울할 만한 이유가 있는가?

사랑하는 사람을 떠나보냈다든지, 금전적인 어려움을 겪는 등 특별히 우울할 일이 없는데도 기분이 우울하고 만사가 귀찮아 지면 우울증의 요소가 된다.

2) 우울한 기분이 2주일 이상 지속되는가?

3) 대인 관계가 괜찮은가 ?

우울증에 빠지면 스스로 위축되어 친밀했던 인간관계를 유지하기 어려워신다.

4) 몸과 마음을 컨트롤할 수 있는가?

우울증은 정신력으로 극복할 수 있는 병이 아니다. 예를 들어 아침에 일어나서 회사에 가기 싫어도 결국 일어나 서둘러 출근하면 우울증이 아니고, 가야한다고 생각하면서도 몸이 의지대로 움직이지 않는 상태가 우울증이다.[39]

세로토닌 등 신경전달물질 난조 ▶ 우울증

젊은 사람은 우울·슬픔 등과 같은 심리적 감정을 호소하는 반면 노인은 신체의 특정 부위가 아프거나, 잠을 못 자거나, 집중력·기억력이 떨어지는 식으로 나타난다. 망상이나 초조함도 동반돼 치매와 헷갈리기도 한다.[40]

우울증 환자들의 두뇌를 검사해 보면 식욕, 성욕, 수면, 행동, 사고, 기분을 조절하는 영역에서 정상인과 다른 기능적인 차이점이 발견되는데, 이는 신경전달물질로 알려진 두뇌 내 화학물질(200여가지)들의 불균형에서 비롯된다. 그 중 세로토닌은 우울증 환자에게 첫 번째로 관찰되는 변화이므로 중요하게 다뤄진다. 뇌에서 세로토닌이 부족해지면 수면장애, 폭식증과 같은 식이장애, 불안증 등을 유발한다. 노르에피네프린이 부족해지면 심한 피로와 기분 저하를 초래하고, 도파민은 과도한 흥분이나 감정의 기복과 관련이 있다.

신경전달물질이 부족하거나 불균형을 막기 위해서는 생산과 정상적인 분해를 위한 인체 모든 시스템의 정상적인 작동이 중요하다. 면역기능, 내분비기능, 해독기능, 항산화기능, 소화기능이 제 역할을 해내고, 영양소와 에너지가 충분히 공급되어야 한다.

한편 우울증은 만성적인 염증질환 환자에게 자주 발생하는데, 이는 감염이나 손상으로부터의 빠른 회복을 돕는 사이토카인 때문이다. 원래 유익한 물질이지만 사고로 장기간 입원하면 분비되어 신경전달물질의 불균형을 초래한다. 약물을 장기간 남용한 사람들에게 나타나는 우울증은 상당수의 약물이 신경전달물질의 생산에 필수적인 비타민과 미네랄을 고갈시켜 생산을 방해하기 때문이다.[41]

우울증에 좋은 식품

대부분의 항우울제는 세로토닌이 분해되어 대사되는 것을 차단한 후 재흡수되도록 강제하는 작용을 한다. 따라서 세로토닌 분비를 촉진하는 물질을 섭취하는 식이요법이 좋다. 트립토판은 세로토닌의 재료이며, 1일 성인기준으로 체중 1kg 당 3mg을 먹어야 하므로 체중 60kg의 성인이라면 180mg을 하루에 섭취하여야 한다. 간 해독작용에 좋은 것으로 알려진 메티오닌, 티로신 또한 항우울제 효능을 지니고 있으며, 이런 성분이 모두 많이 들어있는 칠면조 고기가 좋고, 아보카도, 오리, 계란, 우유에도 상당량 들어있다.

녹색잎 채소는 우울한 기분을 날리는 데 좋은 음식인데, 혈액 속에서 뇌기능 감퇴를 가져오는 호모시스테인 함량을 효율적으로 낮춰주는 엽산이 많이 들어 있다. 엽산이 부족하면 우울증뿐만 아니라 기억력에 문제가 생기는데, 시금치, 아스파라거스, 브로콜리, 배추, 양배추와 소 살코기, 통밀빵, 오렌지 주스 등에 풍부하게 함유되어 있다. 연어, 참치, 고등어 같은 등푸른 생선과 땅콩과 호두 등 견과류에는 오메가-3 지방산을 많이 함유하는데, 오메가-3는 사람의 기분을 관장하는 두뇌 화학물질인 도파민과 세로토닌의 수치를 높여준다. 특히 호두는 뇌와 신경을 건강하게 만드는 레시틴과 칼슘 성분을 다량 함유하고 있으며, 레시틴은 두뇌 건강에 필수적인 신경 전달물질인 아세틸 콜린을 증가시켜 뇌 건강을 지켜 준다. 커피, 콜라 등 카페인이 함유된 식품은 중추신경을 흥분시키고 마음의 평온함을 해치므로 좋지 않다.[42]

우울증을 막으려면

한의학에서는 우울증을 '실증'과 '허증'으로 나누는데, 실증은 간의 기운이 잘 통하지 않아 자기감정을 잘 조절하지 못하거나, 간열로 얼굴이 붉어지거나 입이 마르고 쓰며, 두통·불면이 발생할 수 있다. 허증은 오랜 우울감으로 정혈이 소모되어 '화병'이 발생한 경우다. 화병이 생기면 마음속에 분노와 억울함이 가득차서 남에게 자신의 신세를 한탄하는 증상이 나타나고, 온몸이 쑤시는 등 신체 증상도 동반된다.

한의학적으로는 몸의 허해진 부분을 보완해 주는 한약과 뜸, 침 등을 통해 기운을 잘 돌게 하면 힘이 생기고 마음의 울증도 점차 사라진다. 우울증 약은 부작용이 있으므로 필요 최소량만 복용하여야 한다.[43] 불면증과 우울증은 실과 바늘 같은 존재다. 우울증이 생기면 쉽게 잠들지 못하고 깊은 잠을 자지 못한다. 반대로 불면증이 지속되면 우울증이 생길 수 있다. 잠을 못 자면 몸이 피곤하고 머리가 맑지 않아 조그만 스트레스나 충격에 약해지기 쉽기 때문이다. 따라서 우울증을 예방하고 치유하려면 불면증을 먼저 잡아야 한다.

우울해 지더라도 식사를 거르지 않고 규칙적으로 하고 일상적인 생활 패턴을 유지하는 것이 좋다. 규칙적인 운동을 하면 우울증 발생을 30% 정도 낮출 수 있으며, 조깅이나 자전거타기, 에어로빅 등 중간 강도 이상의 운동을 하는 것이 좋다. 명상이나 복식호흡 같은 이완운동, 가까운 사람들과 취미 활동을 함께 할 경우 치료와 예방 효과가 있다.[44]

7. 수면 건강

수면 불량의 문제

한국인의 하루 평균 수면시간은 6시간 15분으로 미국 7시간, 영국

6시간 45분보다 훨씬 적다. 수면부족은 많은 문제점을 초래한다. 영국 의학협회 발표에 따르면 17시간 이상 깨어있는 상태로 운전하면 혈중 알코올 농도 0.005% 정도의 음주운전과 비슷하다고 한다. 최근 호주와 뉴질랜드에서 실시된 조사에 따르면 교통사고의 16~60%가 수면부족에 의한 것이다. 초대형 사고의 원인이 주간 졸음인 경우도 많다. 러시아 체르노빌 원전 폭발 사고, 우주선 챌린저 호 폭발, 유조선 엑손 발데즈 호 기름유출 사고 등의 원인도 졸음 때문인 것으로 밝혀졌다. 수면의 질*도 문제이다. 하루 8시간 이상 잠을 자는데도 코골이와 수면무호흡증이 있으면 수면의 질이 형편없이 떨어진다. 코골이는 30~35세 남성의 20%, 여성의 5%에서 나타나다가 60세가 되면 남성의 60%, 여성의 40%로 확 올라간다. 심한 코골이나 수면무호흡증이 있으면 충분한 시간 잠을 자도 아침에 일어나기 어렵고 피로회복도 잘 되지 않는다. 또 이는 수면 중 돌연사의 원인이 되기도 한다.[45]

수면 질환의 종류

수면질환의 종류는 100여 가지에 이른다. 불면증, 수면무호흡증(코골이 포함), 기면병, 수면이상행동장애 순으로 환자가 많다. 국민건강보험 통계에 따르면 2010년 한 해 수면장애로 진료를 받은 환자는 약 29만 명이다. 2006년의 15만 명보다 두 배가 됐다. 서울대 신경과 윤창호 교수는 "통계적으로 국민의 약 20%가 수면질환이 있는 것으로 추산된다."고 말했다.

OECD 자료에 의하면 우리나라는 휴식시간을 포함한 하루 평균 수면시간이 약 470분으로 가장 낮다. 고령자와 비만인구의 증가, 스트레스, 불규칙적인 생활습관 때문에 수면 질환자는 더 늘어날 전망이다. 수면의 질이 경쟁력인 시대이다. 인생의 30%를 잠으로 보낸다. 숙면을 취하지 못해 무기력하면 낮 동안 능률이 떨어져 의지가 부족하거나 게으름쟁이로 낙인찍힌다. 수면질환의 종류로는 다음과 같다.

불면증

잠드는데 30분 이상 걸리는 날이 주 3일 이상, 수면 중 자주 깸. 아침에 너무 일찍 깨고 다시 잠들기 힘듦.

수면무호흡증

자다가 숨이 멈추는 증상(병원 검사에서 1시간에 5번 이상 숨이 멈추면 확진), 습관적인 코골이와 관련.

하지불안증후군

잠들기 전, 다리에 불편감. 수면중 자주 깸.

기면병

낮에 시도 때도 없이 졸림, 운전하다 신호 대기 중 잠들거나, 걸어가면서 자는 정도.

몽유병

수면 중 일어나 돌아다님. 초등생의 약 15%가 경험하다가 성장하면서 없어진다.

야경증

4~12살에 어린 시기에 많은데, 잠든 뒤 1~2시간에 일어나 소리를

지르고 우는 등 증상을 보임.[46]

코골이와 수면무호흡증

코골이는 코에서부터 후두에 이르는 상기도^{上氣道} 부위의 협착에 의해 생긴다. 이것이 더 심해지면 폐쇄성 수면 무호흡으로 발전하게 된다. 주로 40대에서 60대에 이르는 연령에서 흔히 나타난다.

비만 환자는 70%에 달하며, 목이 굵고 짧은 사람에게 흔히 나타난다. 술을 즐기는 사람에게 흔하며, 감기약, 피임약, 안정제 등을 복용하는 경우 심해질 수 있다. 수면무호흡증은 깊은 잠에 충분히 빠지지 못하도록 수면을 분절^{分節}시켜 수면을 방해하며, 수면 중 땀을 많이 흘리거나, 계속 움직이도록 만들고, 야뇨증 등도 유발해 휴식하는 수면을 취하지 못하도록 한다. 심해지면 혈관과 관련된 질환인 뇌졸중, 심근경색과 같은 심·뇌혈관 질환을 유발하고, 인지 기능 장애와 내부분비 계통의 이상인 당뇨도 유발할 수 있다.[47] 암 위험을 최고 5배 증가시킨다는 보고도 있다.[48]

연구개를 절개해 내는 수술을 해도 성공률이 50%에 지나지 않고, 재발 가능성이 있으며, 비수술적인 양압기 장치^{CPAP;Continuous positive airway pressure} 치료가 지금까지 알려진 방법 중 가장 효과가 좋다. 그러나 기계를 구입해야 하는 경제적 문제와 착용감에 조금 불편을 느끼는 단점이 있다.

코골이 환자의 자가 치료법으로는 1)음주와 흡연을 피하고, 체중

조절을 잘 한다. 2) 잠들기 전 3시간 동안은 음주를 금한다. 3)야간에 수면제 등의 약물을 금한다. 3)옆으로 잠을 잔다. 4) 수면 중에 턱이 들리도록 경추 보호대를 한다. 5) 높은 베개는 피한다.[47]

숙면을 위한 생활 습관

잠자는 동안 우리 뇌는 정보를 정리하고 장기기억으로 전환시키고 학습한다. 복잡하고 어려운 정보를 얻은 날 잠자고 난 후 좀 더 명확하게 정리된 것 같은 느낌을 갖는 것은 우연이 아니다. 골프를 칠 때 pre shot routine이 중요하듯이, 숙면을 위해서는 좋은 준비를 갖추어야 한다.

생체 리듬을 맞춘다.

밤낮을 바꿔 생활하는 교대 근무자는 일하는 곳의 조명을 최대한 환하게 밝혀 낮처럼 만든다. 낮에는 밖에서 활동한다. 우리 몸은 햇볕을 쬘수록 세로토닌 생성이 잘 되고, 이것이 밤에 멜라토닌으로 변하여 분비되어 천연의 수면제 역할을 한다.

강박에서 벗어난다.

몇 시간을 자야한다는 강박에서 벗어나야 한다. 대뇌가 알아서 판단하도록 한다.

수면을 위해 주변 환경을 정리한다.

침실은 깨끗하게 정리하고 충분히 환기시킨다. 침실에는 전자파가 나오는 기계를 최소화하고 간접 조명처럼 은은한 조명을 단다. 독서, 라디오, TV 시청 등의 활동은 모두 침대 밖에서 한다.

금연하거나 7시 이후에는 담배를 피우지 않는다.

흡연은 기침을 유발하여 수면을 방해한다. 니코틴은 의식을 자극하므로 흡연은 절제해야 한다.

발을 따뜻하게 한다.

평소 손발이 차가우면 편안한 양말을 신고자는 것이 좋다. 혹은 따뜻한 물에 진정효과가 있는 아로마 오일을 첨가해 족욕을 하거나 더운 물과 찬물을 번갈아 가며 발을 담그는 냉·온족욕도 숙면에 도움을 준다.[49]

온욕溫浴, 허브 ▶ 숙면에 도움

샤워보다 입욕.

입욕은 오염물질을 씻어낼 뿐만 아니라 온열을 통해 혈관이 확장되어 혈액순환이 촉진되고 내장이나 근육으로 산소 공급과 영양소 보급이 활발히 이루어져서 신장과 폐의 노폐물 배설 작용이 좋아진다. 숙면을 위해 라벤더 오일을 몇 방울 떨어뜨리면 성분이 혈액에 흡수되어 뇌로 전달됨으로써 신경을 이완시키고 내분비계와 면역계를 자극, 심신이 편안해진다.

운동은 아침에 한다.

잠이 안 온다고 저녁에 운동을 하면 숙면을 방해한다. 아침에 밖으로 나가 가슴을 펴고 아랫배에 맞추어 호흡을 하며 걷는다. 이렇게 5분만 걸어도 대뇌에서 세로토닌과 도파민이 분비되며, 30분을 걸으면 하루에 필요한 운동이 된다.

천연 수면제를 가까이 한다.

라벤더, 캐모마일 등 허브 성분이 든 오일을 이용해 아로마 테라피를 하거나 차로 마시면 심신의 안정과 함께 편안한 잠의 세계로 갈 수 있다. 멘톨과 페퍼민트 오일은 정신을 일깨우는 허브들이므로 치약에 이러한 오일이 들어있는 것을 피한다.[49]

육류 섭취를 삼간다.

육류는 소화되는 과정에서 수면을 방해하는 타이로신이라는 아미노산을 발생시킨다. 반면 탄수화물은 깊은 잠을 유도한다. 탄수화물 소화과정에서 분비되는 '인슐린'은 잠을 유도하는 물질인 '트립토판'의 활동을 돕는다. 두부, 우유, 콩, 달걀, 현미 등 트립토판이 많은 음식을 섭취하는 것도 좋다.[51]

술은 숙면의 방해물.

잠은 잘 들어도 새벽에 화장실에 가게 되므로 잠자기 3시간 전에는 술을 마시지 말아야 한다.

수면에 도움이 되는 음식

파

성질이 따뜻해 혈액순환을 돕고 흥분된 신경을 진정시킨다.

연근

잠을 유도하는 멜라토닌 성분이 함유되어 있다. 연꽃의 종자인 연자육은 신경을 안정시키는 효과가 있어 한방에서는 불면증 등의 약재로 쓰인다.

토란

천연의 멜라토닌을 함유하고 있어 잠을 유도하며, 불면증이나 피로감을 완화시키는 작용을 한다.

대추

뇌 호흡과 순환을 도와 신진대사를 촉진시킨다. 특히 고민과 스트레스로 인한 불면증에 효과적이다.

영지

몸의 기운을 보하고 마음을 진정시키며, 혈액 부족으로 인한 불면증, 가슴 두근거림에도 효과가 있다.

양파

양파에는 신경을 안정시키고 잠을 잘 자도록 해주는 성분이 있다. 저녁 식사 때 생 양파를 먹거나 잘게 썰어 머리맡에 두면 잠이 잘 온다.[52]

■ **뇌에 나쁜 요소**

- 스트레스

- 백설탕

- 트랜스지방산

- 흡연

■ **알츠하이머병 예방**

- 운동으로 뇌의 근육 만들기

- 끊임없이 뇌를 자극

- 과도한 운동·흡연 금지

■ **식이요법**

- 탄수화물, 지질, 단백질, 비타민, 미네랄 균형

   - 뇌의 영양제······탄수화물

   - 신경전달물질······단백질

   - 정보이동··········인지질

   - 식품분해 효소의 보인자(補因子)······비타민·미네랄

- 생활요법

   - SEX 유용

   - 수면건강

   - 약물 회피

   - 화학물질 노출 회피

■ **세로토닌 → 뇌 안정**

- 트립토판 많은 단백질

- 걷기, 햇빛 받기

■ **우울증**

- 세로토닌 부족

- 항우울제는 부작용 불러와

■ **수면건강**

- 우울증과 불면증은 형제

- 코골이(수면무호흡증) 는 뇌졸중 불러

황혼의 성性

노년老年의 성性

현대 경영학의 아버지 피터 드러커는 60세 이후 30년간이 생애 최전성기 였는데, 드러커의 베스트셀러들은 거의 이 시기에 나왔고, "호기심이 없어지는 순간부터 늙는다." 라고 말하면서, 생의 마지막 순간까지도 왕성한 지적 호기심을 과시했다. 노년에 잃지 말아야 할 또 한 가지는 성적 호기심과 열정이다.[1]

성性 이라는 말은 마음心과 몸生이 결합해서 만들어진 글자다. 또한 왼쪽의 심방변†은 음 속에 양이 결합된 형태, 말하자면 성기가 결합된 형태이다. 아울러 오른쪽의 생生은 무엇인가 탄생한다는 의미가 된다. 즉, 음양의 결합으로 복잡다단한 인간사의 모든 일들이 바로 음양의 결합에 의해 탄생한다는 의미도 된다. 때문에 한의학에서는 부부관계를 좋게 하고 건강한 성을 유지하기 위해 부족한 기운을 채워 균형을 맞추라는 것이다.[2]

노년의 성과 삶은 밀접한 관계가 있다. 능동적이고 적극적인 성생활과 친밀한 관계를 즐기는 노인은 그렇지 않은 노인에 비해 삶의 만족도가 높다고 한다. 또한 소외감을 느끼는 노인들 중 상당수가 성을 통해 삶의 존재 이유, 자신이 살아서 기능하고 있음을 확인한다고 한다.

한 통계에 따르면 65세 이상의 남자 노인의 89.4%, 여자 노인의 30.9% 가 정상적인 성 기능을 유지하고 있다고 한다. 또 다른 통계에서는 66~70세 노인층의 62.2% 가 월 1~5회 성관계를 갖고 있다고 밝혔다. " 남자란 밥 숟가락 들 힘만 있어도 여자를 밝힌다." 는

말과 "문지방 넘을 힘만 있어도 섹스를 할 수 있다." 라는 말의 의미와 잘 들어맞는 것 같다.[1]

섹스가 좋은 10가지 이유

우리나라에서 60세 이상 노인 300명을 대상으로 설문조사를 벌인 결과 노인 중 배우자가 있는 노인의 51%가 성생활을 하고 있다고 응답했다. 그런데 재미있는 것은 노년의 성생활을 찬성하는 입장과 반대하는 입장 모두 건강상의 이유를 꼽고 있다는 것이다. 찬성한 노인들의 40%가 '성생활이 노화방지 및 건강에 도움이 된다.'고 했다. 그리고 반대한 노인들의 25%가 '성생활은 건강에 해롭기 때문에 삼가는 것이 좋다.'라고 반대 이유를 들었다.

그러나 진단 결과 심장에 문제가 없는 노인이라면 걱정할 필요가 없다는 것이 다수 의견이다. 오히려 적당한 성생활은 호르몬을 분비해 노인들의 면역체계를 강화하는데 도움을 준다. 남성 노인의 경우 규칙적인 성생활이 전립선 질환을 예방하고, 여성 노인의 경우 골다공증 예방에 도움이 된다는 연구결과도 나와 있고, 또 성생활은 뇌를 자극해 치매와 건망증도 막아준다.

남자가 정액을 많이 배출하게 되면 결국 고갈될 것이라는 속설도 있지만 남자의 정액은 성적인 자극에 의해 솟아나는 샘물과 같은 것이라는 것이 더 힘을 얻고 있다.

성생활은 엔도르핀을 분비시키고 삶에 활력을 불어넣어 주며 노후에 긍정적인 자아 정체성을 형성하는데 중요한 역할을 한다.

1) 섹스는 칼로리 소모가 많다. 일반적으로 10분간 섹스를 했을 때 소모되는 열량은 90kcal로 등산(35kcal)이나 에어로빅(45kcal)보다 열량 소모가 2~3배 많으며, 테니스(71kcal)보다도 많다. 섹스는 100m를 전력 질주할 때와 비슷한 운동효과가 있어 심장을 튼튼하게 만들어준다.

2) 섹스는 노화를 방지한다. 일주일에 3번 이상 섹스를 하는 사람은 평균 10년은 더 젊다고 한다. 섹스를 할 때 분비되는 성장 호르몬이 체지방을 줄이고 근육을 늘려주기 때문이다. 또 오르가즘과 사정 직전에 노화방지 호르몬인 DHEA의 혈중 농도가 평소의 5배에 이른다는 연구결과도 발표된 바 있다.

3) 섹스는 강력한 진통효과가 있어서 편두통을 비롯한 각종 통증을 완화해 준다. 이런 효과는 절정의 순간과 그 직전에 분출되는 엔도르핀과 옥시토신 때문으로 추정된다.

4) 섹스는 면역력을 높여준다. 미국 윌크스 대학 연구 팀에 의하면 1주일에 1~2회 섹스를 하면 면역 글로불린 A의 분비량이 늘어나 감기나 독감 등 호흡기 질환에 대한 저항력이 강해진다고 한다. 또한 미국 피츠버그 대 연구팀의 연구결과 정기적으로 섹스를 하는 그룹이 그렇지 않은 그룹에 비해 유방암 치료효과가 뛰어났다고 한다. 그 이유는 성적 흥분 상태가 되면 암세포를 죽이는 T 임파구가 백혈구 내에서 순식간에 증가하기 때문이다.

5) 섹스는 뼈를 튼튼히 한다. 매주 성관계를 하는 여성은 그렇지 않은 여성에 비해 월경주기가 더 일정하며, 여성 호르몬인 에스트로겐

분비도 두 배 증가해 골다공증을 예방하는 효과가 있다. 또한 남성에게 남성호르몬인 테스토스테론의 분비를 증가시켜 뼈와 근육의 발달을 돕는다.

6) 섹스는 혈압을 떨어뜨리는 효과가 있다. 100m를 전력 질주하는 것과 비슷한 운동효과가 있는 섹스는 심폐기능을 높여 혈압을 떨어뜨리고 결과적으로 심장병이나 뇌졸중의 위험을 감소시킨다.

7) 섹스는 정신적으로 사람을 안정시키고 우울증을 완화해 준다. 섹스를 하고 나면 사람을 이완시키는 부교감신경이 자극돼 정신적으로 안정을 찾고 숙면에도 도움이 된다.

8) 섹스는 전립선 질환을 예방한다. 섹스를 통해 정액이 배출되지 않고 정체되면 정액의 30~40%를 만들어내는 전립선에 병이 생길 가능성이 높아진다. 전립선암의 예방을 위해서라도 남성들이 섹스 또는 자위행위를 할 필요가 있다.

9) 섹스는 다이어트 효과가 있다. 칼로리 소모가 많은 것도 그렇지만 그보다 더 중요한 것은 쾌감에 반응하는 뇌 부위가 섭식 중추와 겹쳐 있어서 성욕이 만족되면 불필요한 식욕이 억제되고 포만감을 주기 때문이다.

10) 섹스는 상처를 치료하는 효과가 있다. 섹스를 할 때 분비되는 옥시토신은 특정 세포를 재생시킴으로써 당뇨병 등으로 인한 고질적 상처를 빨리 낫게 하는 효과가 있다.[3]

성性의 위기

황혼의 성을 위협하는 것 중에 무시할 수 없는 요소가 질병이다. 미국 매사추세츠 의대 등에서 행한 연구결과에 따르면 당뇨병 환자의 약 50%, 고혈압 환자의 약 27%, 고지혈증 환자의 약 24%가 발기부전을 보였다. 특히 당뇨는 가장 흔한 성기능 장애를 일으키는 원인이며, 여성에게도 성기능 저하와 성욕 감퇴를 가져올 수 있다.

또한 심인성 발기부전을 일으키는 요소는 실패에 대한 불안감이 자율신경계를 교란시켜서 정상적인 발기능력이 떨어지는 것이다. 이 외에도 상대 여성에 대한 무의식적인 분노, 과도한 스트레스, 부부간의 갈등이 있는 경우 몸은 멀쩡하다가도 발기가 잘 안 될 수 있다. 그리고 직장에서 은퇴해 사회적 정체성을 상실하게 되면 무력감에 빠지기 쉬운데 이렇게 심리적으로 위축된 상태에서 부부관계를 할 경우 발기가 잘 안될 수 있다. 그런데 아내가 이를 비웃거나 남편을 무시하며 잠자리를 거부하면 이때 남자들이 느끼는 굴욕감은 여자들이 상상하는 것 이상으로 크다. 이렇게 되면 남성들의 갱년기 우울증이 심해질 수도 있고, 경우에 따라서는 외도로 이어질 수 있다.4

성性 기능을 떨어뜨리는 나쁜 습관

잠자리가 시원치 않다고 값비싼 약이나 건강식품을 구하기보다는 먼저 자신의 생활습관을 체크할 필요가 있다. 특별한 문제가 없는 남성이라면 아래 기술하는 잘못된 식습관과 생활습관을 고치는 것만으로도 성 기능을 개선시킬 수 있다.

술·담배에 자꾸만 손이 간다.

발기부전의 주범으로 손꼽히는 것이 바로 술과 담배이다. 담배의 주성분인 니코틴은 피부나 성기로 가는 혈관을 수축시키는데 그로 인해 음경의 탄력성이 떨어지고 발기력이 약해진다. 또 혈압이 올라가면서 심장에 무리를 주어 빨리 지치게 된다. 지나친 음주 역시 성 기능 장애와 불임을 유발하고, 간질환, 고지혈증 등을 초래하며 그 합병증으로 발기부전이 될 수 있다.

기름진 음식을 좋아한다.

포화지방이나 트랜스 지방은 혈관의 탄력성을 떨어뜨려 성 기능을 저하시킨다. 포화지방은 고기나 유제품에 많이 들어있고, 트랜스 지방은 튀김, 패스트푸드, 인스턴트 식품 등에 많다.

체중이 부쩍 늘었다.

비만도 발기부전을 부르는 주요한 요인이다. 살이 찌면서 몸속의 지방조직이 남성 호르몬을 여성 호르몬으로 변화시키는 아로마테이즈라는 효소를 만들게 되면 결국 남성 호르몬이 감소한다. 또한 비만을 그대로 두면 당뇨병, 동맥경화증, 고지혈증 등 성 기능 저하를 초래하는 질병에 걸릴 위험이 높아진다.

남보다 스트레스를 잘 받는다.

적당한 스트레스는 몸과 마음에 활력을 주기도 하지만 과도한 스트레스가 오래 지속되면 자율신경계가 계속 긴장해서 성욕과 성 기능이 떨어질 수 있다.

복용 중인 약이 있다.

감기약이나 소염진통제는 물론이고 고혈압이나 위궤양약도 성기능에 나쁜 영향을 줄 수 있다. 또한 이뇨제나 신경안정제, 스테로이드제, 항생제 등의 약도 마찬가지다. 성기능 장애를 호소하는 남성 환자의 25%가 약물남용 때문이라는 보고도 있다.

고온 사우나를 즐긴다.

고환의 온도가 급상승하면 생식능력이 떨어지므로 좋지 않다. 하체는 항상 서늘하게 유지하는 것이 좋으며 꼭 끼는 삼각 팬티 역시 고환의 온도를 높일 수 있으므로 사각 팬티를 입는 것이 좋다.

특별히 하는 운동이 없다.

걷기나 달리기, 수영, 등산 등 유산소 운동을 하면 비만도 해소하고, 몸이 건강해지고 심장도 튼튼해져 발기력이 좋아진다. 자전거는 너무 오래 타면 자전거 안장이 회음부와 고환을 눌러 혈액순환을 방해하므로 역효과가 날 수 있다.[5]

정력 증진에 도움이 되는 식품

옛날부터 최고의 정력제로 알려진 값비싼 해구신에는 효과를 기대하기 어려운 미미한 정도의 남성 호르몬이 함유돼 있을 뿐이다. 보신파들이 열광하는 개고기, 장어, 뱀, 사슴 등 이른바 '스테미너 식품'은 대부분 고열량, 고단백, 고지방이기 때문에 체력을 보강하는데 도움이 된다. 특히 이들 식품 속 지방은 남성호르몬과 DHEA와 같은 스테로이드 계열의 생식 호르몬 생성에 도움을 주므로 적당한 섭취는 도움이 된다. 그러나 스테미너 식품을 과잉 섭취하면 정력을 떨어뜨릴 수 있다. 남성 발기의 핵심은 혈관인데 육류에 함유된 콜레스테롤 등이 혈관에 손상을 입히기 때문이다.[6]

전문가들은 가장 좋은 정력제는 유산소운동이라고 한다. 또한 한의학에서는 인간의 원기를 비롯한 모든 기를 다스리고 주관하는 기관을 폐라고 보고, 맑은 산소를 올바른 방법으로 신체에 공급하는 호흡과 명상을 가장 중요시 하였다.[7]

정력증진에 도움이 되는 식품을 소개한다.[6]

굴

단백질을 비롯해 타우린, 비타민, 칼슘 등 각종 미네랄이 함유되어 있고, 특히 아연이 풍부하다. 아연은 전립선에 많이 있으며, 정액의 일부를 구성하고 정자의 활동을 활발하게 해 '섹스 미네랄'이라고 불린다. 또한 아연은 남성 호르몬을 여성 호르몬으로 바꾸는 '아로마테이즈'라는 효소를 억제하여 남성 호르몬의 분비가 원활하도록 돕는다. 굴 2~3개 섭취로 정자 생산에 필요한 아연의 하루 섭취권장량(10mg)이 충족된다. 한 번에 너무 많이 먹어서는 안 된다.

전복

아르기닌[Arginine]이라는 아미노산이 풍부하고, 철, 마그네슘, 구리 등 다량의 무기질과 비타민을 함유하고 있다. 아르기닌은 발기에 중요한 역할을 하는 산화질소의 원료인데, 음경해면체의 평활근 이완을 유도하여 혈관을 확장시키고 혈류량을 증가하게 해 발기를 촉진시킨다. 또한 전복은 타우린이 풍부하여 콜레스테롤의 함량을 저하시켜 동맥경화와 뇌졸중에 좋을 뿐 아니라 심장의 기능을 향상시킨다.

부추

카로틴, 비타민 B_2, 비타민 C, 칼슘 등을 함유하고 있고, 특히 베타카로틴의 함량이 높다. 부추는 몸을 덥게 해서 양기를 북돋아 주므로 훌륭한 정력제다. 성기가 차갑고 발기가 잘 되지 않는 경우에 효과를 볼 수 있다.

토마토

비타민 A, 베타카로틴, 비타민 C 등이 풍부하여 남성의 성 호르몬 생산에 필수적이며 18세기 유럽에서는 최음제로 사용하기도 했다. 토마토를 생식^{生食}하면 혈액을 맑게 하고, 항산화제도 갖고 있어 암 예방과 노화방지 효과가 있다

마늘

마늘에 함유된 알리신^{allicin}은 비타민 B_1과 결합하면 효력이 훨씬 강한 알리티아민이 되어 세포에 활력을 주고 성선^{性腺}을 자극, 성 호르몬의 분비를 촉진한다. 마늘은 음위증이나 불감증에 걸린 이들에게 좋은 정력제이다.

복분자

폴리페놀이 있어 항산화작용을 하고 노화 속도를 늦추며 동맥경화와 혈전을 예방한다. 항암작용과 혈관보호에 좋은 안토시아닌이 들어 있어 남녀의 성기능 개선에 효과적이라는 연구결과가 발표되었다.

갱년기 여성에게 좋은 식품

석류

인체에서 분비되는 여성 호르몬과 거의 구조가 동일한 에스트로겐 계열의 호르몬이 종자 1kg 당 10~18mg 함유되어 있다. 또한 당질, 비타민, 칼륨, 펙틴, 탄닌 성분을 함유하고 있어 정혈淨血, 항산화작용을 한다.

콩

함유량이 18%나 되는 지방도 대부분 불포화지방산으로 그중 50% 이상이 몸을 구성하는데 없어서는 안 될 필수지방산인 리놀레산과 리놀산이다. 이 성분은 혈관 벽에 끼어 있는 콜레스테롤을 씻어내 혈관을 튼튼하게 해 준다. 또한 콩에는 이소플라본이라는 천연 항암물질이 들어 있는데 에스트로겐과 유사한 효능을 보여 골다공증·발한發汗·불면증·성욕감퇴 등 갱년기 증상을 예방하는데 효과적이다.

블랙베리, 오디, 복분자 등 베리류

폴리페놀이 있어 항산화작용을 하고 노화 속도를 늦추며 동맥경화와 혈전을 예방한다. 항암작용과 혈관보호에 좋은 안토시아닌이 들어 있어 남녀의 성기능 개선을 위한 강장제로 알려져 있으며, 내장 특히 간장과 신장의 기능을 좋게 한다.

아마인

아마씨 속에 든 오메가-3 지방산은 혈전과 지방을 분해하여 피를 맑게 하고 혈관 벽의 찌꺼기를 청소하여 혈관을 튼튼하게 한다. 또한 식물성 에스트로겐으로 불리는 리그난Lignan이 다량 포함되어 있어 골다공증, 질 건조증에 탁월한 효능이 있다.

겨자과 채소

브로콜리, 콜리플라워, 양배추와 같은 겨자과 채소에는 인돌−3카비놀이라는 성분이 천연적으로 존재한다. 연구에 의하면 하루 6번 이상 겨자과 채소를 섭취하면 유방암 발현에 도움을 주는 에스트로겐을 인체에 유용한 에스트로겐으로 바꿀 수 있다고 한다.[8]

제6장의 Point

- 성생활 ⇒ 능동적이고 적극적인 삶 유도

- 섹스의 장점

  - 칼로리 소모 → 다이어트 효과, 노화방지

  - 진통효과(상처치유), 면역력 강화

  - 뼈 강화, 혈압 조절

  - 정신안정, 우울증 완화

  - 전립선 질환 예방

- 섹스의 적

  - 술·담배

  - 기름진 음식

  - 비만

  - 스트레스

  - 복용약, 고온(高溫) 사우나

  - 운동 안 함

- 정력 식품

  - 굴, 전복

  - 토마토, 마늘, 복분자

  - 부추

- 갱년기 여성에 좋은 식품

  - 석류, 콩, 블루베리, 브로콜리, 아마인, 양배추

운동 및 호흡

사람이 나이를 먹으면 엉덩이의 근육이 줄고 대퇴부가 가늘어져 왠지 모르게 허리 아래가 쓸쓸한 느낌을 준다. 그렇게 되면 요통·빈뇨·임포텐츠·무릎 통증·하지의 냉증·저림·경직 등의 증상이 나타난다.

1. 운동과 건강의 관계

하반신 쇠약 ▶ 노화의 시작

사람이 나이를 먹으면 엉덩이의 근육이 줄고 대퇴부가 가늘어져 왠지 모르게 허리 아래가 쓸쓸한 느낌을 준다. 그렇게 되면 요통, 빈뇨, 임포텐츠, 무릎 통증, 하지의 냉증, 저림, 경직 등의 증상이 나타난다. 한의학에서는 하반신의 이런 근력 저하를 신허^{腎虛}라고 진단한다. '신^{腎}'은 신장뿐만 아니라 부신, 생식기(고환, 음경, 전립선, 자궁, 난소), 비뇨기(요도, 방광, 뇨관 등)도 포함하여 생명력 자체를 나타난다.

따라서 신허 상태가 되면 눈이 피로해져서 노안, 백내장, 귀울음, 현기증, 난청 등이 나타나면서 기력과 체력이 모두 떨어지는 생명력 저하 신호가 잇따라 나타나 몸 전체가 쇠약해 진다. 신허 상태에서는 배꼽 아래의 근력이 약해지는데, 그것은 복부 안에 있는 내장의 힘도 저하되었다는 것을 의미한다.

신장은 혈액 안의 노폐물을 배설하는 장소로 신장의 활동이 극단적으로 저하되면 노폐물과 유독물이 몸 안에 남게 되고, 심해지면 요독증^{尿毒症}에 빠져 생명까지 위험해진다. 혈압 조절을 하고 골수에서의 적혈구 생산에 관여한다. 또한 비타민 D 의 활성화도 이루어지기 때문에 신장이 나빠지면 뼈와 이가 약해진다.

부신피질에서는 나트륨 재흡수, 아드레날린과 노르아드레날린 의 분비로 스트레스에 적응시키고, 질병을 예방하는 활동을 하며, 고환은 성 호르몬을 분비하므로 걷기 운동 등을 통하여 지속적으로 하반신을 단련시켜야 노화를 예방할 수 있다.[1]

운동의 효능

운동과 노동을 통해 근육의 혈액순환이 좋아지면 온몸의 장기, 조직, 세포로 향하는 혈액순환도 좋아질 뿐 아니라 영양소와 면역물질의 공급, 세포에서 형성된 노폐물의 운반도 좋아져 질병의 예방 개선과 연결된다. 또 심장 자체의 부담을 가볍게 해주어 심장병도 예방해 준다.

캐나다 요크 대학의 연구자들이 20세부터 69세까지 8,000명 이상을 대상으로 13년 동안 추적조사 하면서 복근운동, 팔굽혀펴기, 손의 악력, 체지방 비율 등 항목을 정기적으로 측정하였다. 13년 동안 238명이 사망했는데,

1) 복근운동에서 성적이 하위에 있던 사람들,
2) 손의 악력에서 하위 4분의 1까지 의 사람들의 사망률이 높다는 사실을 알았다.

또한 미국 일리노이 대학의 아서 클레이머 교수는 운동을 하는 그룹과 하지 않는 그룹의 뇌를 촬영한 MRI 화상을 비교해 본 결과, 운동을 하는 그룹의 뇌가 훨씬 덜 위축된다는 사실을 밝혀냈다.

마찬가지로 미국 오리건 건강과학대학의 J. 카메론 교수는 '운동을 하면 뇌세포에 혈액을 공급하는 혈관의 활동이 향상되며, 산소와 당분이 충분히 공급되어 뇌의 활동이 활발해지면서 치매에 걸릴 확률

이 낮아진다.'는 내용을 발표했다. 그 밖의 운동의 효능으로 1) 뼈가 강해져서 골다공증에 걸리지 않는다. 2) 체온조절 능력이 발달하여 더위와 추위에 강해지고 감기에 걸리지 않는다. 3)혈액 안의 좋은 콜레스테롤[HDl]이 증가하기 때문에 뇌경색, 심근경색, 고혈압 등의 심혈관 병변을 막아준다.[2]

2. 108배 운동

108배[拜] 예찬[禮讚]

미국 하버드 의대 의사였던 Andrew Weil이 말기 암 진단을 받고는 '양의[洋醫]는 암을 근본적으로 치료할 수 없다.'고 생각했다. 그는 인디언 마을로 찾아가 그곳의 자연 속에서 요양을 하고 완전 치유가 되고 난 후, 유명한 「자연치유[Spontaneous Healing]」라는 대체의학서를 발간하였다. 그 책 내용을 요약하면, ① 좋은 음식, ② 좋은 호흡, ③ 마음 다스리기, ④ 적절한 운동을 통해서 암이 치유되었다고 한다. 즉 몸의 자연치유력을 높이는 것이 질병의 예방과 치료를 위한 근본적인 방법이라는 주장이다.

필자는 10년 전부터 108배 수행을 해 왔는데, 이를 통하여 신체 건강 및 마음 다스리기에 큰 효과를 보았는 바, 상기 Andrew weil

의 견해를 충족시키는 좋은 운동이기 때문에 독자들께 권하고 싶다. 아침에 일어나서 창문을 활짝 열고 108배를 하면 처음에는 힘들지만 습관이 되면 아침에 최우선적으로 하는 일과가 되고, 하루가 즐겁고 여유가 생긴다. 108배는 시간과 공간의 제약이 가장 적고, 헬스클럽 회원권과 같은 비용도 들일 필요가 없어 '종교를 초월하여 전 국민을 위한 완벽한 건강 운동'으로 삼을 만하다.

처음 108배를 시작했을 때는 효과에 대해 반신반의하고 시간도 없어 108~27배만 하였다. 그러다가 김재성(미소 짓는 한의원) 원장이 집필한 108배에 관한 책[3]을 접하고 확신이 생기면서 5년 전부터 매일 108배를 실행하고 있다.

척추, 소화, 생식기 건강에 좋은 108배

108배의 효과를 경락운동 측면에서 분석한 것을 소개한다.

양 손바닥을 마주붙이는 합장

합장 시에 마주하게 되는 손바닥의 소부혈, 노궁혈 등은 화혈火穴들로서 적절한 자극은 화기火氣를 다스려 마음을 안정시켜 주고 분노와 정서적 긴장을 완화시켜 준다.

팔을 들어 높이 올리는 동작

수手 6경經과 족足 6경이 최대한 신전伸展되는 자세가 된다. 상단전上丹田이 대기를 향해 열리고, 척추가 바로 서게 됨으로써, 불균형한 자세로 생활하는 데서 기인하는 각종 만성질환에 탁월한 효과를 볼 수 있다.

허리와 무릎과 발목을 차례로 구부리는 동작

중단전中丹田 부위가 자극되면서 정체된 기氣로 인한 명치 주위의 뻐근함과 홧병, 가슴앓이 등과 같은 기울氣鬱로 인한 병들이 치유된다.

땅을 향해 허리, 무릎, 발목을 접는 동작

족 6경과 아랫배의 하단전丹田이 자극되는데, 이 과정에서 인체의 정중앙을 흐르는 임맥과 독맥 역시 각각 굴곡 및 신전하게 되어 남자의 경우 정력이, 여자의 경우 임신과 생리가 좋아지게 된다. 또한 족6경 및 용천혈이 고루 자극되어 소화기능과 비뇨생식기능, 해독기능 등이 좋아지게 된다.

절을 마치고 일어서는 동작

팔의 힘과 허리, 다리의 힘을 이용하므로 다시 수6경과 임독맥, 그리고 엎드릴 때의 반대운동을 통해 족6경에 대한 고른 자극을 줄 수 있다.4

108배 ▶ 기혈 순환 개선, 고혈압 치유
|

108배는 지속적이고 반복적인 운동을 통하여 기혈의 순환을 원활하게 하는데 탁월한 효과를 발휘한다.

필자가 결정적인 효과를 본 것은 고혈압을 잡았다는 것이다. 국토해양부 근무 시 중요 국책사업 밑그림을 그리면서 짧은 기간에 신경을 많이 써서 혈압이 올라간 것이 떨어지지 않아 혈압약 복용이 불가피하다는 진단을 받았다. 그러나 약을 복용하지 않고 스스로 극복하겠다고 다짐하고 108배를 제대로 하면서 고혈압이 치유되었다.

효과를 본 다른 분들의 사례를 소개하면, 다음과 같다.

심각한 뇌성마비 장애를 안고 태어난 한경혜 화백이 7살 때 원인을 알 수 없는 병이 들어 의사가 가망이 없다고 하자, 어머니가 마지막으로 합천 해인사 백련암에 올라가서 성철 스님을 뵈려고 갔다. 스님을 대면하려면 3천 배를 하라고 하여 죽을 힘을 다해 3천배를 마치고 친견했는데, 성철 스님이 "하루에 천 배씩 꼭 절 하거래이"라는 말을 듣고 실천한 결과, 몸이 제자리를 찾아 뇌성마비가 교정되고 지능이 좋아졌으며, 현재는 유명 화가로 활동 중이다.

1980년 육신이 심하게 망가지는 불의의 사고를 당한 청견 스님이 누워만 있어야 할 처지에서 다른 사람들의 부축을 받으며 힘겹게 계속 절을 하였다고 한다. 100일 만에 가까스로 108배를 할 수 있을 정도로 회복되고, 조금씩 회복되자 하루 3천배로 절의 횟수를 늘리고, 1만 배 1백 일 기도 등 보통 사람은 엄두도 못 낼 절 수행을 한 결과, 사고 당하기 전보다 더욱 건강한 몸이 되었으며, 「절을 기차게 잘하는 법」이라는 책을 발간하였다.[5]

108배를 국민 건강 운동으로 보급시키자

서울고등법원에 근무 중이던 강민구 부장판사가 2001년 말에 성인병으로 쓰러졌는데, 3개월 동안 108배를 하여 건강을 회복했다는 소식을 들은 김재성 원장이 직접 실행해 보니 너무 효과가 좋아연구를 계속하여 「하루 108배, 10분의 기적」이라는 책을 펴냈다. 그는 "2주 만에 소변줄기가 힘차지고, 2개월째 되면서 듬성듬성했던 머리털이 빽빽해지고, 만성적인 요통도 사라지는 효과를 보았다."고 한다. 천주교 대구 대교구 고산성당의 정홍규 신부는 자신의 성당에서 매주 토요일마다 108배를 실행하고 신도들에게도 권하면서, '종교를 초월한 좋은 운동'이라고 주장한다.6

필자는 108배를 통하여 '1석2조'가 아니라 '1石多鳥(?)'의 효과를 보았다.

① 저절로 단전호흡이 되므로, 뜨거운 불의 기운(정신적 스트레스 등)이 진정되어 아래로 내려오고, 몸 아래쪽의 차가운 물의 기운이 위로 올라가 신체의 균형을 회복시키는 이른바 수승화강水昇火降 작용이 되는 것이다.

② 머리를 낮추고 좋은 생각을 하면서 절을 함으로 인하여 마음이 정화된다.

③ 깊은 호흡을 함으로 인하여 폐의 속 부분까지 호흡이 통하는 것을 느낄 수 있으며, 호흡이 길어짐으로 인하여 색소폰 연주에 큰 도움이 되었다.

④ 우리 몸에 적당한 유산소 운동으로서, 짧은 시간(18~20분)에 큰 효과를 거둘 수 있었으며, 요즘 유행하는 세로토닌이 많이 생성되는 것을 느낀다.

필자는 108배 운동이야말로 병이 들기 전에 몸과 마음을 다스려 질병을 예방하는데 가장 적합한 운동이라고 생각한다.

3. 호흡 건강법

느린 호흡이 왜 좋은가?

긴장을 풀고 싶을 때나 침착함을 되찾고 싶을 때 우리는 심호흡을 한다. 이유는 알지 못해도 심호흡을 하면 마음이 차분해지는 것을 경험으로 알고 있다. 혈류량을 측정할 수 있는 기계가 발명되면서 알게 된 사실은 호흡을 멈춘 순간 말초혈관으로 혈액이 거의 흐르지 않는다는 것이다. 반대로 심호흡을 하면 마음이 차분해지는 이유는 말초의 혈류량이 증가하기 때문이다. 이러한 호흡 차이는 자율신경의 균형과 밀접한 관계가 있다. 느리고 깊은 호흡을 하면 부교감신경을 자극해 혈관이 확장되고 말초혈관까지 혈류가 좋아진다. 그리고 혈류가 좋아지면 근육이 이완되고 몸의 긴장이 풀린다.

호흡이 몸에 미치는 영향은 매우 크다. 예를 들어 외과 수술을 하다 보면 수술 경험이 많지 않은 젊은 의사가 긴장한 나머지 몸이 굳어서 움직이지 못할 때가 있다. 몸이 굳어 버리면 머리도 움직이지 않는다. 호흡이 얕고 가빠지면 교감신경의 비율이 비정상적으로 높아 몸도 머리도 혈류가 나빠져서 저산소 상태에 빠지기 때문이다. 긴장했을 때 몸이 떨리는 것은 자율신경의 균형이 깨졌다는 신호이다. 이럴 때 선배 의사는 젊은 의사의 등을 한 번 힘껏 친다. 그러면 그는 화들짝 놀라 정신을 차리고 한순간이지만 깊은 호흡을 하게 된다. 그러면 손이 떨리는 증상이 멈추고 머리도 다시 평소처럼 움직인다 한다.

느리고 긴 호흡은 '1 대 2' 호흡을 하면 된다. 즉 하나에 들이마시고 둘, 셋에 걸쳐 내쉰다. 즉 들이 쉬는 숨보다 2배의 시간을 들여 숨을 내쉬라는 것이다.[7]

복식호흡의 효과

폐 안에는 '허파꽈리'라고도 불리는 포도알처럼 생긴 폐포들이 있다. 폐포에서 공기와 혈액이 접촉하면서 가스 교환을 신속하게 한다. 3억 개의 폐포를 다 펼쳐 놓으면 무려 70㎡ 나 되는데, 이곳에서 하루 1만 리터에 달하는 공기가 교환된다. 태어나면서 복식호흡을 하다가 성인이 되면 가슴이 움직이는 흉식호흡을 하게 된다. 횡경막을 최대한 이용하는 복식호흡이 횡경막에 연결되어 있는 미주신경을 자극하여 부교감신경을 활성화하므로 건강에 도움이 된다.

비만관리 효과

KBS-TV 〈생로병사의 비밀〉 제작 팀에서 비만이라고 생각되는 성인 남녀 열 명에 대해서 그간의 생활습관과 식사량을 유지한 채 하루 30분씩 복식호흡을 하도록 한 결과, 10명중 7명에게서 체지방량 감소의 결과를 얻었다. 가장 큰 차이를 보인 참가자는 무려 6.3%(5.1kg)나 줄었다. 효과를 본 사람들의 평균 체지방 감소량은 2.8%이었다. 이와 같이 복식호흡은 비만관리에 효과가 있다. 칼로리 측면에서 '복식호흡 1시간 = 걷기 25분 = 맨손체조25분 = 자전거타기 35분'의 효과가 있다.

혈압과 콜레스테롤 저하 효과

노르웨이 오슬로 대학에서 '수다산 크리야'라는 요가식 복식호흡을 한 사람들의 수치를 조사했는데, 45일 후에 나쁜 콜레스테롤 LDL의 수치가 25~30%까지 감소한 반면, 좋은 콜레스테롤인 HDL의 수치는 오히려 증가했다. KBS-TV 〈생로병사의 비밀〉 제작 팀에서 고혈압 환자 3명과 일반인 1명을 대상으로 복식호흡 후의 혈압변화를 측정한 결과에서도 30분간의 복식 호흡 후, 4명 모두 수축기 혈압과 이완기 혈압이 낮아짐을 확인하였다.[8]

바른 호흡법

1) 코만 이용해서 천천히 내쉰 후 들이마신다.
2) 가슴은 움직이지 않고 배만 움직인다.
3) 내쉬는 숨을 조금씩 길게 한다. 숙련이 되면 손은 내려 놓는다.
4) 1분에 10회, 하루에 10분으로 시작하여 점차 시간을 늘린다.
5) 대기오염이 심한 도시에서는 벤자민, 행운목, 고무나무 등 공기정화식물을 집안에 놓아두어 좋은 공기를 마시도록 노력 한다.[9]

제7장의 Point

- 하반신 쇠약 → 노화의 시작

- 운동의 효능

  - 뼈가 강해져서 골다공증 예방

  - 체온 조정 능력 향상으로 감기에 걸리지 않음

  - 혈액간의 HDL 증가시켜, 심근경색, 뇌경색, 고혈압 예방

- 108배 운동은 정신, 체력강화에 좋음

  ⇒ 국민운동(國民運動)화할 만한 운동임

  ※ 카톨릭교 일각에서 건강요법으로 보급중

- 복식 호흡의 효과

  - 비만관리

  - 혈압과 콜레스테롤 저하

  - 부교감 신경 우위로 마음 안정

건강 상식

산성이니 알칼리성 식품이니 하는 것은 그 식품이 우리 몸에 주는 반응과 소화과정이 끝난 다음에 식품의 모든 입자가 산성이나 알칼리성 재로 바뀐 결과물에 따라 정해진다.

알칼리 vs 산성 식품

산성이니 알칼리성 식품이니 하는 것은 그 식품이 우리 몸에 주는 반응과 소화과정이 끝난 다음에 식품의 모든 입자가 산성이나 알칼리성 재로 바뀐 결과물에 따라 정해진다. 산성과 알칼리성을 결정하는 것은 식품 속에 들어있는 미네랄 성분이다. 주요 산성 미네랄 성분으로는 인, 황, 실리콘, 염소, 불소, 요오드 같은 것이고, 알칼리성

알칼리성 식품 & 산성 식품

알칼리성 식품	산성 식품
대부분의 신선한 과일	말린 과일
대부분의 신선한 야채	흰색 아스파라거스
발아한 콩류	엉겅퀴
발아한 씨앗류	콩류
기장, 메밀	씨앗류, 견과류
쌀	밀, 호밀, 보리, 귀리, 옥수수
생우유	가공한 유제품
살아 있는 유산균 발효유	육류, 생선, 가금류
허브티	홍차, 커피, 청량 음료, 알코올
초콜릿	약물, 식품 첨가물
대부분의 신선한 과일 주스	포장된 과일 주스

출전 : 「먹는 습관을 바꾸면, 인생이 바뀐다」 신디 오미라, 학원사 刊, p153

미네랄 성분으로는 칼륨, 나트륨, 칼슘, 마그네슘, 철, 망간이 있다.

우리 몸이 건강하고 튼튼하기 위해선 약 알칼리성 상태(PH 7.4정도)를 유지해야 한다. 알칼리성은 건강과 에너지를 증진시키는 반면, 산성은 면역기능을 저하시키고 질병을 일으키는 원인이 된다.

알칼리성 식품

대부분의 신선한 과일, 신선한 야채, 발아한 콩류, 기장, 메밀, 쌀, 생우유, 살아 있는 유산균 발효유, 허브 티, 초콜릿 등

산성 식품

말린 과일, 콩류, 씨앗, 견과류, 밀, 보리, 귀리, 옥수수, 가공한 유제품, 육류, 생선, 가금류, 홍차, 커피, 청량음료, 알코올, 약물, 식품 첨가물, 포장된 과일 주스 등[1]

화내고, 부정적 ▶ 산성 체질화

산성 체질인 사람은 치아 부식, 간 이상, 혈액 순환 장애, 두통, 점액 과다 분비 등의 증상이 나타날 수 있고, 심지어 암에 걸릴 확률도 높아진다. 점액 분비가 증가하는 것은 점액이 산성의 완충 역할을 하기 때문에 우리 몸이 자동적으로 점액을 더 많이 분비해서 산성 상태를 막기 위한 것이다. 또한 술을 조금만 마셔도 설사를 하고, 조금만 활동해도 쉬 피로하고 추위를 많이 느끼며, 잠이 잘 오지 않고, 잘 놀래며, 혀에 백태가 자주 끼는 경향이 있다.

사람들은 대개 산성식품을 더 많이 먹는 경향이 있기 때문에 지나친 알칼리 상태는 극히 드물다. 중요한 것은 균형이라고 할 수 있

다. 알칼리성과 산성의 가장 이상적인 구성비는 4 대 1이다. 즉 알칼리성 식품을 80%, 산성식품을 20% 먹는 것이 좋다. 이것은 실천하기 어려운 일이 절대 아니다. 예를 들어 아침에는 쌀밥을 먹고 과일을 많이 섭취하며, 점심 식사로는 샐러드가 들어있는 샌드위치를 들고, 저녁 식사로는 야채와 생선을 4 대 1의 비율로 먹는 방식을 사용하면 균형이 이루어질 것이다.

우리 몸이 건강한 알칼리성 상태가 되느냐 마느냐를 결정하는 변수는 식품 한 가지만이 아니다. 화를 잘 내고, 불행해하고, 부정적이고, 이기적이고, 질투심이 많은 사람은 자기 몸을 산성 상태로 만든다. 반면에 행복해하고, 긍정적이고, 명랑하고, 선심을 잘 쓰는 사람은 자기 몸을 알칼리성 상태로 만든다.[2]

식이 섬유

우리 민족은 세계적으로 유례가 없는 압축 성장을 해 왔고, 잡곡이나 나물 반찬처럼 섬유질이 풍부한 음식을 주로 먹다가 경제 성장과 더불어 육류와 패스트푸드의 소비가 증가하기 시작했다. 이러한 식습관은 식이섬유의 섭취를 현저하게 감소시켰고, 각종 성인병의 발병률을 높이는 결과를 초래했다. 그래서 세계 다른 나라와 마찬가지로 식이섬유를 '제 6의 영양소'로 부르면서 중요성을 인식하기 시작했다. 1960년대에 25g에 가깝던 우리나라 사람들의 식이섬유 섭취량은 2008년으로 오면서 20g 아래로 떨어지기 시작했다. 흔히 식이섬유에는 식물의 질긴 부분인 '불용성 식이섬유' 와 콩이나 과일, 채소에 많이 들어있는 '수용성 식이섬유' 가 있나. 곡물에 많이 들어 있는 불용성 식이섬유는 주로 소화기 계통에 도움을 준다. 수용성 식이섬유는 혈당의 상승을 막고 콜레스테롤 수치를 낮춰 심장 건강에 큰 도움을 준다. 미국 식품의약국은 심장병 발생 위험을 낮추는 음식으로 수용성 식이섬유가 풍부한 채소, 과일, 통곡물을 권하고 있다.

충남대에서 쥐를 통해 수용성 식이섬유의 효능 실험을 했더니, 사료에 5%의 수용성 식이섬유를 섞어 먹인 쥐들의 경우 심장병 위험인자인 콜레스테롤과 중성지방이 모두 유의미하게 감소하였다. 그것은 수용성 식이섬유가 담즙산에 달라붙어 이를 몸 밖으로 배출시키는 역할을 하기 때문에 부족한 담즙을 만들기 위해 콜레스테롤을 더 소비하게 되어 결과적으로 혈중 콜레스테롤이 떨어지는 것으로 알려져 있다.[3]

식이 섬유 부족 ▶ 대장암

아프리카 원주민의 경우 하루 대변의 양이 약 400g 정도다. 미국인에 비하면 무려 4배가 많다. 이는 억센 풀과 뿌리, 과일 같은 식이섬유가 풍부한 음식을 즐겨 먹기 때문이다. 이런 이유로 아프리카 원주민은 대장암 발병이 거의 없는 것으로 유명하다. 반면 미국으로 건너간 아프리카 원주민들의 경우에는 대장암 발생률이 무려 60배나 증가한다는 사실로부터 식이섬유가 대장의 건강과 밀접한 관련이 있다는 것을 알 수 있다.

식이섬유는 스펀지가 물을 머금듯 수분을 빨아들이는 능력이 뛰어나서 자신의 무게보다 무려 30~40배나 많은 수분을 흡수할 수 있기 때문에 적은 양을 먹어도 포만감을 느끼게 하고, 변의 양을 늘려 부드럽고 배설하기 좋은 상태로 만든다. 또한 흡착효과도 뛰어나 장 내에 떠다니는 콜레스테롤이나 발암물질에 달라붙어 이를 몸 바깥으로 배출시키는 역할까지 훌륭히 해내는 '착한 청소부'다. 식이섬유가 풍부한 음식은 통곡물, 박고지, 무말랭이, 우엉, 브로콜리, 옥수수, 시금치, 당근, 바나나 및 해조류 등 이다. 특히 미역, 김, 다시마와 같은 해조류에는 '알긴산'과 같은 수용성 식이섬유를 많이 함유하여 영양적 가치가 높다. 식이섬유를 섭취 시 좋은 효과를 보기 위해서는 수분 섭취가 매우 중요하다. 물이 부족하면 오히려 변이 딱딱해져 변비를 악화시킬 수 있다. 또한 가공과정을 최소화해야 한다. 예를 들어 오렌지 1개의 식이 섬유량은 3g이지만, 오렌지주스의 식이 섬유량은 0.3g으로 10배나 떨어진다.[4]

자연식의 원칙

미국 국립암협회의 연구결과에 따르면 암을 유발시키는 원인으로 잘못된 식습관과 음식이 35%, 흡연이 30%, 만성 감염이 10%를 차지한다고 한다. 즉 잘못된 식습관만 개선해도 암을 예방할 수 있는 것이다. KBS-TV에 방영되었던 내용을 소개하면 3가지 키워드로 요약할 수 있다. 첫째, 제철 음식, 둘째, 거친 음식, 셋째, 껍질째 먹는 식습관이다.

제철 음식

제철 햇사과 등 제철 과일이 저장한 과일보다 비타민 C의 함량이 높고, 야생에서 재배된 야채도 비닐하우스에서 재배된 것보다 비타민 C는 물론 항산화물질의 함량이 월등히 높다.

가공되지 않은 거친 음식

도정하지 않은 현미와 백미를 비교해 보자. 현미에는 뇌 활성물질인 '가바GABA'를 비롯한 생리활성 물질이 백미보다 월등히(228 vs. 0~50mg/100g) 많은 것으로 농촌진흥청 조사에서 확인되었다. 미국 미네소타 대학의 연구에 따르면 거친 전립 곡물은 심부전증을 예방하는 것으로 나타났다.

통째로 먹는 식습관

사과 껍질에는 비타민 C뿐 아니라 항산화물질인 베타카로틴이 과육에 비해 22% 나 많고, 껍질에 있는 트리테르페노이드라는 성분이 암세포의 증식을 억제하는 것으로 미국 코넬대 연구 팀이 밝혀냈다. 고구마도 껍질째 먹는 경우 칼륨은 32% , 비타민 C는 51% 더 섭취할 수 있는 것으로 나타났다. 이러한 이유에서 통째로 먹는 '마크로비오틱 요리'가 인기를 모으고 있다.[5]

한식韓食의 우수성

한식이 가진 건강효과를 살펴보기 위해 전북대학교 임상실험센터에서 실험을 했다. 빵과 지방의 비율이 높은 서양식 군群과 밥과 탄수화물의 비율이 높은 한식 군으로 나누어 20~30대 남성들의 생식 기능 변화를 관찰했다. 정자가 만들어져 나오는데 걸리는 시간은 약 72일이기 때문에 관찰은 3개월간 진행되었고, 정자 수와 정자 활동성을 기준으로 정상 군群과 비정상 군으로 나누어 비교했다. 세 차례에 걸쳐 검사한 결과 한식을 먹은 비정상군의 정자 운동성이 임신 가능한 기준선을 넘어섰다. 반면 서양식을 먹은 군에서는 정자 운동성은 증가했지만 기준선인 50%를 넘지 못했다. 정자의 운동성은 '생명의 기원이 가지고 있는 에너지'라는 측면에서 건강 효능을 가늠해보는 중요한 지표가 된다.

미국의 한 비만센터에서는 쌀 중심의 식단으로 비만을 치료해 화제가 되었다. 체중 113kg의 65세 여인이 5년 동안 패스트푸드를 끊고, 현미밥에 과일과 야채를 곁들이는 쌀 다이어트에 돌입하여 70kg까지 줄였다. 밥이 혈당 수치를 급격히 높이지 않아 인슐린 분비량을 상대적으로 절약하게 되고, 이것이 비만과 당뇨병 예방에 도움을 주게 된 것이다.

전북대 병원의 임상실험에서도 비빔밥을 먹은 한식 군韓食群은 15분, 30분 후에 혈당치가 감소한 반면, 햄버거 등 서양식 군은 2배 이상 증가하였다. 심혈관계 질환 발생에 큰 영향을 미치는 혈중 중성지방의 수치 또한 한식 군보다 서양식 군에서 2배 이상 높게 나타났다.[6]

콩 발효 식품의 우수성

〈삼국사기〉에는 신라시대 왕비의 폐백 품목에 된장이 등장하는데, 이는 왕에게도 된장이 무척 중요했다는 의미일 것이다. 콩에는 '이소플라본'이라는 식물성 에스트로겐이 다량 함유되어 있는데, 여성 호르몬과 구조가 유사해 유방암 예방에 효과적인 것으로 알려져 있다. 또한 전문가에 따르면 유방암뿐만 아니라 난소암, 전립선암, 대장암 등 호르몬에 의존성을 가진 암들이 이소플라본의 영향을 받는다고 한다.

콩에는 '제니스틴'이라는 강력한 항암물질이 있는데, 발효과정을 거치면 제니스틴은 당이 떨어져 나가 '제니스테인'의 형태로 변하게 된다. 분자가 잘게 쪼개져 그만큼 인체에 흡수가 잘 되는 형태로 바뀌는 것이다.

콩보다 콩 발효식품이 건강에 더 유익하다. 콩 추출물과 된장 추출물을 투입해 면역반응을 관찰한 결과, 된장 추출물을 투여했을 때 림프구의 성장 속도가 훨씬 빠를 뿐만 아니라 개체수도 급격히 늘어나는 등 면역 조절 효과가 더 뛰어나다. 부산대학교 박건영 교수가 쥐를 가지고 실험한 결과에서도 콩은 11% 정도 종양을 억제했는데, 미소는 45%, 된장은 68% 정도 억제하는 효과가 있었다. 끓인 된장 찌개는 항암효과가 약간 떨어진다.

발효식품이 건강에 이롭지만 염분 섭취량이 많아지게 된다. 하루 섭취량의 절반 정도가 국과 찌개를 통해 섭취하는 바, 음식 만들 때 화학조미료나 소금 대신 다시마 등 해조류와 양파 등 채소로 만든

천연육수를 사용하는 등 노력을 병행해야 한다.⁷

김치, 세계 5대 건강 식품에 선정

미국의 건강 전문지인 〈헬스〉는 세계 5대 건강식품을 선정하면서 스페인의 올리브유, 그리스의 요구르트, 인도의 렌틸콩 등과 함께 우리의 김치를 선정하여 화제가 되었다. 1,500년의 역사를 가지고 있는 김치는 바다와 땅에서 얻은 10가지 이상의 재료가 들어가 오랜 숙성기간을 거치면서 그 맛과 영양이 완성된다. 재료인 배추, 마늘, 생강, 고추 등에는 다양한 식물 활성 영양소가 함유되어 있다.

김치가 숙성되면서 만들어진 유산균은 요구르트 유산균의 4배에 달하고, 유럽 미생물 협회의 연구 결과와 같이 유방암 세포의 성장을 억제시킨다. 또한 과거 우리나라에서 SARS 예방 효과가 높았던 것도 유산균 자체가 숙주, 즉 닭의 면역력을 높여 인플루엔자 바이러스에 대해 저항한 결과라고 전문가들이 설명한다.

김치 추출물을 먹인 쥐와 그렇지 않은 쥐의 피부 실험결과, 김치추출물을 먹은 쥐들은 일반 사료를 먹은 쥐보다 표피가 두꺼웠고, 각질세포의 면적은 1/3~1/4 정도로 작았는데, 이는 김치 속에 있는 항산화물질의 노화방지 효과 때문이다.

실험 전 210g 안팎이었던 쥐에게 4주간 김치추출물과 일반 사료를 먹여 비교한 결과 일반 사료를 먹은 쥐는 320g, 김치추출물을 먹은 쥐는 304g으로 나타나 체중 감소 효과가 있었다. 그 이유는 김치의 재료인 고추에 들어있는 캡사이신이 부신의 부교감신경을 자극해 아드레닐린을 분비시켜 지방 분해와 연소 작용을 활발히 하게 한 결과로 추정된다.[8]

탄수화물 중독증

미국인의 평균 식단에서 탄수화물이 차지하는 비중은 50 % 인데, 밥을 주식으로 하는 한국인은 그 비중이 67%에 달한다. 전에 비해 밥의 양이 줄어들긴 했으나, 빵이나 과자 등 가공식품을 통한 탄수화물의 섭취량이 상대적으로 늘어난 탓이다.

우리 몸에 탄수화물 음식이 들어오면 위에서 포도당으로 분해되어 혈액 속으로 들어 간다. 그러면 췌장에서 인슐린을 분비하게 되고, 인슐린은 포도당을 각 세포로 보내 에너지로 사용할 수 있게 한다. 이때 쓰고 남은 포도당은 간과 근육에 글리코겐 형태로 저장되는데, 그래도 남으면 지방으로 전환되어 주로 복부에 저장되어, 건강에 치명적인 복부 비만을 유발하게 되는 것이다.

이와 같이, 탄수화물은 인체 내의 인슐린 농도와 관련되어 일종의 중독현상을 불러일으킨다. 탄수화물로 높아진 인슐린 농도는 더 많은 탄수화물을 요구하게 되고, 이는 또 다시 인슐린 농도를 높이는 악순환을 가져오는 것이다.

탄수화물에 중독된 사람은 행복호르몬이라고 불리는 세로토닌 농도가 떨어지기 때문에 본능적으로 단 음식을 먹어서 세로토닌 농도를 높이려 한다. 세로토닌 농도가 낮아지면 짜증이 나고 우울하며, 혈당 수치가 낮은 아침에 잠자리에서 일어나기 힘들고 온종일 피곤함을 느낀다.

이런 이유로 탄수화물중독증에 빠진 사람은 밥을 실컷 먹고도 자기도 모르는 사이에 과자나 빵, 도넛, 라면 같은 군것질거리를 찾는다. 그래서, 비만, 당뇨, 고혈압, 협심증, 뇌졸중과 같은 질병이 줄줄이 따라오게 마련이다.

리처드 헬러 박사가 만든 아래의 탄수화물 중독 설문에 해당되는 사항이 많을수록 중독증이 심한 것이다.

탄수화물 중독의 악순환

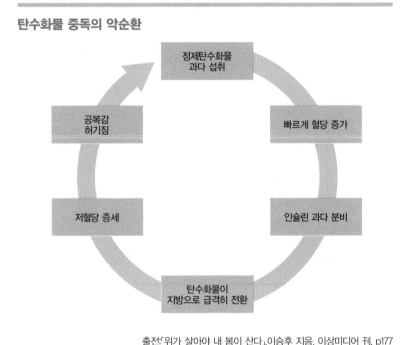

출전:『위가 살아야 내 봄이 산다』이승후 지음. 이상미디어 刊. p177

• 아침을 잘 먹어도 점심시간 전에 배가 고프다. • 빵, 떡, 과자, 사탕, 초콜릿 등의 음식을 끊기가 어렵다. • 식사를 마친 후에도 여전히 더 먹고 싶다. • 배가 고프지 않을 때에도 음식을 먹는다. • 밤에 야식을 먹는다. • 과식을 하고 나면 노곤하고 기운이 없다. • 오후에 이유 없이 피곤하거나 배가 고프다. • 배가 불러도 계속 먹는 경우가 있다.[9]

'소당다과少糖多果'로 먹어야 하는 이유

미국 하버드 대학교에서 8년간 10만여 명을 조사한 결과, 설탕첨가음료를 많이 먹은 사람들은 그렇지 않은 사람들에 비해 당뇨병 발생률이 2배 가까이 높은 것으로 나타났다. 설탕 섭취는 골밀도를 현저히 낮추는 것으로 알려져 있다. 또한 치아에 악영향을 미치는 것은 누구나 알 수 있는 사실이다. 또한 세계암연구기금[WCRF]은 5년간의 암 연구 논문을 분석하여 발표한 '암 예방 10대 수칙' 중 세 번째가 '설탕이 든 음료를 피하라.'이다. 그 다음에 제시한 항목이 '과일과 야채를 가능한 많이 섭취하라.'였다. 과일과 설탕 속의 당 성분은 크게 다르지 않지만 과일은 설탕에 비해 당의 비율이 매우 적을 뿐만 아니라 식물생리활성 영양소인 피토케미컬이 함유되어 있어 질병을 예방하고 건강을 유지시켜 준다. 미국 질병통제예방센터에서는 심장병이나 암 등의 질병을 예방하기 위해서는 하루 3~5번씩 과일을 섭취하는 것이 좋다고 한다. 암 예방에 좋은 과일로는 귤(직장암, 피부암, 위암), 딸기(구강암 ,식도암, 대장암), 토마토(전립선암, 폐암, 췌장암), 사과(간암, 대장암, 유방암), 참외(췌장암, 자궁암, 인후암), 배(대장암, 유방암, 폐암), 포도(유방암, 전립선암, 대장암, 폐암), 복숭아(갑상선암) 등이 있다.

그런데 신진대사가 활발한 오전에 과일을 섭취하는 것은 좋지만 에너지 소모량이 적은 저녁에 많은 과일을 섭취하는 것은 과일의 당질이 중성 지방 수치를 증가시킬 수 있으므로 주의해야 한다.11

장수비결 10가지

일부 음식점의 음식판에 인쇄되어 있는 불가(佛家)에서 말하는 10가지를 소개한다.

소육다채(少肉多菜)

단백질 공급원인 고기 섭취를 금할 수는 없지만, 가급적 고기를 적게 먹고 야채를 많이 먹으라는 뜻.

소염다초(少鹽多醋)

소금기를 줄이고 음식에 식초를 넣어 먹으면 간장기능과 뇌 세포 대사가 활성화되어 건강에 좋다.

소당다과(少糖多菓)

설탕이 많은 음식을 멀리하고 신선한 과일을 섭취해 각종 비타민, 미네랄 등을 충분히 흡수하는 것이 건강에 훨씬 유익하다.

소식다작(小食多嚼)

음식을 적게 먹으면 위를 튼튼하게 하고, 더불어 몸을 가볍게 해 심혈관계에 부담을 주지 않는다. 또한 음식물은 30번 이상 씹어야 소화가 쉽고 흡수도 용이하다.

소번다면(小煩多眠)

근심, 걱정, 불안, 초조 등의 스트레스를 빨리 풀지 않으면 그것이 병을 만들기 때문에 가능한 한 근심을 빨리 잊어버려야 한다. 충분한 수면으로 지친 심신을 충분히 쉬게 하는 것이 중요하다.

소노다소(小怒多笑)

지나친 노여움은 간장을 상하게 한다. 화를 내면 남에게도 피해를 주지만 자신의 건강도 해치니 주의해야 한다. 대신 많이 웃으면 엔도르핀 분비를 촉진시켜 우리 몸을 이완시키고 편안하게 한다.

소의다욕(小衣多浴)

옷을 많이 입으면 피부 호흡이 불량하여 면역력이 떨어진다. 가급적 적게 입고 목욕을 자주해 혈액순환을 촉진시키는 것이 좋다.

소언다행(小言多行)

말을 많이 하면 실수하기 쉽고 가볍다는 인상을 주지만, 말보다 먼저 실천하는 사람이면 상대방에 신뢰감을 줄 것이다.

소욕다시(小慾多施)

욕심을 적게 내고 많이 베풀라는 뜻

소차다보(小車多步)

차를 적게 타고 많이 걸을수록 몸은 가벼워지고 하체의 순환이 좋아져 고혈압, 당뇨, 예방은 물론 소화력도 좋아진다.[12]

미네랄의 중요성

1937년 미국 상원 문서 264호에 놀라운 보고서가 담겨 있다. 미국 인구의 무려 99%가 심각한 미네랄 부족에 시달리고 있다는 내용이다. 2004년 3월 유니세프의 세계 영양보고서 조사 발표도 미네랄 부족의 심각성을 강조하고 있다.

"세계 인구의 무려 3분의 1이 현재 미네랄 결핍에 시달리고 있으며, 이런 미네랄 부족이 정신적, 신체적 발육 부진은 물론 지능지수까지 15% 낮추고 있다."

미네랄 부족 현상은 잘못된 식생활 때문이기도 하지만, 현대 농법에 의해서 재배된 농산물에서는 건강한 미네랄을 얻기가 힘들어진 것에도 원인이 있다. 1992년 미국 농림부에서 발표한 조사 결과는 놀라웠다.

"1914년에는 사과 2개를 먹으면 1일 철분 양을 충분히 섭취했던 반면, 1992년에는 무려 13개의 사과를 먹어야 그 양을 채울 수 있다."

일본의 과학기술청 조사 연구도 비슷했다. "1952년에는 불과 시금치 1단이면 채울 수 있었던 철분 양을 1993년에는 무려 19단을 먹어야 충족할 수 있다."는 내용이다.[13]

미네랄의 기능

스트레스와 짜증 방지

미네랄이 관여하는 부분 중의 하나가 신경전달이다. 미네랄의 일부가 이온상태로 혈액과 체액에 남아서 몸을 돌면서 전기 정보를 전달하는 것이기 때문에 미네랄이 부족하면 짜증을 잘 내고, 스트레스에 민감해지며, 불안과 초조 증상에 시달릴 수 있고, 심하면 우울증과 폭력 양상을 보이기도 하는데, ADHD(과잉행동장애와 주의력 결핍)를 잃고 있는 아이들 대부분이 미네랄 부족 현상을 보인다. 철분의 부족 또한 우리 기분을 조절하는 도파민의 기능에 이상을 불러와 짜증과 스트레스의 원인이 되고 집중력과 기억력 저하를 낳는다는 연구 결과도 있다.

폐경기의 골다공증 방지

유아기와 사춘기를 지나면서 20세까지 칼슘의 축적이 완료된 후, 한동안 평균적인 골밀도를 유지하다가 50~60대를 거치면서 점차 골밀도가 감소한다. 특히 여성은 폐경기에 들어서서 에스트로겐이 감소하면서 골밀도 감소 억제 기능이 떨어진다. 따라서 이 전후로 칼슘을 적절히 섭취하여야 골다공증을 예방할 수 있다.

활성산소 제거로 노화 늦춤

활성산소를 제거하는 SOD라는 효소가 작동되어야 하는데, 이를 위해서는 아연과 구리, 셀레늄이 반드시 필요하다. 특히 셀레늄의 경우에는 독소 제거뿐만 아니라 숙취 제거에도 탁월한 기능을 보인다.[14]

미네랄 부족하면 기억력, 자율신경에도 문제
|
기억력, 판단력, 학습능력 향상

술에 취하면 사람들이 횡설수설하거나 이른바 필름이 끊기는 블랙 아웃^{black-out}을 겪게 된다. 이는 신경계에 문제가 생겨서이기도 하지만 그 일부는 알코올 해독을 위해 미네랄과 효소가 대량으로 쓰이고 소변과 함께 배출되면서 미네랄이 부족해져서 나타나는 현상이기도 하다. 물건을 어디에 두었는지 잊어버리는 일시적인 건망증이나 기억력이 감퇴되는 현상 등은 일명 학습 미네랄로 불리는 아연 부족으로 발생한다. 또한 칼슘이 부족하면 초조함을 느끼고 주의가 산만해지며, 마그네슘이 부족 시 우울증과 불면증이 생기고 성장기 어린이들의 경우 성장통을 겪을 수 있다.

매끈하고 건강한 피부 재생

피부는 우리의 건강 상태와 노화의 상황을 고스란히 보여주는 지도와 같다. 피부 세포들은 약 28일을 주기로 교체되며, 천연보습인자인 NMF가 피부가 손상되지 않도록 보호하는데, 이 NMF는 아미노산 50%와 미네랄 19%로 구성되어 있다.

변비 완화와 다이어트 도움

변비는 원활한 신진대사를 방해할 뿐 아니라 노폐물의 배출을 막아 다이어트는 물론 전신 건강에도 영향을 미친다. 변비를 해소하기 위해서는 소화작용과 배설작용을 도와주는 식이섬유가 풍부한 야채와 과일, 발효 식품을 꾸준히 섭취하고 규칙적인 식사와 운동을 병행하는 것이 좋다. 이때 음식에서 섭취한 미네랄이 자율신경을 자극하여 장의 연동운동과 분절운동을 일으켜 노폐물과 독성물질의 배설을 돕게 된다.[15]

필수 미네랄 섭취

필수 미네랄은 우리 몸에서 3.5%의 극소량을 차지하는 물질이다. 하지만 이 물질이 결핍되면 인체는 악성 부정맥에서 발기부전까지 다양한 질병으로 고통을 받게 된다. 비타민이 부족하면 건강이 나빠지지만 생명은 유지할 수 있다.

하지만 특정 미네랄이 부족하게 되면 건강의 균형을 잃는 것은 물론 생명유지 자체가 불가능하다.

체내에서 생성되지 않는 미네랄은 외부에서 음식으로 섭취해야 하는데, 가공식품이나 인스턴트 음식의 간편함에 익숙해지고 있는 사이 식탁에서 미네랄은 점점 사라지고 있다. 미네랄은 곡류의 껍질에 다량 함유되어 있으며, 다시마, 굴, 콩 등에도 풍부하다.

다시마에는 단백질, 탄수화물, 지방 등 3대 영양소는 물론 뼈를 튼튼하게 하는 칼슘, 에너지 생성에 꼭 필요한 마그네슘 등이 다량으로 함유되어 있다. 굴에는 아연이 많이 들어 있어 남성의 갱년기 증상과 성기능에 탁월한 효과를 발휘한다. 뿐만 아니라 아연은 중년들의 탈모 예방에도 좋은 작용을 한다. 또한 성장기 어린이에게 무엇보다 필요한 것이 아연이며, 아연과 마그네슘은 중금속이 몸 안에 쌓이지 않도록 도와주는 역할을 한다.

콩은 '완전식품'이라 불리는데 단백질이 풍부할 뿐 아니라 칼슘, 칼륨, 마그네슘 등의 미네랄이 다량 함유되어 있다. 흰 쌀밥을 현미밥으로, 흰 식빵을 통밀빵으로 바꾸기만 해도 미네랄의 섭취량을 늘릴 수 있다. 밀가루는 가공과정에서 마그네슘 손상이 일어나 미네랄

이 파괴되기 때문에 피해야 한다.[16]

가공식품, 편식, 스트레스 ▶ 미네랄 불균형 야기
|

가공식품에는 미네랄이 거의 없고 열량만 남아 있기 때문에 피해야 할 음식이다. 이러한 이유로 미국의 상류층에서는 미국식 식사를 지양하고, 야채와 어패류, 미네랄 워터 등을 섭취하고, 미네랄과 식이섬유, 비타민, 효소 등이 풍부한 식단을 실천하고 있다.[18]

미네랄 불균형의 원인으로는 1) 스트레스를 받으면, 아연과 비타민 B 복합체 등 영양소가 손실되고, 영양소 섭취가 더디어 지고, 2) 편식을 하거나, 지나친 식이 요법에 매달리는 경우, 3) 유독성 물질 및 독성 중금속들은 미네랄 대사에 장애를 일으키며, 4) 진통제 등 약물이 인체의 미네랄 흡수를 방해하거나 독성 미네랄의 축적을 일으킨다.

수십 가지 미네랄 중 한 가지만 결핍되어도 우리 몸에서는 복합적인 이상 증상이 나타나기 시작한다.

인이 부족하게 되면 우리 몸의 DNA와 RNA의 활동이 원활하게 유지될 수 없어 각종 단백질 형성에 문제가 생긴다. 인이 풍부한 식품은 계란, 두부, 우유, 치즈, 멸치, 마른 오징어, 완두콩 등이 있다.

우리 몸의 마그네슘은 60%가 뼈와 치아로 가고, 30%는 근육으로, 나머지는 세포에 사용된다. 특히 세포 내의 마그네슘은 300종 이상의 효소의 활동을 책임지고 보조 효소 역할을 하며, 세포 내외의 칼륨 이온, 나트륨 이온, 칼슘 이온의 농도를 조정하고 근육수축과 신경 자극 전달에도 관여하기 때문에 부족 시 뼈가 약해지고 대사에 문제가 된다. 국산 콩, 두부, 아몬드, 참깨, 김, 미역, 다시마, 멸치, 바지락 등에 많다.[18]

칼륨 부족 ▶ 고혈압 야기

칼슘이 부족하면 신경세포의 전달이 둔해지고 근육 수축에도 문제가 생긴다. 또한 미국에서 진행된 연구에 의하면 칼슘이 세포를 망가뜨리는 유해물질과 단단하게 결합해 방출함으로써 세포의 손상을 막기 때문에 대장암과 자궁내막암의 발생률을 낮춘다고 한다. 된장, 우유, 멸치, 파래김, 다시마, 파슬리 등에 많다.

크롬은 인체의 당과 지질, 콜레스테롤, 단백질 대사를 담당하는 주요한 물질이다. 특히 인슐린의 작용을 활발하게 만들어 혈당을 내려 주므로 부족해지면 당뇨병에 걸릴 확률이 높아진다. 지질대사 시에 중성 지방을 낮추고, 좋은 콜레스테롤은 증가시키고, 나쁜 콜레스테롤은 감소시킨다. 단 것을 많이 섭취하는 경우 크롬 부족현상이 일어날 수 있다. 완두콩, 아몬드, 땅콩, 파래김, 미역, 바지락, 돼지고기, 달걀 노른자 등에 많다.

칼륨은 나트륨과 함께 삼투압 작용에 의해서 세포 내의 체액 균형을 담당하는 미네랄이다. 세포막에 존재하는 나트륨 펌프가 세포 안의 나트륨 이온을 세포 밖으로 보내고, 반대로 세포 밖의 칼륨 이온을 세포 안으로 가져온다. 이때 칼륨이 부족하면 세포내의 나트륨이온이 빠져나올 수 없어 세포 내의 나트륨 이온 농도가 증폭되어 고

혈압이나 부정맥이 발생할 수 있다. 또한 나트륨이 칼륨의 방출을 가속화시키는 만큼 평소 짜게 먹는 식생활이 칼륨 부족을 일으켜, 구토, 고혈압, 부정맥 등이 나타날 수 있다. 표고버섯, 콩과 팥, 아몬드, 다시마, 미역, 멸치 등에 많다.[19]

아연 많이 함유한 굴은 강정 식품

철은 우리 혈액 중 헤모글로빈을 형성하는 성분으로서 몸 구석구석으로 산소를 운반하는 중요한 역할을 한다. 헤모글로빈은 일단 형성되면 약 4개월 동안 산소운반책으로 활동한다. 이외에도 철은 우리 몸의 활성산소를 제거하고 면역력을 키워 노화와 질병을 예방하는 기능도 한다. 닭과 돼지의 간, 소고기, 멸치, 건새우, 참깨, 무청, 김, 달걀 노른자 등에 많다.

굴 등에 많이 포함된 아연은 정자와 남성호르몬 생성에 도움을 주며, 부족하면 발기부전, 전립선 비대 등을 겪을 수 있다. 여성도 장기적으로 부족 시 호르몬 생성에 문제가 생기고 생리불순 등을 겪을 수 있다. 또한 단백질과 뼈는 물론 뇌와 신체의 발육 및 인슐린의 합성과 저장 기능에 영향을 미치는 등 인체에서 중요한 역할을 한다. 흰쌀밥, 소고기, 돼지고기, 굴, 전복, 청국장, 콩, 참깨, 아몬드, 달걀 노른자 등에 많다.

셀레늄은 글루타치온 과산화효소라는 효소를 구성하는 성분인데, 이 효소는 글루타치온의 활동력을 높여서 노화로 인해 발생할 수 있는 동맥경화와 심장 질환, 백내장 등을 방지 하는 효과가 있다. 셀레늄을 지속적으로 투입하자 폐암의 발생률과 사망률이 경감했다는 보고도 있다. 과잉 섭취 시에는 피로감과 탈모, 구토, 말초신경장애 등이 발생할 수 있는데, 대부분 보충제의 과다 섭취로 발생한다. 현미, 아몬드. 김, 미역, 다시마, 꽁치, 굴, 모시조개, 소의 간 등에 많이 있다.[20]

생체 나이

미국 뉴욕 주립대 의대 학장인 마이클 로이진 교수는 그의 저서 「생체나이 수정하기」에서 '달력 나이'보다 젊어지는 78가지 방법들과 이 방법을 실천했을 때 젊어질 수 있는 연수年數를 제시했는데, 그 중 몇 가지를 발췌한 것이다.[21]

1. 간접흡연을 피하라. (하루 4시간 이상 간접흡연 +6.8년)
2. 많이 웃어라.(최고 -8년)
3. 손과 식품을 자주 깨끗이 씻어라.(-0.4 년)
4. 식사량을 줄이기 위해 작은 접시를 사용하라.(-1.3년)
5. 맛있는 야채를 매일 4~5회 먹는다.(-2~-5년)
6. 튀기지 않은 생선을 1주일에 3회 먹는다.(최고 -3년)
7. 정제된 곡물보다 통곡물을 선택해 먹는다.(남자 -1.2년, 여자 -2.3년)
8. 매일 섬유소를 먹는다.(-0.6년)
9. 일정한 시간에 숙면을 취한다.(여성 7시간, 남성 8시간, -3년)

10. 평생 무언가를 배우는 자세를 유지한다.(−2.5년)

11. 규칙적으로 운동하고, 1주일에 3,500kcal 이상의 에너지를 소비한다.(−3.4년)

12. 친구나 친척들과 사회적 네트워크를 구축한다.(−20~−30년)

13. 담배를 끊는다.(하루 1갑 흡연 +8년, 흡연으로 늙은 나이는 2개월 금연 −1년, 5년 금연 −7년)

14. 스트레스 해소 방법을 두 가지 이상 익힌다.(스트레스 해소능력이 있으면 −6년)

비타민을 음식으로 섭취해야 하는 이유

많은 사람들이 비타민 보충을 위해 종합비타민제 등 영양제를 찾지만, 정작 음식으로 영양 성분을 보충할 생각은 잘 하지 않는다.

서울 백병원 가정의학과 박현아 교수는 "비타민은 음식으로 섭취하는 것이 훨씬 좋다."고 말한다. 그 이유는 음식을 통해 직접 비타민을 섭취하는 것이 흡수율이 높기 때문이다. 식품엔 10개가 넘는 다양한 비타민이 비율은 다르지만 함께 들어 있어 체내 흡수가 더 잘 되도록 돕는다. 시판중인 합성 비타민은 여러 비타민 성분을 화학적으로 합성한 것으로 값은 싸지만 체내 흡수율이 떨어진다. 과일, 채소 등에 들어있는 비타민을 추출해 만든 천연 비타민제는 합성 비타민보다 흡수율이 높지만 음식으로 직접 섭취하는 것만큼은 못하다.

영양소별 균형과 조화라는 측면에서도 비타민제보다 음식이 훨씬 뛰어나다. 식품에 들어있는 여러 비타민은 하나의 비타민이 결핍되면 체내에서 변해 모자란 비타민 역할을 하기도 한다. 예를 들면 비타민 A 활성을 가진 베타카로틴은 비타민제로 따로 복용하는 것보다 당근, 토마토로 섭취하면 베타카로틴뿐 아니라 카로티노이드의 다른 성분인 알파 카로틴, 감마 카로틴, 오메가 카로틴도 함께 섭취할 수 있다. 이 성분들이 복합적으로 작용해야 동맥경화, 백내장 등 각종 질환을 예방하는데 효과를 낸다.[22]

음식으로부터 비타민 섭취

음식으로부터 비타민 섭취

지용성 비타민 섭취

비타민 종류	하루 권장량	많이 든 식품	식품섭취의 예
비타민A(μg RE/일)	600~700	어패류,해조류, 달걀등	삶은 달걀 7~8개
비타민D(μg/일)	5~10	연어,고등어등 기름기 많은 생선, 달걀 노른자	청어 중간 크기 한 토막
비타민E(mg a-TE/일)	남자12, 여자10	깨, 견과류, 녹색잎 채소	간식으로 땅콩 150알 정도
비타민K(μg/일)	충분 남자 75, 여자 65	녹색잎 채소	시금치 1/3 접시 정도

수용성 비타민 섭취

비타민 종류	하루 권장량	많이 든 식품	식품섭취의 예
비타민C(mg/일)	남녀 100	오렌지,딸기,레몬,고추,귤, 감자,피망,브로콜리,키위, 토마토,양배추	레몬 1.5개, 딸기 7개정도

비타민B₁(mg/일)	남자 1.2, 여자 1.1	돼지고기등 육류,쌀,감자,콩류,삼치,넙치,맥주 등	감자 7~8개
비타민B₂(µg/일)	남자 1.5,여자1.2	해조류,고기류,어패류,콩류,녹색채소,곡류,달걀 등	달걀 프라이에서 노른자 2~3개
비타민B6(mg/일)	남자 1.5,여자1.4	육류,달걀,동물내장,현미,대두 류	구운 랩 4접시 정도
비타민B₁₂(µg/일)	남녀 2.4	어패류,고기,생선,달걀,우유,된장,청국장,간장,고추장 등 발효식품,해조류	우유 4컵정도
나이아신(µg RE/일)	남자16, 여자 14	육류,달걀,우유,밀가루 등	닭가슴살 3덩어리 정도
판토텐산(mg/일)	충분 섭취량 남녀 5	달걀노른자, 콩류,곡류,감자,버섯, 로얄젤리 등	호두 20~30개
비오틴(µg/일)	충분섭취량 남녀 30	간,유제품,대두,달걀노른자,밀,견과류등	–

출전: "음식으로 비타민 하루 권장량 섭취하는 법" 헬스조선, 2012. 8월호

건강한 삶을 위한 생활의 지혜 15가지

머리를 두드려라!

머리 이곳 저곳을 손가락 끝으로 약간 아플 정도로 두드리면 두피가 자극되어 머리가 맑아지고 기억력이 좋아진다. 모공을 자극해 머리카락이 새로 나고 산소와 영양분의 공급이 원활해져 윤기가 흐른다.

눈동자를 자주 사방으로 굴려라!

좌우로 20번, 상하로 20번, 대각선으로 20번, 시계방향으로 회전하여 20번, 반대로 20번씩 눈동자를 굴려준다. 또 손으로 눈동자를 지그시 눌렀다 떼기를 20번 반복하면 시력이 좋아진다. 1시간에 10분씩은 눈을 들어 멀리 있는 곳을 바라본다.

심호흡을 하자!

맑은 공기를 가슴 가득 들이마실 수 있는 심호흡을 자주 한다. 심호흡을 하면 폐세포에 쌓여있던 유해 물질이 배출되며 머리가 맑아진다.

혀로 입안을 자주 문질러라!

혀로 잇몸, 입 천장 등을 자주 문질러주면 입속이 건강해진다. 또 혀를 입 밖으로 뺏다 넣었다 하며 혀 운동을 자주 해주면 침이 잘 돌아 소화력이 좋아진다.

귀를 자극하라!

귀를 잡아당기고 가볍게 비틀어주면 신장, 비뇨, 생식기 계통의 기능을 활성화시켜 식욕을 억제하고 비만을 예방한다. 또 숙면을 취할 수 있도록 도와준다.

어깨와 등을 마사지하라!

머리 뒤쪽과 어깨를 지그시 누르는 지압을 하면 피로가 풀린다. 또 어깨와 등의 피로를 풀어주면 뇌졸중을 예방하고, 몸의 각 장기들을 강화시킨다.[23]

배와 팔다리를 두드려라!

약간 아플 정도로 자주 두드린다. 두 손으로 양쪽 무릎을 두드리면 관절에 좋고 소화가 잘 된다.

항문 운동을 하라!

항문을 조였다 풀어주면 괄약근이 강해지고 성적 능력까지 강화된다.

박수를 쳐라!

힘껏 박수를 칠 때마다 약 4천 개의 건강한 세포들이 생겨난다.

발을 자극하라!

주먹으로 발바닥을 두드리고 발가락을 전후좌우로 돌리며 비틀고, 발가락 사이를 아플 정도로 지그시 눌러 마사지를 한다. 발바닥을 엄지 손가락으로 지그시 눌러주면 숙면을 취하는데 도움이 된다.

스트레칭을 하라!

깍지를 끼고 두 팔을 쭉 펴들고 왼쪽, 오른쪽으로 각각 비틀어 4~5초, 다시 몸을 좌우로 젖혀 4~5초씩 반복해 스트레칭을 하면 활력을 얻을 수 있다.

걷거나 뛰어라!

가볍게 걷다가 뛰는 것을 능력에 따라 하면 온 몸의 장기가 생생해진다.

골고루 먹되 소식하라!

음식 섭취가 필수지만 과하면 몸속에 독소가 쌓인다. 특히 육식은 적게 먹고, 야채와 과일은 골고루 먹어야 한다.

깨끗한 물을 마셔라!

깨끗한 물을 마시면 혈액순환이 개선되고, 임파액의 활동이 촉진되고, 세포의 신진대사와 모관 작용이 촉진되며, 신장과 간장의 세척작용이 원활해진다. 충분히 물을 마시지 않으면 대사산물을 청소할 수 없다.

잘 자고 충분히 쉬어라!

7시간 정도 푹 자는 것이 좋다. 밤 10시나 11시에 자고 새벽에 일어나 산책을 하거나 여유롭게 하루를 시작하는 것이 건강에 좋다.[24]

알코올로 인한 건망증

알코올은 사회학적, 독성학적 측면에서 대표적 남용 물질에 해당한다. 알코올은 중추신경계 활동을 억제하며 뇌신경계 중에서도 통합기능을 담당하는 부위부터 억제되기 시작한다. 흔히 술을 마신 후 '필름이 끊겼다' 고 말하는 현상을 '블랙 아웃black out'이라고 하는데, 이 현상은 알코올로 인한 일시적 건망증이다. 대부분 필름이 끊기는 현상을 대수롭지 않게 여기지만 장기적으로 반복되면 뇌가 손상돼 기억력에 심각한 문제를 가져올 수 있다. 블랙 아웃이 6개월 동안 2~3회 발생하거나 10회 음주 시 2~3회 이상 발생한다면 상당히 위험한 상태다. 특히 젊어서 블랙 아웃이 자주 반복되면 50대 이후의 알코올성 치매로 발전할 가능성이 크기 때문에 각별한 주의가 필요하다. 필름이 끊기는 현상은 술을 마시는 양과 속도에 비례한다. 짧은 시간에 많은 술을 마시는 것을 과음이라 하며, 우리나라는 남성은 소주 2/3병, 여성은 1/2 병 이상을 한 번에 마시면 과음에 해당된다.

잘 지켜지지 않겠지만 건강 음주 수칙을 제시해 본다.[25]

1) 스트레스 해소를 위해 술을 마시지 말자!

2) 억지로 마시지 말고, 다른 사람에게도 억지로 권하지 말자!

3) 급하게 마시지 말자. 폭탄주, 원 샷 절대 금지!

4) 2차는 정중히 사양하자!

5) 안주 킬러가 되자!

6) 회식 후 1~3일은 쉬자!

안주와 해장국 선택법

술은 '부침승강浮沈昇降'과 '온열한랭溫熱寒冷'의 음양오행 개념으로 설명된다. 술은 물과 불이 합쳐진 음식이라고 할 수 있는데, 불은 위로 치솟는 성질이 있고 물은 아래로 가라앉는 성질이 있다.

배갈이나 위스키 같은 독주를 마시면 불길이 위로 솟기 때문에 머리꼭지가 짜르르 하면서 열이 확 오른다. 이것이 바로 '승'이자 '열'이다. 탁주나 맥주를 먹으면 뱃속에 묵직하게 뭔가가 고이는 느낌이 들며 다음날 설사가 나곤 한다. 이것이 '침'이자 '한'이다.

열이 많은 독주를 마실 때 좋은 안주는 성질이 찬 과일이다. 요즘 맥주에도 비싼 과일 안주를 먹곤 하는데, 찬 성질의 술이 속을 잔뜩 무겁게 만드는데 거기다 또 찬 과일을 먹으니 다음날 배에서 전쟁이 날 수 밖에 없다. 맥주에 좋은 것은 마른 안주인데, 그 이유는 마른 것이 들어가 더부룩한 배를 진정시키고 습기를 빨아들이기 때문이다. 그리고 탁주에 좋은 안주는 찌개나 전煎 종류이다.

해장국도 전날 마신 술에 따라 달라져야 한다. 전날 더운 술을 마셨다면 가슴이 답답하고 입에서 술 냄새가 나고 머리가 띵하다. 이때는 북어와 콩나물을 넣은 담백한 해장국을 먹어야 술독이 풀린다. 열이 올라 머리가 괴로운데 얼큰한 해장국으로 더 열을 집어넣으면 머리가 지끈지끈하게 된다. 반면 맥주를 마신 다음 날에는 머리보다 뱃속에서 난리가 나기 때문에 속을 풀어주는 얼큰한 우거지나 선지 해장국을 먹는 것이 좋다.[26]

요료법 尿療法

자신의 오줌을 마시는 요료법으로 효험을 본 사람들이 나타나면서 요료법에 대한 일반인의 관심이 생기기 시작했다.

고대 중국에서는 양귀비가 오줌을 먹고 목욕을 하면서 아름다움을 유지하였다는 기록이 있다. 또한 〈동의보감〉의 〈탕액편〉을 보면 '오줌을 졸여서 만든 소금 덩어리 같은 것에는 성 호르몬이 함유되어 있으며, 변기에 생기는 오줌버캐는 정력제로 좋고 뇌출혈 방지에 효과가 있다.'고 되어 있다. 또한 요(오줌)의 성질을 차고, 맛이 짜며, 독이 없다고 하였으며 요의 효능을 다음과 같이 정리해 놓았다.

1. 피로하고, 목마르고, 기침하는 것을 없앤다.

2. 눈을 맑게 하고, 목소리를 더욱 나게 한다.

3. 피부를 윤택하게 한다.

4. 폐를 도우며 중풍과 해소를 고친다.

5. 심장을 윤택하게 한다.

조선시대의 대 유학자인 우암 송시열 선생은 평생 요료법을 실천한 것으로 유명하다. 과학적으로 연구하고 현대에 그 효과를 알린 것은 내과전문의 암스트롱 J.W.Armstrong이다. 독실한 크리스천인 그는 성서를 읽던 중에 '당신은 자기의 물통에서 물을 마시고 자기의 우물에서 솟는 물을 마시는 것이 좋다.'라는 구절을 읽고 이 '자기의 물'이 혹시 요 尿를 의미하는 것이 아닐까 하고 생각하면서, 자신의 요를 마시기 시작하고, 그 결과와 효능을 연구한 '생명수 Water of life'라는 책을 발간했다.[27]

그는 평생을 통하여 수 천 명의 난치병 환자-암, 피부병, 습진, 당뇨, 황달, 비염, 전립선염, 관절염, 류마티즘, 편두통, 심장병, 뇌졸중, 탈모, 비만, 눈 상처, 화상, 말라리아, 티눈 등에 대한 임상 치료 및 예방의 많은 기록을 남겼다.

그 책을 보고 인도의 데사이 수상이 아침에 한 잔의 요를 마시는 것을 실행하였는데, 90세 이상 생존한 데사이 씨가 말하는 그 효능에 의하면 백내장, 치주염, 귀의 질환, 탈모, 백발을 낫게 하였으며, 병에 대한 통증을 느끼지 않고 살 수 있었다고 한다. 일본의 세계적인 카메라맨인 미야마쯔 씨는 데사이 시로부터 요료법을 전수받았고, 그후 일본에서는 나가오, 사노 등 의사에 의해서 크게 유행했다.

요료법의 효능에 대한 학자들의 주장을 소개한다.

1. 요[尿]는 대변과 달리, 체액으로서 혈액과 같은 무균 상태로서, 요 속에는 모든 외부의 적에 대항할 수 있는 호르몬이나 항체가 모두 들어있기 때문에

요료법은 혈액을 정화할 수 있는 좋은 방법이다.

2. 자신의 요에는 자신의 암세포를 공격하는 유력한 항체가 들어있어, 그 항체가 암세포를 격퇴한다.

3. 호르몬은 인체를 보다 좋은 상태로 조절하기 위해 분비하기 때문에 그 개인에게 어떠한 문제가 생기면 호르몬의 밸런스를 유지하기 위해 필요한 양만큼 체내의 각 부분에서 생산된다. 요 속의 호르몬에는 그 사람의 체질이나 상태에 적합한 호르몬을 갖추고 있어, 요를 마심으로써 중추를 자극하고 자연치유력이 증가된다.

4. 요[尿]의 성분 중에 혈류 촉진, 혈관 확장, 혈압강하 작용을 하는

칼리크레인이라는 물질이 있는데, 이것이 프로스타글라딘계 등과 상호 관련해서 혈액의 순환 조절을 하는데 있어 중요한 역할을 한다.

5. 요에서 발견된 플라스미노겐^{Plasminogen}은 활성화 인자의 하나로서 신장에서 생산되어 요와 함께 배설되는데, 이때, 유로키나제는 플라스미노겐을 플라스민으로 바꾼다. 이 플라스민은 피브린을 가용화시키는 작용을 한다. 요에는 유로키나제가 함유돼 있으므로 요를 마시면 혈전이 용해되어 심근경색이나 협심증이 있는 사람에게는 놀라운 효과를 볼 수 있다.

6. 요소는 백색 결정체의 분말로 무취, 냉량한 염미가 있다. 조직 내에서 세포 외액에서 전해질과 수분의 이동을 촉진하는 작용이 있기 때문에 이뇨 효과가 있다고 인정되고 있다.

7. 미국 하버드 의대에서 수면 중에 체내에서 만들어지는 SPU 란 요성 수면물질을 발견했으며, 이 물질이 면역기능을 강화시킨다는 것을 알게 되었다. 요를 마시고 2,3주 지나면 참기 어렵게 잠이 오는 경우가 있는데 이것은 이 물질 때문이라고 생각된다.[28]

어렸을 때부터 고민하던 문제, 왜 나는 숨이 빨리 차고, 오래 못 뛸까? 넘어졌던 노인들이 병은 고쳤는데, 왜 멍청해져서 돌아 오는 걸까? 우리 집안 어른들은 왜 단명^{短命}하거나, 병에 취약했나?

길게는 50년, 짧게는 10년 동안 고심하면서 탐구하니, 안개 속에서 무엇인가 잡히는 것을 느낀다.

저녁 식사 자리에서 건강 관리에 대한 얘기를 하자, 선배가 이렇게 말했다. "네 말과 다른 삶도 많고, 네가 전문가가 아니니, 늦게라도 공부해서 의대에 입학하면, 네 말을 인정하겠다."고 하며 핀잔을 주었다. 그러나, 그것이 해결책이 아니다. 대중요법 위주에서 생활요법 위주로, 약 위주에서 생활습관 개선 위주로, 치료 위주에서 예방 위주로 의료의 paradym 이 바뀌지 않는다면, 의대에 입학해서 공부하는 것이 무슨 의미가 있겠는가?

두꺼운 책의 결론은 간단하다. 자신이 암 선고를 받았다고 가정하고, 어떻게든 극복하겠다는 마음가짐의 반^半 만 평소에 실천하면 되지 않을까 ? 우리 산하^{山河}에 나는 유기농 식품을 규칙적으로 골고루 먹고, 욕심을 줄여 스트레스를 줄이고, 규칙적인 유산소운동(108배, 걷기, 자전거 타기, 수영 등)을 꾸준히 하면서, 명상이나 단전호흡을 통해 마음의 평정을 유지하는 것이 100세 시대에 우리가 살아가야 할 방법이 아닐까? 그래도 안 되는 것은 하늘에 맡기고….

필자가 아침마다 '인류를 위해 훌륭한 일을 할 수 있는 힘과 지혜를 주십시오'라고 기원하는 것의 한 스텝^{Step}이 이 책이라는 생각이 든다.

생활 건강 내용을 요약해서 그림으로 그리면, 뒷면과 같이 표현할 수 있을 것이다. 각 기관별로 이로운 식품은 차이가 있다. 그러나, 현미, 콩(두부), 피토케미컬, 등푸른 생선은 공통적으로 좋은 식품이다. 영양학적으로 골라 먹는 것은 오히려 편식이 되어 몸에 나쁘고, 몸에 좋다고 그 식품만 집중적으로 먹는 것 또한, 균형적인 영양 섭취 측면에서 좋을 수 없다. 여기에도 중용中庸의 도道가 중요하다.

조선 시대 학자들도 스스로 건강법을 터득하여, 꾸준히 실천하면서 노력하였다고 한다. 약에 의존하다가 부작용 때문에 다른 질병이 발생하여 지속적으로 병원 신세를 지는 기존의 행태에서 벗어나, 100세 시대를 맞이하여, 각자의 건강 관리법에 따른 실천으로 건강을 유지하시길 기원하며, 졸고拙稿를 마무리 하려 한다.

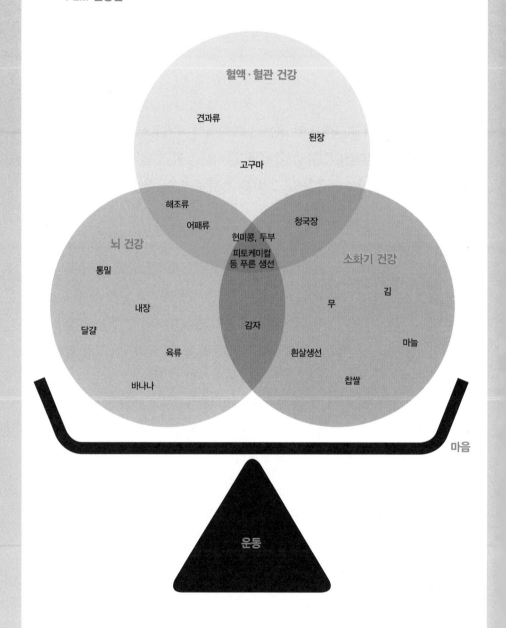

FEM 건강법

혈액·혈관 건강

견과류
된장
고구마

해조류
어패류
청국장

뇌 건강
현미콩, 두부
피토케미컬
등 푸른 생선

소화기 건강

통밀
김

내장
무

달걀
마늘

육류
감자
흰살생선

바나나
찹쌀

마음

운동

참고
문헌

제1편   제1장 만성병 발생 메커니즘

1."스트레스, 코티솔 그리고 완전한 건강" Richard Weinstein, D.C   군자출판사 간   p.(머릿말) p.6, p.42, pp.31-34, pp.34-36, pp 32-33, p 37 pp.38-39, p 147, p 146, pp. 148-150, pp.186-190
2. "닥터 디톡스", 이영근,최준영 지음, 소금나무 간 p 160(식품과 염증 발생과의 관계 도표)

제2장. 불편한 진실

1. "병원에 가지 말아야 할 81가지 이유", 허현회 지음, 맛있는 책 간, pp. 16-19, pp.22-24, p 19
2. "당신의 의사도 모르는 11가지 약의 비밀", 마이클 머레이 지음, 다산 초당 간, pp. 275-276, p. 20
3. "4대 중증질환에 돈 퍼붓느니 예방의료로 복지비용 줄여라." 매일경제, 2013년 1월24일 자 보도(12면)
4. "효소가 생명을 좌우 한다." 쓰루미 다카후미 저, BM books 간, pp.47-50
5."의사들이 해주지 않는 이야기" 린 맥타가트 지음, 허원미디어 간 pp. 265-268
6. 前揭書 5. pp. 268-270
7. 前揭書 1. pp. 240-241
8. 前揭書 1. pp. 241-243
9. 前揭書 5. p 291
10. 前揭書 1. pp. 166-168
11. 前揭書 1. pp. 169-171
12. 前揭書 1. pp. 328-329
13. 前揭書 1. pp. 329-331
14. 前揭書 1. pp. 332-333
15. 前揭書 1. pp. 204-206, p 205, p 207, p 209, p 210,
16. 前揭書 1. pp. 346-347, pp. 344-345 p 357, p358
17. "독수리의 눈, 사자의 마음, 그리고 여자의 손" 이춘성, 쌤 앤 파커스, p 124 p 178
18. "음료의 불편한 진실", 황태영 지음, 비타 북스 간, pp. 168-171, p 170
19. 헬스조선 2012년 8월호 pp. 120-121
20. 前揭書 18. pp. 36-39
21. 前揭書 18. pp. 52-57
22. "과자 - 내 아이를 해치는 달콤한 유혹" 안병수지음, 국일미디어 간, pp. 56-59
23. "하루 3잔이상 커피, 녹내장 발병 위험 ↑" http://www.yakup.com/news.html?mode=view&nid=156505 이덕규기자(abcd@yakup.com 2012.10.08
24. 前揭書 23
25. "병 안 걸리고 사는 법" 신야 히로미, 이아소 간, pp. 28-30
26. 前揭書 25, pp. 76-77, pp. 110-112
27. 前揭書 25. pp. 110-115
28. "인간이 만든 위대한 속임수, 식품첨가물" 아베 쓰카사 지음, 안병수 옮김, 국일미디어 간, pp. 47-51, p 103, pp. 114-119(N씨의 하루) pp. 120-127

제3장 생활습관병

1. "50세가 넘어도 30대로 보이는 생활습관" 나구모 요시노리 지음, 마리원 간 pp. 23-26
2. 前揭書 1. pp. 48-51
3. 前揭書 1. pp. 52-53
4. "1080 모르면 무서운 생활습관병" 히가시 시게요시 지음, 사람과 책 간, pp 17-20
5. " 내 몸을 살리는 천연식초" 구관모 지음, 국일미디어 간, p 192
6. " 잘못된 식생활이 성인병을 만든다." 미국상원영양문제특별위원회 원저, 원태진 편역, 형성사 간, pp. 7-11
7. 前揭書 5. p 192
8. "100살 자신 있다." 김상문 지음, 상문각, p 49, pp. 283-284
9. "음식이 보약" 매일경제 2012년11월21일, B1면
10. "당신이 먹는게 삼대를 간다." 신동화 , 민음인. pp. 13-16
11. 前揭書 10, pp. 17-21
12. 前揭書 8, p 26-27
13. "3위1체 건강법1" 안현필 저, 한국일보사 간, pp. 292-293
14. " 병 안 걸리는 식사 & 음식" 이시하라 유미 지음, 한언 간, p 82
15. "효소가 생명을 좌우한다." 쓰루미 다카후미 저, BM Books 간, p 33, p 27, pp. 29-30
16. 중앙일보 '11년9월26일자 김석진교수 기고문 "프로바이오틱스와 건강"
17. 前揭書 15, pp. 30-32
18. 前揭書 15, pp. 44-45
18. 前揭書 15, pp. 56-57, p 74
19. 前揭書 15, pp. 148-153
21. 신야 히로미, "병 안걸리고 사는 법" 이아소 간, pp. 139-141
22. 前揭書 15, pp. 140-145
23. "성인병 예방과 장수하는 건강법", 홍문화 지음, 빛과 향기 간, pp.121-122
24. 前揭書 15, pp. 80-82, pp. 122-124
25. 前揭書 15, pp. 80-82, pp. 122-124
26. 前揭書 15, pp. 146-147
27. "120세에 도전한다." , 이권행 지음, 가림출판사 간, p 287
28. 동아일보 '12년 1월5일 보도 -오키나와 미군 주둔 문제-
29. 前揭書 27, pp. 288-292
30. 동아일보 '11년 9월14일자 보도 -훈자 장수마을의 붕괴-
31. 신야 히로미, "생활속 독소 배출법" pp.172-175, pp. 176-177
32. 前揭書 31. pp. 178-179, pp. 180-181, pp. 182-183
33. 前揭書 31. pp. 184-185, pp. 186-187

제4장 면역력(자연치유)

1. "위험한 의학, 현명한 치료" 김 진목 지음. 전나무숲 간, pp. 40-43

2. 前揭書 1. p 53, pp. 56-57

3. 前揭書 1. pp. 83-85

4. "헬스 조선" 2012년 3월호, p 71

5. 前揭書 4. p 73

6. 前揭書 4. p 75

7. 前揭書 4. p 75

8. 前揭書 4. p 77

9. "먹는 면역력" 아보 도오루, 전나무숲 간, p 114

10. 前揭書 4, p 77

11. 前揭書 19. p 200

12. 前揭書 4. p 73

13. 前揭書 4. pp. 73-74

제5장 음식과 건강

1. "진시황도 웃게 할 100세 건강 비법" 홍성재 지음, 맑은생각 간, pp. 14- 16

2. 前揭書 1. pp. 40-42 pp.44-45(과식)

3. 前揭書 1. pp. 46-51

4. 前揭書 1. pp. 52-54

5. 前揭書 1. pp. 67-69, pp. 64-66

6. 前揭書 1. pp. 58-63

7. 前揭書 1. pp. 77-80

8. 前揭書 1. pp. 83-85, pp. 86-88

9. 前揭書 1. pp. 89-91, pp. 95-97

10. 前揭書 1. pp. 98-100, pp. 101-103

11. "생활속 독소 배출법" 신야 히로미 지음, 전나무숲 간, pp. 76-79

12. 前揭書 11. pp. 83-85

13. 前揭書 11. pp 80-82, 前揭書 1. pp. 106-107

14. "먹어서 약이 되는 생활음식 100가지" 유태종, pp. 254-255

15. 前揭書 1. p 108

16. 前揭書 14. pp. 97-99

17. 前揭書 1. pp. 108-109

18. 前揭書 14. pp. 50-51

19. 前揭書 1. p. 109

20. 前揭書 14. pp. 174-176

21. 前揭書 1. pp. 110-111

22. 이정식, "암도 두려울 것 없는 해조의 과학, 후코이단" p 12

23. 前揭書 1. p 110

24. 前揭書 1. pp. 111-112

25. "물, 치료의 핵심이다." F. 뱃맨겔리지 지음, 물병자리 간, p. 277

26. 前揭書 25, p 23, p 39

27. 前揭書 25, pp. 197-202, pp. 155-157

28. 前揭書 25, pp. 103-105

29. 前揭書 25, p 260

30. 前揭書 14, p 28, p 22, p 20

31. 前揭書 14. p 32, p 41, p 82, p 46 p 107, p 113. p111

32. 조선일보 '12.3.7 보도, -멸치-

33. 前揭書 14. p 204, p 87, pp. 133-134

34. 前揭書 14. p 162, p 188, p 200

35. "음식궁합" 신재용, 주부생활 간, pp. 52-53, pp. 202-203, p 67

36. 前揭書 35. pp. 65-67, pp. 117-119, pp. 260-262

37. 헬스조선 2011년10월호 p. 152

38. 前揭書 14. p 41, p 200

39. 前揭書 35. pp. 36-37, pp. 256-257

40. "헬스 조선(월간)" 2012년 3월호, pp. 113-114

41. 前揭書 40, pp. 113-114

42. 前揭書 40, p 115

43. 前揭書 40, p 115,

44. 조선일보 보도('12.3.7) ,-치즈와 콩, 홍차와 꿀, 뱅어포와 녹차-

45. 헬스조선 2011년 10월호 별책 부록 - [시판 일반약 가이드북] pp. 21-25

46. 前揭書 45. pp. 22-25

47. 前揭書 45. pp. 22-25

48. 前揭書 45. pp. 22-25

50. 前揭書 45. p 55

51. 前揭書 45. p 55

52. 前揭書 45. p 55

53. 월간 암 2001년 5월호에서 발췌

54. 前揭書 1. p 54

55. 前揭書 53. 에서 발췌

56. "먹는 습관을 바꾸면 인생이 바뀐다." 신디 오미라 저, 학원사 간, p 23

제2편 제1장 비만

1. "닥터, 디톡스" 이영근, 최준영 지음, 소금나무 간, pp. 204-208

2. 前揭書 1. pp. 212-218

3. 前揭書 1. pp. 220-222

4. 前揭書 1. pp. 222-224, pp, 230-231

5. "21세기 건강 키워드, 해독을 클릭하라 디톡스 Q" 조종술, p 32

6. "다이어트, 내 몸을 살린다." 임성은, 모아북스 간 pp. 45-46

7. "암중모색-암을 이긴 사람들의 비밀" 허완식 엮음, 비타북스 간, pp..100-105

8. 前揭書 6, pp.13-19

9. 前揭書 6, pp 19-22

10. 안병수 "과자, 내 아이를 해치는 달콤한 유혹" pp. 250-254, P 253

11. 前揭書 6, pp. 56-63

12. 前揭書 1, pp. 106-107, 前揭書 6, pp. 64-71

13. 前揭書 6, pp. 75-79

14. 前揭書 6, pp. 80-84

15. "병원에 가지 말아야 할 81가지 이유" 허 현회 지음, 맛있는 책 간, pp. 256-257

16. 前揭書 15. pp. 261-262

17. "음료의 불편한 진실" 황태영 지음, 비타북스 간 p 149, pp156-157

18. 前揭書 17. pp. 162-165 p. 27

19. "이시형 처럼 살아라." 이시형 비타북스 간. p 127, p 139, p 143

20. 前揭書 19, p 146, p 149

21. 前揭書 19, p153, p 155

제2장 혈액 · 혈관 건강

1. "혈관이 살아야 내 몸이 산다." 다카자와 겐지, 다마메 야요이 지음 , 이상 간 p.p 14-26

2. 前揭書 1. pp. 36-39

3. "기적의 혈액 건강법" 오카다 이코 지음, 평단 간, p 33, p36, p 39, p 67

4. "힐링 푸드" 문화일보 2012.11.21 자 보도, 32면,

5. 前揭書 4.

6. 前揭書 3. pp. 70-71

7. 前揭書 3. pp. 72-73

8. QUANTUM ZINE('10,11) p 24 배희준 교수

9. "심장병은 발기부전과 함께 찾아와/ 메디컬포커스" 조선일보, 2012년1월11일자 기사 , A26면, 서준규

10. 前揭書 1. pp. 58-62

11. 前揭書 1. p 72, p 78 p 80

12. 前揭書 3. pp. 183-186

13. 前揭書 1. p 98, p 100

14. 前揭書 1. pp. 115-118

15. 前揭書 1. pp. 118-123

16. 前揭書 1. pp. 138-139

17. "한국인의 무병장수-밥상의 비밀" KBS제작팀, 비타북스 pp. 110-111

18. 前揭書 1. p 118, p. 127-133

19. 前揭書 1. pp. 162-173

20. 前揭書 1. pp. 174-185

21. "고혈압, 약을 버리고 밥을 바꿔라." 황성수, 페가수스 간 pp. 37-39

22. 前揭書 21. pp. 37-39
23. 前揭書 21. p 19

제3장 소화기 건강

1. "위가 살아야 내 몸이 산다." 이승후 지음. 이상 간, pp. 24-25
2. "KBS 생노병사의 비밀-한국인 100세 건강의 비밀" 허완석 엮음, 바타 북스 간 pp. 106-110
3. "숨밥잠똥 " 한정수 지음, 정암산방 간, pp. 283-285
4. "건강 120" 이시하라 유미 이젠 간, pp. 215-216
5. 前揭書 3. pp. 285-286
6. 브레인 미디어(2011. 12.19) 장 인희 heeya1894@brainworld.com
7. 前揭書 1. pp. 165-167
8. 前揭書 1. pp. 167-169
9. 前揭書 1. pp 169-171
10. 前揭書 1. pp 171-173
11. "장이 살아야 내 몸이 산다." 무라타 히로시, 이상 간, pp. 74-75, pp. 130-131
12. "병 안걸리고 사는 법" 신야 히로미, 이아소 간, pp. 7-12
13. 前揭書 11, pp. 14-19
14. 前揭書 11, pp. 47-50
15. 前揭書 12. pp. 118-121
16. "클린" 알레한드로 융거, 쌤앤파커스 간, pp. 27-28
17. 前揭書 16. p 59, p 61, p 64, p 69
18. 前揭書 16. p 72, pp. 74-75, p 79
19. 前揭書 16. p 82, p 83, pp. 107-108
20. 前揭書 16. p 203
21. "닥터, 디톡스" 이영근, 최준영 저, 소금나무 간, p 183

제4장 암치유

1. "암은 없다." 황성주 pp. 7-9, p 50, p 63
2. 前揭書 1. pp. 71-75, p 73
3. 前揭書 1. pp. 202-204, pp. 210-211
4. "암중모색-암을 이긴 사람들의 비밀." KBS 제작팀 엮음, 비타북스 간, pp. 14-16
5. 前揭書 4, pp 39-41
6. 前揭書 4, pp. 44-46, pp. 46-57
7. 前揭書 4, pp. 54-59
8. 前揭書 4, p 63
9. 前揭書 4, pp. 67-74
10. 前揭書 4, pp. 74-82
11. 前揭書 4, pp. 82-85

12. 前揭書 4, pp. 86-90
13. 前揭書 4, pp. 92-96
14. 前揭書 4, pp. 128-129

제5장 뇌·정신건강

1. "음식을 바꾸면 뇌가 바뀐다." 아쿠타 사토시 지음, 이근아 옮김, 이아소 간 pp. 18-21
2. 前揭書 1. pp. 48-49
3. 前揭書 1. pp. 32-35
4. 前揭書 1. pp. 28-29, pp. 36-37
5. 前揭書 1. pp. 108-109
6. 前揭書 1. pp. 113-115
7. 前揭書 1. pp. 40-42
8. 前揭書 1. pp. 42-43
9. "기억력 유지와 정신건강을 위한 솔루션" 월간 헬스조선
2012년 11월호, p 174
10. 前揭書 9. p 175
11. 前揭書 1. pp. 50-56   p. 56
12. 前揭書 1. p 59, pp. 63-64
13. 前揭書 1. pp 59, pp. 63-64
14. KBS-라디오 뉴스(2012.12.10 08:50 보도, 이충헌 기자) [등푸른 생선 섭취]
15. "병원에 가지 밀아야 할 81가지 이유" 허현희지음, 맛있는 책 간 p 361
16. 前揭書 1. pp. 69-73
17. 前揭書 1. pp. 76-77
18. 前揭書 1. pp. 78-80
19. 前揭書 1. pp. 92-96
20. 前揭書 1. pp. 95-101, p 116
21. "가공식품, 내 아이를 난폭하게 만드는 무서운 재앙." 오사와 히로시 지음. 국일미디어 간, pp. 49- 53
22 "뇌가 살아야 내 몸이 산다." 개리 스몰 지음, 이근아 옮김, 이상 간 p 216, pp. 218-220, p 229, p
     231, pp 234-235
23. 前揭書 21. p 238, p 239, p 240, pp. 224-225
24. "왜 이것이 몸에 좋을까?" 고바야시 히로유키 저 , 김영사 간, pp. 190-191
25. "화를 어떻게 다스려야 할까?" 방재욱, 정경NEWS 2012년 12월호 pp. 148-149
26. 조선일보 "건강지키는 오감각 명상" 2012.7월25일 자 보도(D1면)
27. 前揭書 25. (D2면)
28. "생활속에서 할 수 있는 뇌 단련법" 헬스 조선 2012년11월호 p 176
29. "세로토닌하라." 이시형 저, 중앙 books, pp. 35-36
30. "세로토닌의 비밀" 캐롤 하트, 미다스 북스, p 17
31. 前揭書 29. pp. 16-17
32. 前揭書 28. pp. 42-43

33. 前揭書 29. p 58, p. 21, p 43

34. 前揭書 28. 의 별책 부록 "세로토닌 이펙트" pp. 10-11

35. 前揭書 28. pp. 127-136

36. 前揭書 28. pp. 137-145

37. 前揭書 29. p. 278

38. 前揭書 28. pp. 195-196, p 201, p 219

39. "헬스 조선" 2012년 11월호. pp. 163-164

40. 조선일보 '12.8.29 자 보도

41. 문화일보 '12.9.5 보도(힐링푸드--트립토판, 세로토닌)

42. 前揭書 40.(트립토판, 세로토닌)

43. 前揭書 38. p 164

44. 조선일보 '12.2.16 자 보도 -우울증 막으려면-

45. "수면의 양과 질을 높여라" 조선일보 2008년 4월30일 자 보도 . D3 면

46. "건강한 당신" 중앙일보 2012년 2월20일 자 보도

47. "수면무호흡증 방치땐 영원히 깨어나지 못한다." 건설경제 2011년 4월19일 자 보도 . View

48. "건강다이제스트" 건설경제, 2012.5월22일자 보도, 25면 -암위험 증가-

49. "삶의 질 높이는 숙면으로 가는 길" 월간 헬스조선 2011년 4월호 pp. 214-215

50. "삶의 질 높이는 숙면으로 가는 길" 월간 헬스조선 2011년 4월호 pp. 214-215,

51. "단잠을 위한 10계명" 동아일보 2008년3월26일자 보도(육류 섭취 자제),

52. "숙면을 위한 생활습관" 천호 2010년 2월호 p. 23

제6장 황혼의 성

1. "황혼의 남과 여, 사랑하고 또 사랑하라." 김기영 지음, 상상나무 간, pp. 30-31 p 88, pp. 98-99

2. "치마속 행복찾기" 박원기 저, 유나미디어 간, p 88

3. 前揭書 1. pp. 100-101

4. 前揭書 1. pp. 142-143

5. 前揭書 1. pp. 149-151

6. 前揭書 1. pp. 155-157

7. 前揭書 2. pp. 88-89

8. 前揭書 1. pp. 161-162

제7장 운동과 호흡

1. "건강 120" 이시하라 유미, 이젠 간, pp. 193-196

2. 前揭書 1. pp. 180-181, pp. 179-180

3. "하루 108배, 내 몸을 살리는 10분의 기적" 김재성 지음, 아롬미디어 간,

4. 前揭書 3. pp. 29-32

5. 前揭書 1. pp. 53-63, pp. 90-95

6. 前揭書 1. pp. 9-10, pp, 80-81

7. "왜 이것이 몸에 좋을까 ?" 고바야시 히로유끼 지음, 김영사 간 pp. 166-167, p 170

8. "한국인 100세 건강의 비밀" 허완석 엮음, 비타북스 간, pp. 136-139

9. 前揭書 8. p 140

제8장 건강상식

1. "먹는 습관을 바꾸면 인생이 바뀐다." 신디 오미라 지음, 학원사 간 pp. 152-153

2. 前揭書 1. pp. 154-156

3. "한국인의 무병장수-밥상의 비밀" KBS제작팀, 비타북스, pp. 69-72

4. 前揭書 3, pp. 71-75

5. 前揭書 3, pp. 17-25

6. 前揭書 3, pp. 82-85

7. 前揭書 3, pp. 84-98

8. 前揭書 3, pp. 95-103

9. 前揭書 3, pp.57-66

10. "당신의 아이는 지금 탄수화물중독증입니다." CHUNHO FOOD, 2011년 9월호 p.51

11. 前揭書 3, pp. 212-219

12. "위가 살아야 내 몸이 산다." 이승후 지음. 이상 간, p.p 189-191

13. "미네랄이 내 몸을 살린다." 구본홍 지음, 모아북스 간 p 15, p 22

14. 前揭書 13, pp. 63-66

15. 前揭書 13, pp. 67-70

16. 前揭書 3, pp. 266-269

17. 前揭書 3, p. 269

18. 前揭書 13, p. 20, p 38, pp. 41-52

19. 前揭書 13, pp. 41-52

20. 前揭書 13, pp. 50-52

21. 前揭書 12, pp. 188-189

22. 헬스 조선 2012. 8월호 p 54

23. 前揭書 12. pp. 193-194

24. 前揭書 12. pp. 194-196

25. "행복 업그레이드 건강학" 건설경제 '2012.12.11자 건강칼럼, 김종우 교수

26. "건강독설", 김 길우, 씽크 스마트 간, p 150

27. 내 몸에서 찾은 최고의 명약 "요료법" 김기일 지음, 아침나라 간 pp. 23-24

28. "요료법의 기적" 中尾良一 지음, 김소림 엮음, 산수야 간, p 25